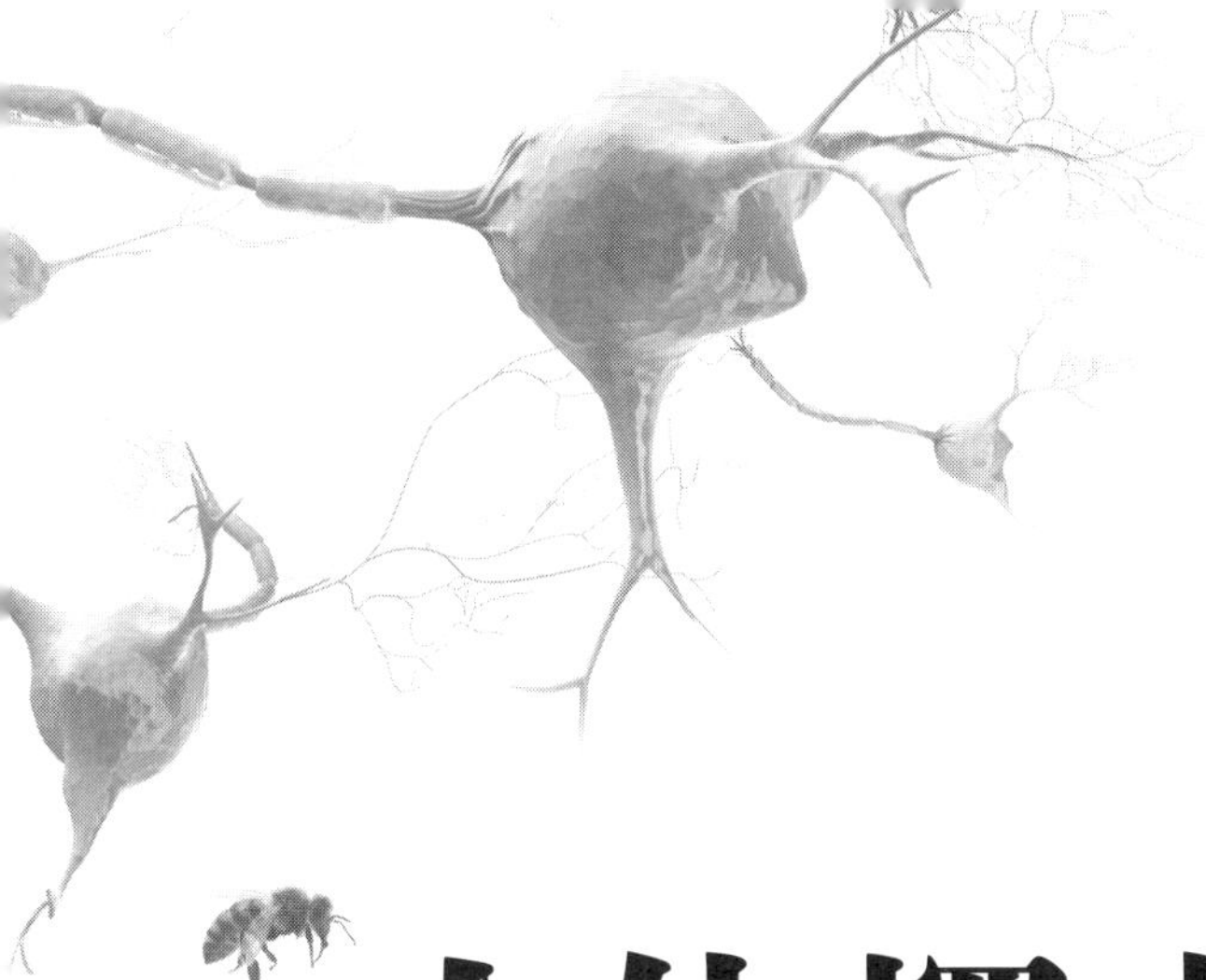
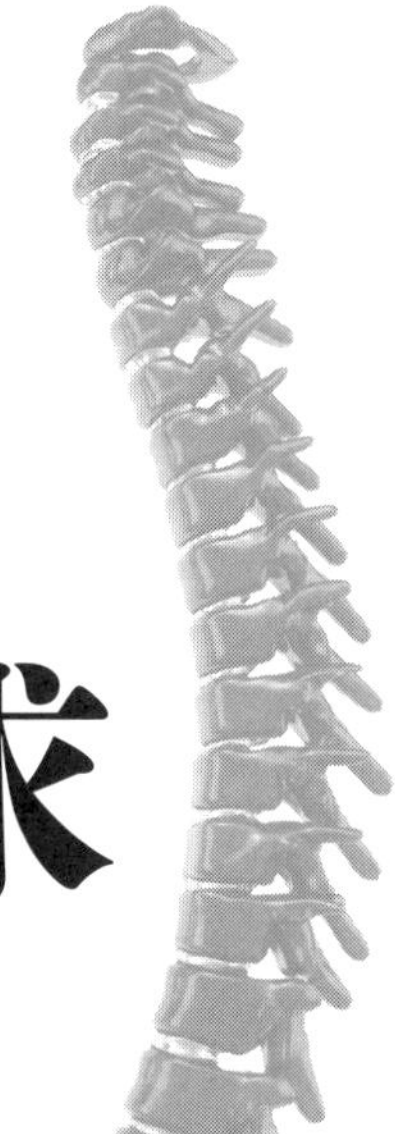

人体探求の歴史

Sasayama Yuichi
笹山雄一著

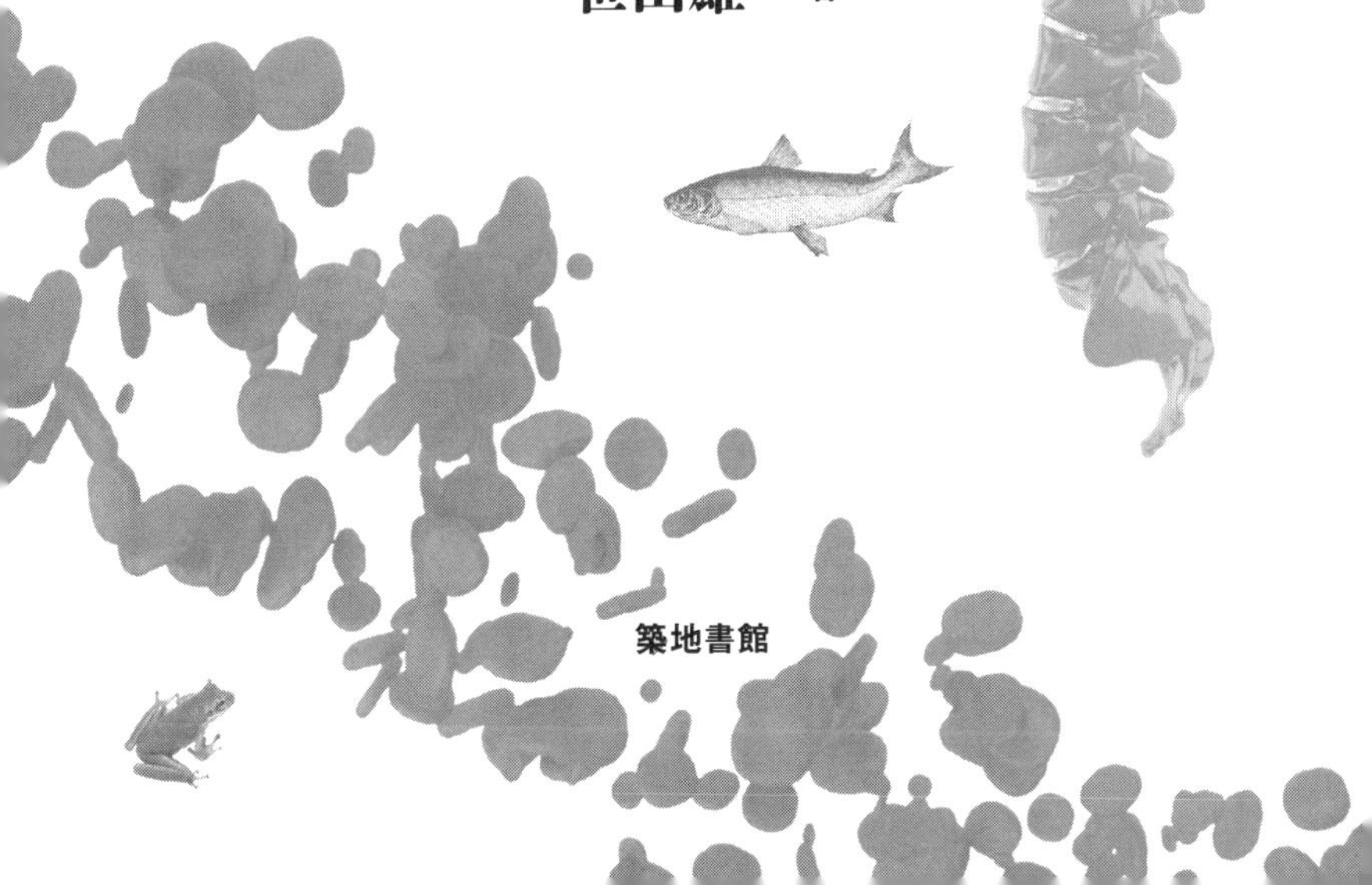

築地書館

はじめに

私は、四十年ほど大学において、講義や実習に携わってきた。その間、私の授業の根底にあったものは、普段なにげなく使っている体の部分の名称や、器官や臓器を表す「言葉の意味」と「新知見が得られるまでの経過を知りたい」という気持ち、すなわち、この人はどのように考えて、この実験に踏み切り、結果をどう解釈したのか、というストーリーを明らかにすることであった。一方、〝生物の進化〟にも常に言及してきた。

それらにこだわったのは、ヒトの体の機能や生理を理解する上で、これらを知ると役に立つことが多いからである。したがって、私の講義は、テーマの本題に入る前に、まず言葉の意味と、時として、それにまつわる故事来歴から始まる。それに生物の進化を絡ませて行く。例えば、目、耳、鼻は、なぜ〝め〟、〝みみ〟、〝はな〟と発音するのであろうか、などである。〝美しい〟目や鼻は、時代によって概念が異なることにも言及する。また、ヒトが持つ、いわゆる〝カメラアイ〟（camera eye）は、進化の段階ですでにクラゲの仲間が完成させているが、はたして、クラゲはどのように見えているのかを考察する。

さらに、当たり前のように使っているが、一見、意味不明な言葉の意味をさぐることにも興味があった。例えば、アミノ酸である。アミノは、元々は古代エジプトの神の名前Ammon（またはAmen）に由来し、彼の名がついた壮大な神殿が建てられていた。内部は暗い。そこで壁の所々にかがり火が焚かれていた。砂漠は木が少なく、ラクダの糞を燃やしていたが、やがて、神殿の内壁に白いキラキラした少し臭いがある塩のようなものが付いた。これは今でいう塩化アンモニウムである。これはラテン語で、アモンの塩（sal ammoniac）として知られるところとなり、その後、化学の世界では、これより派生する分子・物質には〝アモン……〟などの名前がついた。アンモニア（ammonia）や、このアミノ酸（amino acid）もこれに由来する。二〇一一年に世間を騒がせた大腸菌の〝ベロ毒素〟も、日本語としては妙な響きをもった専門用語ではないか？　本文の第12章「消化管」に意外な答えが書いてある。

一方、三十年位前までは、ヒトにおける種々の機能は、魚類にまで遡るのが精々であったが、分子生物学の手法が発達しＤＮＡに刻まれた過去の情報を読み取ることが可能になると、現在は、それらに基づいて、ある機能の始まりを無脊椎動物にまで遡ることができるようになった。したがって、本書でも可能な限りヒトの体について進化を遡っている。例えば、ハエの心臓を作らせる遺伝子からヒトの心臓を作らせる遺伝子の発見に至り、その両方の遺伝子は共通な先祖型の遺伝子に由来することがわかっている。

私が、この小著を書き終わって、驚いたことの一つは、ある発見で有名な人を調べると、その発見とは別に、背後に膨大な多岐にわたる研究があり、私が知らなかっただけで、まったく別な分野でも、その人は名を成していたことが多くの事例を通じてわかったことである。また、偉大な科学者といえども、当然、人間的な一面をもっており、葛藤していたことを暗示する伝聞や記録があることである。

現代に生きる研究者は、どうしても専門分野に、深く入って行かざるを得ない部分がある。過去との違いは、研究環境や機器の発達も含めて、種々あるに違いないが、〝好奇心の幅や持ち方〟が異なっているのかもしれない。

二〇一二年ノーベル医学・生理学賞の京都大学、山中伸弥教授の研究の基礎になったアイディアは、一九六二年の英国ケンブリッジ大学のジョン・ガードン（John Gurdon）教授の研究にあるという。ガードン教授は、アフリカツメガエルのオタマジャクシの腸を形成している細胞の核を取り出し、それを、核を取り出しておいた卵に入れた。すると、卵は発生して正常なカエルになった。このことは、すでに分化し終わったと考えられていた細胞の核は、初期化（リプログラミング）されると、再びどのような細胞にでもなることができる多能性を持っていることを意味している。研究は、発達した機器の活用だけではなく、独創性をどのように展開させるかが重要なのかもしれない。

これまでにもヒトの体の形態や生理を、魚まで遡って解説している著書が幾つかあり、例えば、三木成夫著『胎児の世界』(中公新書)、井尻正二、小寺春人著『[新]人体の矛盾』(築地書館)など、いずれも名著である。私のこの小著は、どこの章から読んでも良く、高等学校や中学校また小学校の教員の方々が、ヒトの体について生徒や児童の興味を引くために本書から授業の小さな〝種〟を探すのも良いかもしれない。当然、大学生、高校生の皆さんの授業の副読本にもなるはずである。それに加え、生物学に興味を持つ一般の方々の、頭の骨休めにも良いであろう。

人体探求の歴史　目次

第4章　鼻

第5章　心臓

第1章　眼

■目はなぜ「め」というか

本書では〝め〟という言葉に、生物学的な意味が無い場合には〝目〟という漢字を、その意味がある場合は〝眼〟という漢字を使う。なぜ日本語で目を〝め〟というかというと、その音は、発音の時に唇を閉じた状態から開かねば発音できないことと関係がある、という説がある。[1] 唇を閉じたまま〝め〟と発音することはできない。すなわち、〝め〟とは何かがぱっと現れることを意味する。確かに、上まぶたと下まぶたで目を隠した後、急にその部分を開けると目が出現する。木の芽が枝から芽吹く様子（目→芽）や水を入れる甕（カメ）や動物の亀、（これらは硬いことを表す〝カンカン〟という音の〝カ〟＋〝め〟に由来するという）という言葉も、何も無い枝から芽が出たり、甕から水がくみ出されたり、甲羅から首・手足が突然出てくるという、目との共通性があると説く。なお漢和辞典によると目という漢字は、象形文字の目を縦の形に立てたとあり（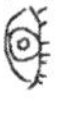→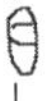→目）、〝見る〟という言葉は、〝目〟の動詞すじに当たるらしい。ともかく日本語には、〝目〟が入った慣用句が非常に多い。[2] 跡目を継ぐ、縁の切れ目、季節の変わり目、つらい目にあう、流し目、目盛りを読む、目にあまる、役目を果たす、羽目をはずす等。これは情報の八〇％が目から入ってくることと関係がある。

また、「注目！」という言葉があるが、文字通りに読めば「目を注げ！」という意味である。ちなみに、戦前の軍隊においては（自衛隊は、号令が訓令によって定められており、現在も同じ言葉を用いる）、敬礼の時は「頭右（かしらみぎ）」、「頭左」、「頭中」という号令を用い、英語では目を意識し、“Eyes right !”、“Eyes left !"」そして"Eyes front !"という。単に号令の時の「左向け左！」や「右向け右！」という英語は、顔を意識し"Left face !"や"Right face !"という。したがって、英語の意味をよく考えると、号令の時は、極端に言うと顔をその方向に向けるだけで目はどこを向いていても良く、敬礼の時は、目をしっかり相手に向けるということになるので当然、顔はそちらに向けなければならない。その意味で、eyes は face よりも確実性を重んじることになる。

興味深いのは、eye という英語には、日本語と共通の意味があり、ジャガイモの芽、植物の僅かに飛び出した芽や、針の縫い跡（針の目）に加えて渦巻き模様の中心も eye と言う。当然、台風の目もそう言う。ゲルマン語系の英語に対してラテン語系のフランス語でもジャガイモの芽は、目と同じ言葉（des yeux）を使うので、なぜか、目は人類共通の feeling を持たせる言葉らしい。

当然、古来より目は重要な器官であるという認識があり、奈良の大仏を建立した聖武天皇（七〇一～七五六年）が目を患った時に、光明皇后が眼病全快を祈願して建てたのが、奈良の新薬師寺である[2]［天平十九年（西暦七四七年）］。〝新〟とは新しいという意味ではなく、〝あらたかな〟という意味である。また平安時代末期から鎌倉時代にかけて書かれた『病草紙』には、白内障（後述）の治療と思われる話が出てきて、その当時の庶民のやるせなさが伝わってくる。「ある人が、最近、自分がとみに視力が弱ったことを嘆いていると、男が現れて、自分は医者であり、治せるというので、神・仏ではないかと思い、家に上げ治療させると、その男は針医で目に針を刺し、結局、失明させてしまう」というのである[3]。この悲劇は、当時の人々の栄養状態の悪さを反映していることも間違いない。

■目にクラクラ、男と女

一方、目は異性を惹き付ける武器でもあるようだ。私は、高校生の時に国語の先生が、文章の「起承転結」

の例文を紹介するのに以下のような文句で説明されたのを今でも覚えている。

起「京の三条、糸屋の娘」
承「姉は十六、妹は十四」
転「諸国大名弓矢で殺す」
結「糸屋の娘は目で殺す」

井原西鶴（一六四二～一六九三年）の『好色一代女』の一ノ三に、当時はどのような女性が美人かが細かく書いてある部分があり、[2] 目については〝細きを好まず〟と微妙な表現をしている。つまり大きい方が良いが、大きな目を〝ぱっちり〟と開けて人を見るのは良くなく、伏し目がちにしているのが良いという意味だそうである。

なお、まぶたが一重（ひとえ）の人と二重（ふたえ）の人がいるが、これは日本人の成立と関係がある。[4] 東南アジアを経由して日本列島に入った祖先は、二重であった可能性が高い。一方、北方アジアを経由して日本列島に入った祖先は、かなり寒い環境に適応した人たちで、眼球は水分含量が多いため、それを保護する意味でまぶたに脂肪を蓄積させた。その結果、一重になったということである。脂肪の蓄積が遠因であるから、人によっては、瞼の裏の筋肉の付き方によって、歳をとって痩せるといつのまにか二重になるということは有り得る。一九五七年のハリウッド映画に名優マーロン・ブランドが出演する『Sayonara』というのがあった。第二次大戦後まだ十年程度しかたっておらず、日本人女性と米国軍人の結婚が難しかった頃の物語である。ストーリーは紆余曲折するが、ハッピーエンドで終わる。ただ、その中で、日本人女性が米国男性に気に入ってもらおうとして、一重まぶたを二重まぶたに手術する。ところが、男性はそれに対して、「なぜ一重のままでいてくれないのだ、そちらの方が美しいのに……」という場面がある。一重は、欧米人には美しく見えるらしい。一重と二重の解剖学的な違いは、上まぶたの支持組織、これを瞼板（けんばん）というが、瞼板につながっている筋肉が収縮するとまぶたが開く。筋肉が瞼板以外に、まぶたの皮膚にも多少の筋繊維を伸ばしていると、まぶたを開けると、そこの接着部分も一緒に引っ張られて二重のまぶたになる。いわば、ある意味、まぶたの〝引きつれ〟である。しかし、一重の場合は、瞼板にしか筋肉が接着していない。まぶたの皮膚は、体の中で最も薄い組織の一つで、伸縮の度合いもかなり大きい。したがって、美容整形で二重にするのは、意外に難しいという。人工的に引きつれをつくるので、やりすぎると〝どんぐりまなこ〟になってしまう。しかも元に戻すのは非常に困難である。親孝行の原則として中国の儒教の経典、『孝経』の一説にある「身体髪膚(しんたいはっぷ)これ父母に受(う)く、あえて毀傷(きしょう)せざるは孝(こう)の始めなり」という文言は、古い考え方かもしれないが……、要は、自分の心がそれで癒されるかどうかであろう。

さらに「やつれた」ことを「目が引っ込む」と表現することがあるが、これは目に物がぶつかった時に、衝撃を吸収できるように目の奥に眼窩(がんか)脂肪という組織があり、痩せると体の脂肪が落ちるが、そこの脂肪も減り、目の落ち窪みが目立つせいで、そう言うのであろう。逆に、甲状腺機能亢進症を伴うバセドー（Karl von Basedow：1799～1854）病では、一部の患者に、目が大きく開かれて、大げさにいえば目が飛び出して見えるような症状の人がいる。これは元来が甲状腺の病気であるが、眼を動かす筋肉や眼窩脂肪に自分の抗体が攻撃をかけ、その結果、炎症が起き腫れるので、目が突出するという説があるが、詳細の解明にはまだ至っていない。

『モナ・リザは高脂血症だった』（新潮新書）という本がある。(5) これは医学的見地から名画や彫刻の中の人物を診察する、という極めて興味深い内容で、その筆頭が彼女である。モナはミセスという意味なので、リザが名前である。左の目頭にポツンと白っぽい粒が、描かれている（図1）。これはコレステロールの多い食物の取りすぎによる眼瞼黄色腫(がんけんおうしょくしゅ)（コレステロールが溜まった細胞の集団）だと診断されている。このような症状は、二〇一〇年の米国心臓学会において、「虚血性心疾患や心筋梗塞の前兆のこともある」と報告されている

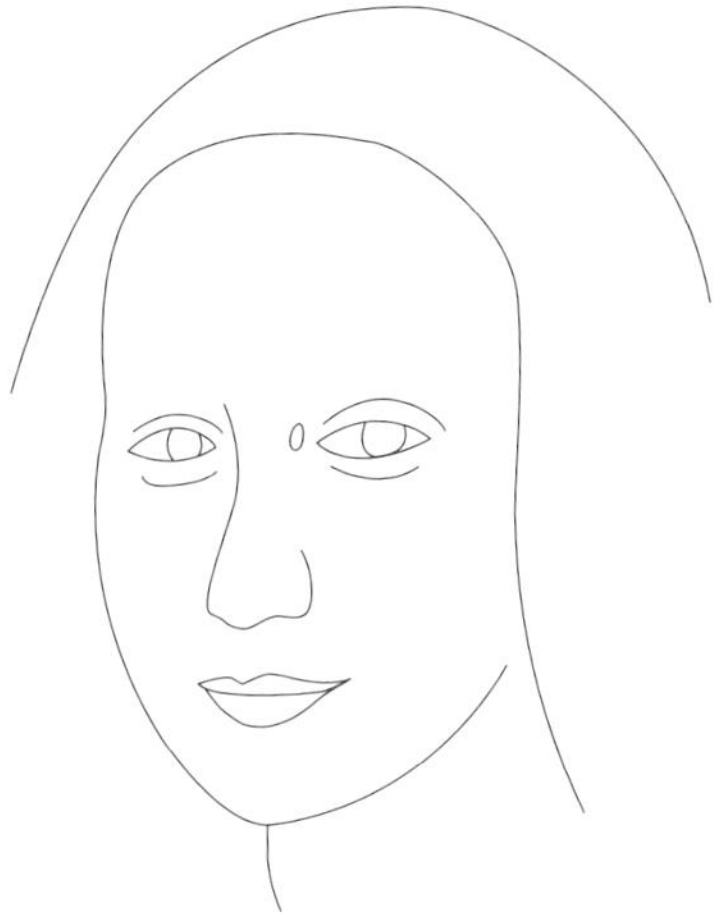

図1 モナ・リザの眼
眼瞼黄色腫が左の目頭にある。

ので、あまり楽観は許されない。二〇一一年四月にイタリアの研究チームが、モナ・リザのモデル（の一人）として知られるリザ・デル・ジョコンドの遺骨がフィレンツェの修道院跡の地下に埋葬されていることを突き止め、発掘調査が決まった。モデルが誰だったかわかるかもしれない。なお、一九一三年に英国で、このモナ・リザよりも十歳程度若い、同じポーズのモナ・リザの絵が見つかり、紆余曲折を経て二〇一〇年にスイスのモナ・リザ基金財団が入手し、二〇一二年に公開となった。現在、この『若いモナ・リザ』の絵の真贋が議論を呼んでいる。筆致はダ・ヴィンチ（Leonardo da Vinci：1452～1519、ヴィンチ村のレオナルドの意味）にそっくりであるが、彼の作品のほとんどが木の板に描かれているのに対し、これだけがキャンバスに描かれている。この絵のモナ・リザの左眼がどのように描かれているか興味深い。

■目の見た目

目の上の額の最下部にまゆ毛がある。まゆ毛とは〝マノウエツ毛〟が省略された言葉で、マは目を、ウエは上を、ツは〝……の〟を意味する。まゆ毛は、左右合わせて一三〇〇本ほどある。一本の長さは、七～一一ミリ程度で、男性は老化すると、ごわごわしたり、長い毛が交じるようになる。女性は変わらない。まゆ毛の効用は、日よけであり実際にまぶしくて眉をしかめると、その部分が六ミリほど前に押し出る(6)。汗よけの意味もある。すなわち汗を顔の端の方へ流す。また、まゆ毛の部分の骨は、そもそもがやや隆起しているところなので、怪我避けの意味もある。当然、表情の一部をなす。同様にまつ毛とは〝目ツ毛〟である。上瞼のまつ毛は、三五〇本程度で、その長さは八～一二ミリで、下瞼のまつ毛は、約七〇本、長さも六～八ミリと短い。[6][7] しかしながら、最近は、若い女性においてつけまつげが当然のように付けられている場合も多く、しかも、それも本人に合うように、さらにマスカラで太さを調整されるらしく？　どこまでが本人の〝目ぢから〟なのかわからないことが多い。マスカラ（mascara）は、イタリア語のmaschera（覆う）に由来し、覆面のマスク（mask）と同源である。したがって、語源は、現在のマスカラの使い方のまさに正鵠を射ていると書くと言いすぎに違いないが、一九一三年に石炭の粉とワセリンを混ぜて作ったものをまつ毛に塗って目を大きく見せたのが始まりという。メイベリンニューヨーク（Maybelline New York）という化粧品会社のホームページに、トーマスという兄がメイベルという妹のために考案したとある。会社の名は、妹の名のMaybelとワセリン（vaseline）の合成語である。

本来、まつ毛はゴミ避けであり、飛んでくる異物が目に入る直前にまぶたを閉じさせる役割をもっている。制ガン剤で脱毛の副作用が生じると、まつ毛も抜けるので、風の強い日の外出はなかなか大変であるらしい。まゆ毛もまつ毛も、伸びる速度は、髪の毛の一日当たり〇・三五ミリの半分の〇・一八ミリである。[6] 当然、これらの毛は、胎児にはなく出生後、生えることになる。まぶたは〝目のふた〟である。目のことを〝まなこ〟ということがあるが、これも〝目の中の子〟の意味で、眼の中の瞳を指している。

涙腺は、まぶたの上で左右の眼のやや外側の皮下にあり、眠っている時以外は常に涙を分泌している。まばたきのたびに、涙は目頭の方へ、すなわち鼻の方へ押しやられ、目頭の上下のまぶたに開いた涙点から涙嚢・鼻涙管を経て、鼻腔へ排出される（図2）。これは、動物が水中生活から陸上生活へと進出していった時の〝つけ〟であり、眼が乾くことを避ける一方、常に空気が出入りする鼻の中を乾かさないことにもつなが

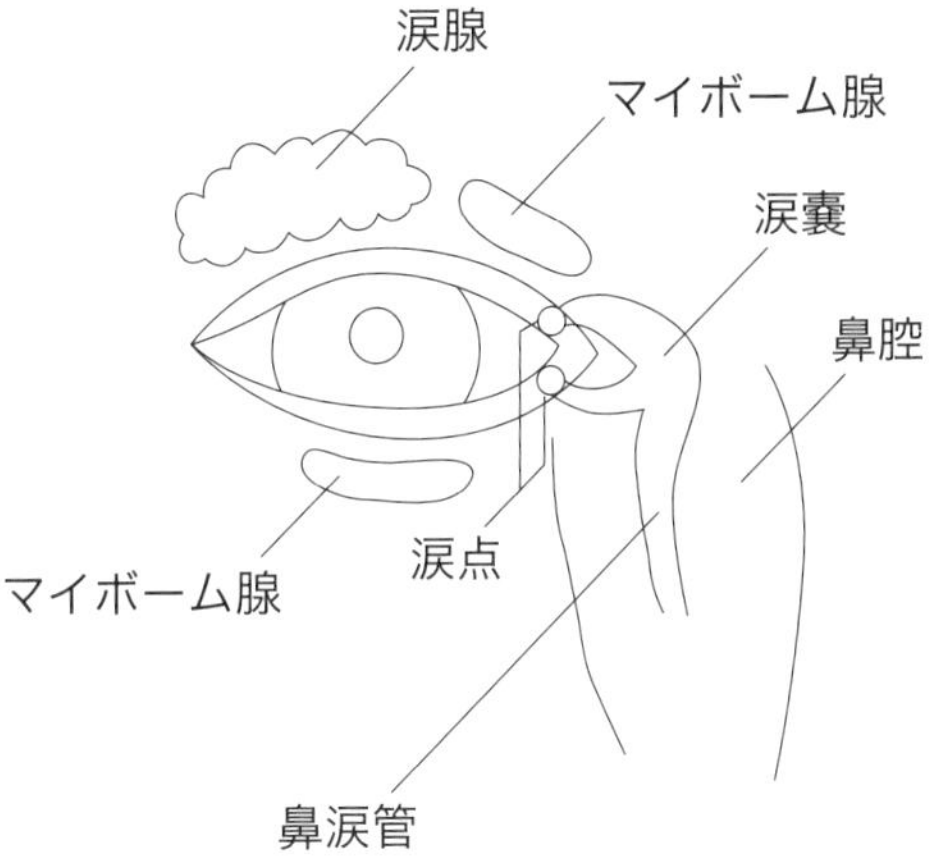

図2　眼と鼻腔
涙腺から出た涙は、涙点、涙嚢、鼻涙管を通って鼻腔へ。

る。ということは、常にこれらの部位は湿っていることを意味し、雑菌等が繁殖しやすい。その対策として、涙には殺菌酵素が含まれていることを、フレミング（Alexander Fleming：1881~1955）が見出し、[8] それをリゾチーム［lysozyme：lyso-（溶かす）＋zyme（酵素）］と名付けた。第11章　肺の項でペニシリンと共に詳述する。なお、彼が用いた涙とは、実際は彼の鼻水である。西洋の言い伝えでは、魔女は涙腺が無いので泣かないという設定になっているが、「泣かない！」が先にあって、「なぜなら涙腺がないから」と理屈付けられたに違いない。あくびをすると涙が出るのは、顔の筋肉によって涙嚢が圧迫されて溜まっていた涙が逆流して眼に出るからである。[7] なお、涙腺は、水の中で生活する魚類では、ただの散在性の粘液分泌細胞にすぎない。両生類でも、単純な粘液分泌腺で、特に分化していない。爬虫類や鳥類では棲む環境によって、ウミガメやウミドリでは塩類腺などに特殊化し、食物と一緒に飲み込んだ海水中の塩類を捨てる役割を担っている。

■まばたきは驚異のスピード

まばたきの理由は眼を保護することにある。眼の前に何かが飛んできた時のまばたきは反射である。ちなみに反射の御三家は、くしゃみ、しゃっくり、まばたきである。まばたきは、角膜の表面を乾燥から守るため、常に湿らせ、ゴミを取り除くために必要な機能である。したがって、まばたきをしないでいることは、角膜を傷つけることになる。動物のまばたきは、ヒトに比べて少ない。ヒトの平均回数は一分当たり二〇回程度であるが[10]、イヌやネコは二回程度である[11]。しかしながら、ヒトでも疲労してくると四〇回程度に増加し、ドライアイの患者さんでは一〇〇回に達する人もいる[10]。新生児は、まばたきをしない。乳幼児は一分間に三〜一三回程度で、小児は八〜一八回、成人で二〇回前後となり[9]、その後、歳をとっても変わらない。小さい子供ほど眼にゴミが入る確率が少ないということはないので、〝目は心の窓〟ならば〝まばたき〟は脳の活動を示すバロメーターになる。実際に、友達と話をしている時よりも上司や知らない人と話をした時は、まばたきの回数は増加する。統合失調症の患者さんの特徴の一つにまばたきの回数が多いこと[12]、パーキンソン氏病の患者さんは、逆に少ないことが知られている[13]。これらの患者さんに共通しているのは、脳の中のドーパミン（dopamine）の量が多いか少ないかであり、まばたきとドーパミンが関連していることは、明らかである。ドーパミンとは、簡単に言うと、神経細胞から分泌される、意欲を上げる分子である。

後述するが、物が見えるのは、脳が眼からの情報を処理しているからである。私たちは、まばたきをする瞬間、瞬間を意識していない。代表的な論文を文献14、15、16にあげる。

高速度カメラでまばたきを撮影し、解析すると興味深いことがわかった。まず、眼を閉じる時は、上瞼（うわまぶた）よりも下瞼（したまぶた）の方が早く動き出す。これは下瞼の方が上瞼よりも軽いことに起因するもので、角膜（かくまく）は上側よりも下側において滑らかであり（たぶん涙の量が微妙に多い）、上瞼は動眼神経が支配し、下瞼は顔面神経が支配しているが、まぶたまでの神経の長さは、下瞼の方がわずかに短いために、脳からの指令が数ミリ秒早く到着するなどということが関係するらしい。また、上下のまぶたにより閉じられると、眼球は〇・一五ミリほど引っ込む。動眼神経に異常があると、まぶたは垂れ下がり気味になる。一見、いつも眠そうに見える眼瞼下垂症という病気である。昔、いつも眠そうにしながら講義を聞いている学生に、「なぜ眠たいのか？　夜更かしか？」と聞いて、後でこの病気と知り、学生にかわいそうな思いをさせてしまった経験がある。

さらに、私たちはまばたきをする度に周囲が暗転するとは感じない。これは脳がそのように処理しているからである。そこで脳がどのように処理をしているかを詳しく調べると、思いがけないことがわかった。脳はまばたきの信号をまぶたの筋肉に送ると同時に、視覚野への映像の投射を中止する指令も出す。まぶたが閉じ始めると、すなわちまぶたが動き出した段階ですでに映像を投射するのを止めてしまうのである。また、まぶたが開きだしても、まだ投射を中止している。結局、完全な像だけを映像化するという仕組みになっている。まぶたが閉じられるまで五〇～一二〇ミリ秒ほどかかり、閉じている時間は五〇～八〇ミリ秒である。さらに開けるには、一〇〇～二〇〇ミリ秒かかる。合計、最大で四〇〇ミリ秒程度、物が見えていないのである。これは音速（一二二五キロメートル／時）の二～三倍で飛ぶ戦闘機のパイロットやジェット旅客機のパイロットには、驚異である。文献9から計算すると、一分間のうちうっかりすると十秒前後は周りが見えていないことになる。しっかり見たつもりでも四・四秒見えていない[10]。いずれにせよ、この間にどれだけ飛行機は飛んでしまうのだろう。しかしながら、この現象の意味は、どうせ見えないのだから無駄を省くというよりも、まばたきによって、脳に送る信号にわざと間隔を空け、脳の視覚野に刺激を与え続けることによって常に活性化しておくということにあるらしい。明治維新の頃の写真を見ると、多くのヒトが怖い顔をして写っている。これは現代ではフィルムに当たる部分の感度が悪く、数十分も露光させないと写らず、みんな、まばたきをしないように我慢するあまり、眉に力が入ってしまった結果である。

■じっと見ても見きれていない

ではまばたきをしていない時は、物をじっと見ているかというと、どうもそうでもないらしい。これは文献

16に詳しいが、私たちは、文字列を読んだり、絵を鑑賞する時でも、実は、眼を動かさないで見ているわけではない。まず、瞳の表面に光が映るような位置にライトをセットする。その瞳に映った光の動きを追いかけるポジションセンサーという装置をセットする。すなわち、映った光の動きを眼球の動きとして捉えるというわけである。すると、じっと見ているつもりが、一カ所を三〇〇ミリ秒程度しか固視できていないことがわかった。続いて三〇ミリ秒ほど眼が左右に跳躍する。それが収まった後、その続きを読むあるいは見る。これを繰り返しているのだ。跳躍とは眼が揺れることを意味し、計算上は毎時五〇キロメートルで走っている自動車から五メートル離れた距離にある物体を見ていることになる。早すぎてよくわからないはずであるが、実際、私たちは一秒の間に、すなわち一〇〇〇ミリ秒の間に三回ずつ視野が揺れているなどということに気が付かない。つまり、揺れている間は、脳が映像を処理するのを止めており、揺れに気がつかないようにしている。これは固視を続けると、脳へ同じ刺激が行くため、神経の興奮の低下を招いてしまうからである。

この一秒に三回という眼の跳躍は、学習と大いに関係があるらしく、例えば、カエルに芸を教え込むことはできない。カエルの眼には、この跳躍の機能がなく、動かないものは、やがて神経の興奮の低下を招き、映像が消えてしまうらしい。一方、水族館などでよく見かける体に縞模様がまだ付いているイシダイの幼魚などは、輪くぐりなどの芸をする。これは、眼球の跳躍ではなく、水中では姿勢の保持のために、常に頭の位置に微妙なずれを生じ、脳での神経の興奮が続き、映像が持続することと関係があるらしい。そうすると、カエルはじっとしていると周りが見えなくなるので、さぞかし不便ではないかと思うかもしれないが、そうではなく、動くものだけが見えると考えると、動いているエサとなる虫や捕食者のヘビなどだけが見えるので、案外、便利なのかもしれない。カエルは、後述するが、網膜に色を見分けるのに必要な緑オプシンと青オプシンを持つ視細胞を持っており、安全な時は緑色の所にいるが、危険な時は青色の所へジャンプする。これは、緑の草地から青い池へ飛び込むことを意味するらしい。「ヘビに睨まれたカエル」というフレーズがあるが、カエルは動くヘビの舌をエサになる昆虫と間違えて、ジッと見ているのが真相らしい。一方、ヘビのこの行動はカエルをだます意味はなく、後で述べるが匂いを嗅いでいるだけである。

■涙はやっぱり女性の武器

日本語の涙という漢字の意味は、サンズイの水が累々と止めどなく流れる様をいう。泪も同じ意味。ところが、漢字の大国の中国では、目から流れる涙は〝涕(てい)〟と書き、泣く時の涙を意味し、同時に鼻から出てくる涙は〝泗(し)〟と表現し、川のように流れる様をいう。英語ではtearである。これは涙の一滴(ひとしずく)をいうのであって、通常は複数形のtearsを使うと辞典にあった。涙は感情のはけ口であり、時として必要である。

新生児は生まれた直後の産声は、涙を伴わない。涙は数日を経ないと作られない。涙は三層構造をとって角膜の上を流れる。[10] 角膜に直接触れるのは約〇・五μm（マイクロメートル）の厚さの粘液層で、角膜やまぶたの裏側を構成する結膜に存在する杯細胞(さかずきさいぼう)（goblet cell）で作られる。結膜という用語は、まぶたと角膜を結びつけているという意味である。コンタクトレンズが、ずれて眼球の裏側に入ったりするのではないかと思っている人がいるかもしれないが、結膜があるので眼の後ろなぞへは行かない。

粘液の役割は、まぶたと角膜の摩擦を少なくし、涙が角膜の表面によくくっつくように流すことである。朝、目覚めた時に目やにがあれば、眠っている時はまばたきをしないので、この粘液が溜まったものである。粘膜の上には涙腺で作られる涙の層が約七マイクロメートルの厚さで流れる。涙には、殺菌成分であるリゾチーム（細菌の細胞壁を構成する網目状の炭水化物の鎖を切ることによって細菌を殺す）、ラクトフェリン（鉄輸送蛋白質で細菌が必要とする鉄と先に結合してしまうため細菌が死ぬ）、また免疫グロブリンA（病原体と結合し、体内への侵入を防ぐ）が含まれ、眼が細菌などに感染するのを防いでいる。さらに、ビタミンAや上皮細胞成長因子（epidermal growth factor：EGF）を含み、角膜を構成する細胞の分裂や分化を調節している。

涙にはこの他にNa（ナトリウム）イオンやK（カリウム）イオンが含まれる。悲しい時に出る涙は、副交感神経が興奮している時で、タマネギを切った時に出る涙に近く、正常時の涙よりNaイオンはやや少なくKイオンがやや多い。すなわち大量の涙は味が薄い。一方、慷慨（こうがい）の涙や義憤の涙などいわゆる男泣きの時の涙は、交感神経が興奮している時の涙で、正常時の生理的涙とほぼ同じで、ややしょっぱいと感じるかもしれない[17]。歳をとると〝涙もろくなる〟というが、涙の生産量自体は、精々一年間で缶ビール一本分にも満たず[9]、四十歳以上になると子供の量の半分程度に低下してしまう[10]。したがって、涙もろさの理由は、人は歳月を経て苦労を積んで、すぐに相手を自分に重ねて、同情心が湧くなどの心理的な影響によるものであろう。

シェイクスピアの『ヘンリー六世』や『オセロー』に「ワニの空涙」（crocodile tears）という言葉が出てくる[18]。これは、ワニは獲物を食べながらも、自分が生きて行くためには、他の命を食わねばならぬという罪に泣く、という意味である。生物学的には、まるで味もそっけもない解説になるが、ワニの先祖は、恐竜に肩を並べていた陸上の動物であり、その眼は陸上で物を見るように進化した眼であるから、獲物を岸辺に捕らえた後は、眼についた水を瞬膜で払い除けて、視界をすっきりさせる必要がある。その払い除けられる水が涙に見える、というだけのことである。

以前、ラットを用いた実験を行う時、麻酔を掛けた後、国際的に認められている方法にしたがって、短時間であるが、ラットを動かないように手術台の上に前後の脚を固定した。麻酔から覚めたラットのうち個体によっては眼から〝血の涙〟を流す場合があった。これを血涙（bitter tears）といい、涙腺の一種から出る涙でヘモグロビンを含むため赤く見えるが、このヘモグロビンには鉄は含まれていないので呼吸に関与せず、血と同じではない。これはラットにストレスが掛かった時に出る涙である。

ヒトにはこの種の涙腺は無い。あるのは〝血の涙〟という言葉だけである。日本最古の物語として知られる『竹取物語』（成立は遅くとも十世紀の半ば）に、翁（おきな）と媼（おうな）が「かぐや姫」を失い、血の涙を流したとある。また、小泉八雲（一八五〇〜一九〇四年）（一八九五年にラフカディオ・ハーンから改名：小泉は、妻の実家の姓で八雲は出雲の枕詞〈出雲の近くの松江市に一時期、居住した〉）が、一八九六年から東京帝国大学で英文学を講ずるかたわら出版した『影』という作品がある。その中に、「鮫人（こうじん）の感謝」という奇談がある。鮫人は人の形に似ているが、目は翠緑玉（エメラルド）のように緑色であったという。その怪物の悲しみの涙は大粒で、血の色をしており、滴り落ちると紅玉（ルビー）になるという話である。物語は、近江の国だというので、琵琶湖周辺である。一方、現実の世界の〝サメ〟という言葉は、押しつぶしたような三角形の中に目があるので、〝狭目〟（サメ）に由来する。しかしながら、ダルマザメというサメは、目は大きく緑色に見え、深海性である。日本海は、元々は湖から出発し、淡水と海水を繰り返した海なので、深海性のサメはいない。勿論、琵琶湖にもいない。話が太平洋側なら漁業の折に混獲され、その不気味な目の色に、また本当にダルマザメなら腹側には発光器があり、ぼんやり光るので、話に尾ひれが付いて奇談になった可能性はあるが、本当の所はわからない。現実のダルマザメの体の特徴は、尾ひれが小さいという〝落ち〟がつく。

オスのマウスの涙には、いわゆるフェロモン［pheromone：ギリシャ語の pherein（運ぶ）＋hormao（刺激）の合成語で、動物が体内で産生し、同一の種の他の個体の行動に変化を生じさせるもの］という化学分子が含まれ、メスを惹き付けることが知られている。(19) これは、暗闇での生活に適応した生理で、相手がオスかメスかをすぐに見分けるためであると説明されている。ただし、この分子はヒトには無いこともわかっている。したがって、男が女性の前で「よよ」と泣きくずれても無駄である。最近、ヒトでは女性の涙に、男性の血中の男性ホルモン濃度を低下させ、攻撃性を弱めさせる物質が含まれていることがイスラエルの研究者によって報告された。(20) これは女性に悲しい映画を見させ、流した涙を回収し、それを男性に嗅がせた時の反応から導きだした結果である。

さて、涙の最外層は、脂肪の層で一マイクロメートルの厚さである。この〝油〟はマイボーム腺で作られる

（図2）。この腺はまぶたの裏側の涙腺より顔の中心に近い部分に位置し、ここが細菌感染などで炎症を起こすといわゆる、ものもらいとなる。脂肪の層は涙の蒸発を防いでいる。したがって、この層を欠くと涙の蒸発のスピードは四～一〇倍も速くなると言われている[10]。通常は、涙の一〇～二五％が蒸発し、残りが鼻涙管に流れる[9]。

■魚の眼が丸いわけ

脊椎動物の眼の基本は、魚類のそれにある。誰でも、煮魚や焼き魚の眼を見たことがあろう。その時に気がつくことは、魚の水晶体が円球であることである。これは、眼を構成している主成分が水で、かつ水中で生きていると、平らなレンズでは光を屈折させて像を結べないので、強く屈折させるため、このようなレンズとなった。したがって、レンズの厚さを変えることはできないので、レンズそのものを前後に動かして焦点を合わせるために、水晶体牽引筋を発達させた（図3）。現代のカメラは自動焦点の機種が多いが、対象物の位置が微妙に変わる度に、「チーチー」という音がする。これは、カメラのレンズの厚さを変えることはできないためにレンズ自体の位置を変えているのである。すなわち、魚の眼の焦点の合わせ技を真似ているのである。また、魚の眼は薄いプラスチックのような容器、強膜軟骨に入っている。これは眼を水圧から守るためのもので、両生類まではこれがあるが、鳥類ですでに退化的である。また、水の中は光が弱いので、魚に後述する虹彩が発達することはない。また、眼が乾くということもないのでまぶたは無い。例外としてフグは、時として眼の周りの皮膚に皺を寄せてまぶたのようなものができるが、これは眼を保護するためで、眠る時に閉じるということではない。

一方、哺乳類の眼は、空気の中で物を見るためのものであり、眼の中の主成分は水であるので、大気の屈折率を一とすると水は一・三三なので、たとえレンズが無くとも、入ってきた光は、角膜とその内側にある眼

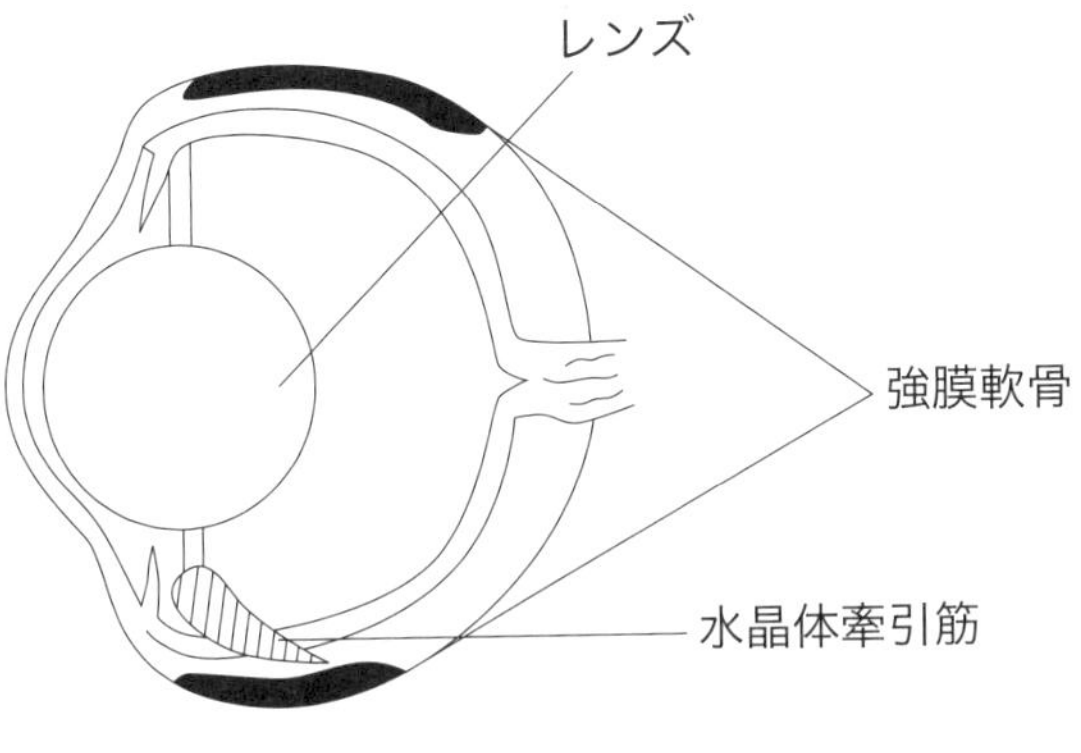

図3　硬骨魚の眼球
水晶体牽引筋を発達させた魚の眼。

房水（ぼうすい）の存在で多少、曲げられる（図4）。ヒトでは、その時の視力は○・○二程度である。脈絡膜（みゃくらくまく）には、血管が導入されており、この膜を構成する細胞は色素をもち、この膜の延長上に毛様体（もうようたい）と虹彩が作られるので、虹彩は色々な色に見える。その理由は後述する。最外層を強膜が被うが、それは脳を被う硬膜に他ならない。ちなみに、脳は外側から硬膜、クモ膜（蜘蛛の巣のような形状をした膜という意味）、軟膜の順で包まれている。

■角の膜って何？

鳥の中でも、特に猛禽類の眼が良いとされるが、これは、角膜自体の厚さを変えて、あたかもレンズのようにピンポイントで拡大して見ることができるからである。そもそも「メ」という言葉は、鳥を表す意味があり、カモメ（鴨に似たトリ）、スズメ（チュンチュンメがなまったもの）やツバメ（ツパッツパッという鳴き声がなまったもの）にその用法が残っている。また、平安時代中期に成立した『拾遺和歌集』には、ヤマガラというトリを「ヤマガラメ」と詠っている。神社の鳥居は、今でこそ上に何も載ってないが、古代ではトリの模型があったという説もある。これはトリが、魂と同じく、空へ飛んで行くこと

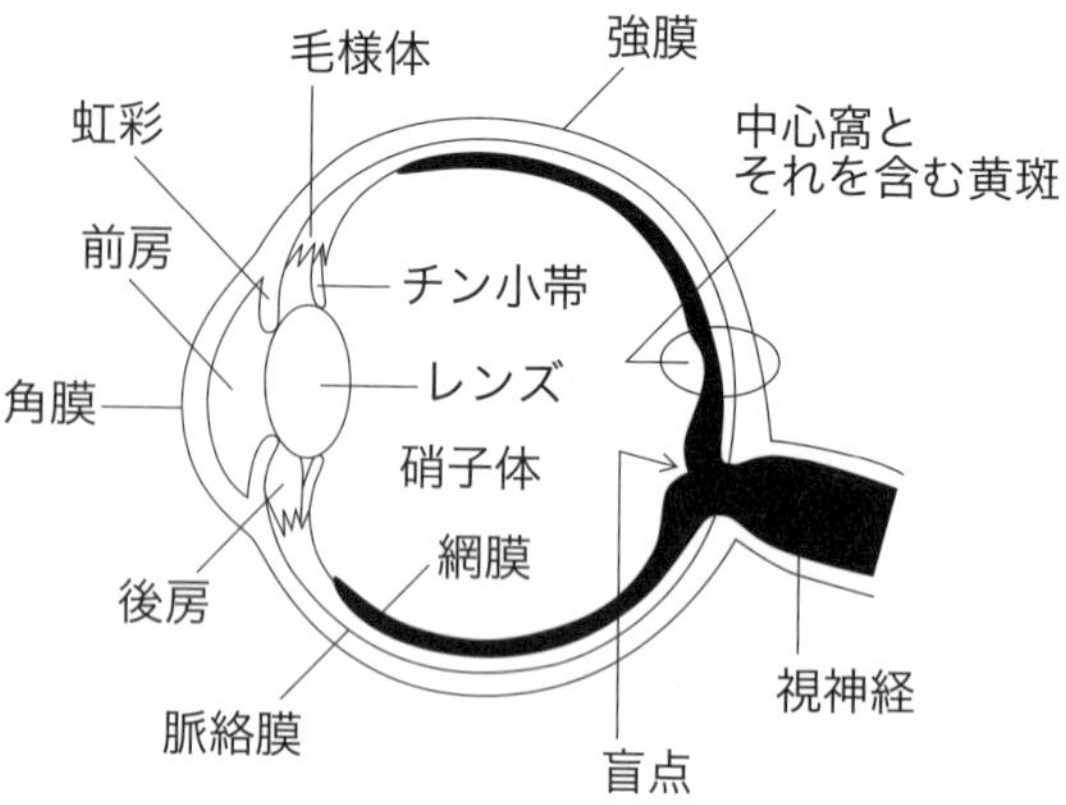

図4 哺乳類の眼球
毛様体がレンズの厚みを変えて焦点を合わせる。

を象徴していたと言われている。

私たちは、眼の前に何かがぶつかる気配を感じると眼を閉じる。角膜に触れても同様である。これを角膜反射という。昏睡状態では、この反射は消失するため、麻酔の深度の判定に利用されることがある。当然、角膜は直接外界に接しているが、その名が〝角（つの）の膜〟とは、一見、意味が通らない。ヒトは死ぬと角膜の細胞も死ぬので、やがて透明感を失い濁る。角膜を眼球から切り出した解剖学者が濁った角膜を見て、これは、牛の角をごく薄く削った物に似ているというので、付けられた解剖用語である。角膜は、横の直径が約一・二センチメートル、縦が約一・一センチメートルで、厚さは一ミリメートル弱である。白目を形成する強膜と皮膚が完全に融合したもので、五層構造よりなる（図5）。

外界に露出しているのは、最外層の上皮細胞層である。この層は組織学的にいうと重層扁平上皮に分類され、五～七層の細胞よりなる。上皮層は、全体として均一な厚さでなければ、光の屈折が部位により異なり、正しい像を結ぶことは出来ない。角膜の最外層は、上皮の常として、ある程度、細胞が古くなれば死んで剥がれ落ちる。ということは、最外層において剥離（はくり）する細胞の数と、上皮層の基底部にある細胞の分裂と上へ移動する細胞の数が、バランスが取れている必要がある。

基底部にある細胞は、一日に一回程度の割合で分裂し、その下のボーマン（William Bowman：1816～1892）

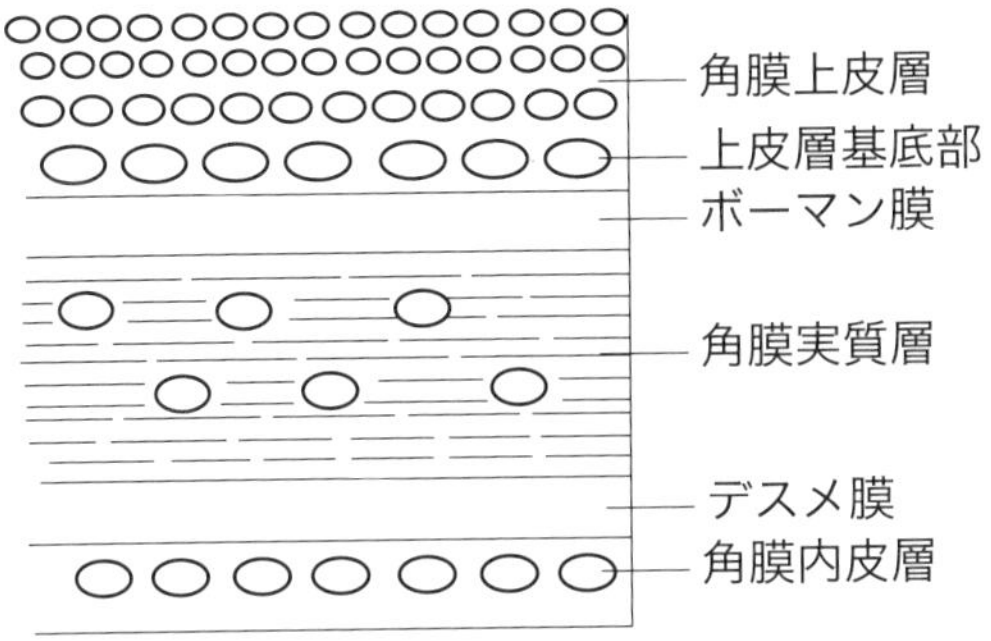

図5　角膜の横断面
角膜の厚さはバランスが保たれている。

層に接している。この層は、type IV 型コラーゲンでできた膜で網目状に存在する。基底部にある細胞がこの膜に接している間は、*BCL2* という遺伝子を発現させている。この遺伝子は、最初はB細胞リンパ腫（B cell cancer lymph gland）の原因遺伝子として同定された。この遺伝子の産物は、活性酸素に対する抗酸化作用を有する。したがって、本来は老化を防ぐ蛋白質を作る遺伝子である。その機序は、この蛋白質が細胞のプログラムされた死、アポトーシス［apoptosis：apo-（離れて）+ ptosis（下降）：元々は、木々の葉が秋に木を守るために光合成を止めて散って行くことを意味するギリシャ語に由来］を抑制し、その細胞を長生きさせることにある。通常は、この調節がうまく機能する。ただし、必要以上に、この遺伝子が働き続けて細胞を長生きさせると、その間にガン遺伝子が活性化する一方、ガン抑制遺伝子の不活性化が起こり、その細胞がガン細胞に変化する場合がある。しかしながら、角膜では、基底部にある細胞がボーマン膜から離れ上へと向かうと、この遺伝子を発現させなくなり、アポトーシスへの準備が始まる。その結果、最外層に出た細胞は死んで脱落する。ただし、最外層に出てくるまでに細胞によって一日程度の差があるため、角膜全体では五〜七層と完全に同じ厚さではないが、映像に影響はしない。出てきた直後の細胞は、その表面に微絨毛（microvilli）をもっており、涙の保持に役立つといわれている。

上記の説明に出て来たボーマン膜というのは、第9章の腎臓で出てくるボーマン嚢という用語に名前が残っている人物と同一人物である。ボーマン嚢については、ほとんどの人が、修学のどこかの過程で習うが、眼のボーマン膜は習わない。ボーマンは英国の解剖学・生理学者で顕微鏡を駆使して、皮膚、神経、感覚器、筋肉、腎臓、骨、軟骨などの精密なスケッチを残している。当然、腎臓の分野でも著名な論文を書いているが、彼自身の国では、むしろ眼科医として有名で、一八八〇年に英国眼学会の初代会長に就任し、時のビクトリア女王よりSirの称号をいただいている。

角膜実質部は、ケラトサイト（keratocyte）と呼ばれる細胞が均一に分布して、内部にはtype I型コラーゲンが詰まっている。皮膚、腱（けん）、骨、靭帯（じんたい）など体にあるコラーゲンの九〇%がこのタイプである。また、細胞外基質として、細いコラーゲン繊維が規則正しく並んでいる。

デスメ（Jean Descemet：1732~1810）膜とは、内皮層の細胞が作った基底膜である。角膜の一番下にある内皮層も極めて重要な働きをもっており、角膜内の水分含量を調節している。また同時に角膜の後ろにある房水の角膜側への過剰な透過を防いでいる。この細胞の厄介な点は、再生しないということにある。すなわち、コンタクトレンズの使用、白内障の治療手術、角膜移植などで、この細胞を傷つけると、この細胞はアポトーシスのスイッチが入り死んでしまうか、強膜（白目の部分の細胞）に変性し、不透明になってしまう。

■世界初の移植は眼だった

コンタクトレンズが角膜に密着しすぎると、涙が入らず栄養や酸素が行き渡らなくなり、角膜上皮細胞が脱落してしまう。そのような角膜は、濁りだす。過去に、病気で濁った角膜を切除して、ブタやウシの角膜を移植しようとしたが、失敗した。そこでガラスやプラスチックが試されたがこれも失敗した。結局、ヒトの角膜はヒトからしか移植できないことがわかった。一九〇五年、英国の眼科医ツィルム（Eduard Zirm：1863~1944）は、消石灰が両眼に入り、角膜が焼かれて失明した労働者と、鉄の破片が右眼に入ってひどい苦痛を訴えている十一歳の少年の二人を患者に持った。子供の眼の中の鉄片は、磁石を使ってもどうしても取れず、結局、眼球を取り除くしかなかったが、子供の角膜は正常であったので、それをその労働者に移植したところ、視力の回復に成功した。これが世界初のヒトにおける臓器移植となった。[21]

通常、角膜は角膜基底部に加えて、角膜輪部といわれる周囲部に角膜上皮細胞を補う幹細胞を持っており、それらはゆっくりと中心部に向かって細胞を補給している。この幹細胞によって補給された細胞は、血管の侵入を要求しない。しかしながら、本人が気づかない間に、ある種の病気で幹細胞が死んでしまうと、それを補うために、結膜上皮細胞が増殖する。この細胞は血管の侵入を要求するので（アッカンベーのしぐさを思い出してほしい。結膜には血管が豊富にある）、角膜の周囲から血管が入ってくる。逆にいうと、角膜は血管が入っていないので、移植に適している。すなわち、免疫反応がほとんど起きない。ただし、角膜輪部には、抗原提示細胞であるランゲルハンス細胞（膵臓のランゲルハンス島のランゲルハンスが初めて記載した）が存在するので、そこの細胞が角膜に侵入すると免疫反応が起きる。

最近、問題となっているのは、おしゃれ用のカラーコンタクトレンズである。医師の処方箋を必要としない製品もあるが、本来は自分の眼の形状に合っているかどうかなど、十分に検査する必要がある。また、酸素の透過性といったコンタクトレンズの知識もないまま、眼に合わないものを使い続けると、最悪の場合、視力が落ちてしまう危険がある。

角膜や水晶体が透明を保つには、規則正しくならんだコラーゲン等の構造物が崩れないことが重要である。その大敵となるのが紫外線で、これを浴びると過度に酸素分子が増加する。酸素の一部は活性酸素となり種々の物質と結合して酸化、すなわち老化させる。食品のパックの中に、鮮度を保つために脱酸素剤が入っているのはよく見かけるところである。酸素が多すぎるのは、命を縮めることにもなる。その例に、カゲロウの幼虫は空気中よりも酸素濃度が低い水中では一年間生きているが成虫は空気中で一週間しか生きない。セミも酸素濃度が低い土の中に年単位で暮らしているにもかかわらず、空気中に出て、最長三カ月程度しか生きない。彼らには空気中の酸素濃度は高過ぎるのかもしれない。

■瞳の中に映るのは……

虹彩は英語でiris（アイリス）というが、ラテン語に由来し、ギリシャ神話では虹の女神を意味する。花のアイリスも同じ語源で、虹が土に潜ってこの花になったと説く。虹彩は、機能的にはカメラの絞りにあたる。夜行性の動物の瞳は縦に長いが、これは入って来る光の量を虹彩によってすばやく細くし、しかも上と下のまぶたで光の量を微妙に調節するためである。虹彩の色は、人種によりまた個々の人により色々であり、名称のとおりである。これは、黒いメラニン顆粒の数と顆粒自体の大きさによって色が異なるように見えるためである。いわゆる白色人種は、その分布を紫外線が弱い高緯度に適応して拡げたため、太陽からの紫外線を皮膚に受けてビタミンDを合成する必要上、メラニン色素の合成を最小にした。その結果、私たちに比べて虹彩の中のメラニン顆粒の数が少なく、また顆粒の大きさも小さいので、空が青く見えるレイリー散乱（Lord Rayleigh：1842~1919）と同じ理由で青く見える。すなわち、小さなメラニン顆粒は波長の短い青い光だけを反射させ、メラニン顆粒自体の色が出ないのである。顆粒が少し多くなると、顆粒本来の色である茶褐色が青に混じるために、人により薄い青から、灰色、緑がかった淡褐色に見える。眼の色は遺伝するので米国の運転免許証には、その人の目の色、すなわち虹彩の色が記載され、自分自身を同定する役割を持っている。日本人の目の色は、メラニン顆粒が適度に多いので、顆粒の色である茶褐色に見える。紫外線の強い赤道近くの人は、メラニン顆粒が非常に多いため、ほとんど黒色に見える人もいる。中国の三国時代に、阮籍（げんせき）（二一〇~二六三年）という人物がいた。老荘思想の社会を理想とした人で、自分の気に入った人が訪ねて来た時は、目が青色になり、気に入らぬ人が来た時は、目が白くなったという。これより、〝白眼視〟するという言葉ができたと言われている。

虹彩によって囲まれた部分を瞳孔（どうこう）（英語では pupil）と言う。瞳に相手が人形のように小さく映っている。意味はラテン語の pupa（人形）に由来するが、瞳という漢字も〝目の童（わらわ）〟である。洋の東西を問わず人間の考えることは同じという好例である。

毛様体は本来、神経外胚葉に属する細胞であるが例外的に筋線維を持ち、水晶体の厚みを変えることによって焦点を合わせる役割を担う。ただし、毛様体と水晶体の間にはチン（Johann Zinn：1727～1759）小帯という構造があり、両者を介在している。

■レンズの由来は豆だった

普段、水晶体のことをレンズというが、レンズとは西アジア原産の平たい形をしたマメの一種で、眼の解剖をした人が最初に水晶体を取り出し、その形がレンズというマメに似ていたので、そのように言われるようになった。レンズは以下のようにして形成される。まず脳の一部が膨らんで、将来、眼ができる方向へ突出し、皮膚に内側から接触する。すると接触された皮膚がレンズに変化する。したがって、レンズは皮膚から作られる。それゆえ、レンズの細胞は、本来、毛や皮膚の表皮と同じように細胞は死んだら脱落しなければならないが、水晶体においてそれは許されない。結果として、水晶体の細胞は脱落はせずに、分裂し成長し続けることになる。ただし、分裂できる細胞は、水晶体の赤道面から表面を辺縁まで分裂して移動できた細胞で、そこで核をはじめ、細胞内小器官を失う（図6）。すなわち細胞としての本来の活動を失ってしまう。

水晶体の表面に近いところは、酸素や栄養物が行き渡るが、中心部に近い細胞は、細胞としての機能を失ってから長期間たっているので、後述するように、細胞内の規則正しい蛋白質の結晶の配列が崩れて白く濁る。これが白内障である。

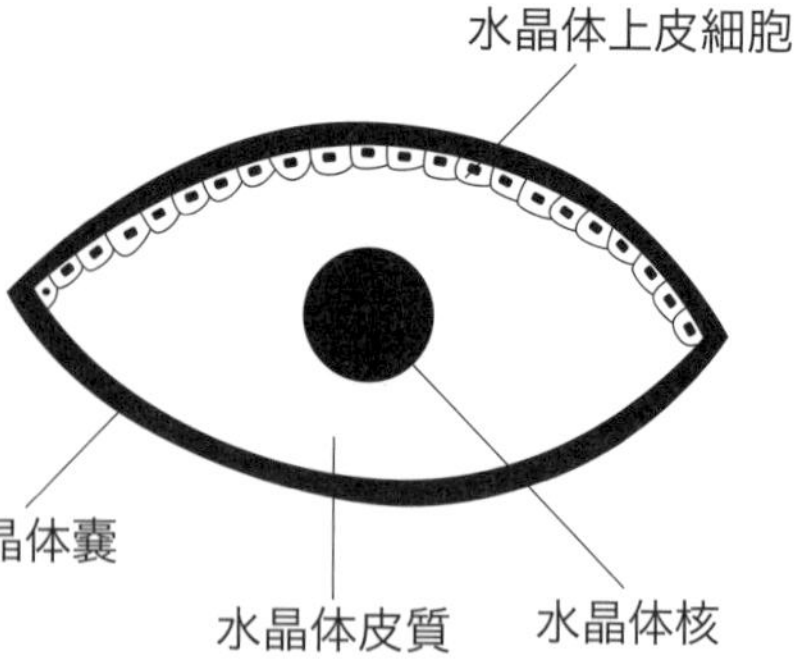

図６　水晶体の断面

ちなみに、漢方では、一見、外観が正常でも視力のないものを内障(ないしょう)と言う。(22) 発症の機序は後述する。この部分では、当然、弾性が衰える。また、水晶体が成長すればするほど大きくなるので、毛様体は厚さの調整が難しくなる。これが老眼の原因の一つだといわれる。もちろん、毛様体の筋肉の老化もその原因である。

水晶体の細胞の中では、クリスタリンという蛋白質が規則正しく並んだ構造をとっている。クリスタリンは水晶体においては構造蛋白質であるが、ほぼ同じアミノ酸の配列を持つ蛋白質は、化学反応の触媒酵素としても知られており、進化の過程で、水晶体の蛋白質を新たに作り出したのではなく、条件に合う蛋白質を探したら、触媒酵素の蛋白質がたまたまそれに適していたので、それを使った。すなわち、遺伝子の使いまわしの結果であることがわかっている。(23) この蛋白質を作り出した細胞内小器官は、その後、分解され除去されてしまう。また、作ることを指令した核すら、細胞内小器官の一つであるリソゾームが持つ、DNaseII-like acid DNase と呼ばれるＤＮＡ分解酵素で除去される。したがって、水晶体を構成する細胞は、もはや細胞ではなくなっている。さらに、水晶体が上記の理由に加えて例えば、紫外線の照射や老化で蛋白質の構成アミノ酸の一つであるシステインが近くに二つある場合、分子の一部であるイオウどうしが勝手に二重結合して、形を変えてしまうと濁りだし、もとに戻せない。これが白内障である。

現在は、人工の水晶体で置換される手術があり、白内障になっても再び見えるようになる。普通は老化に伴い、水晶体は透明からやや黄色味を帯びるが、人工の水晶体も、これまで見えていた自然の色に合わせて着色されている場合もある。さらに人工の水晶体は、本物と異なり厚さを調節できないため、焦点は単焦点であるが、最近は遠近両用の人工水晶体もある。人工のレンズは直径が五〜七ミリメートルで二本のループ状のアームを持ち（図7）、これが位置を支持する。最近は、柔らかいシリコン性のレンズがあり、これは眼内に差し込む時にたたんで挿入し、中で開くことができるので、角膜の切開を最小限に抑えることができる。手術は角膜に小さな切り口を入れる。レンズは嚢（ふくろ）に入っているので、角膜側の嚢を切り取り、中の水晶体を超音波で砕きながら吸い出す。その後、人工レンズを入れ、二本のアームと嚢の後ろ側で支える。それでも焦点を完全にカバーできない場合は眼鏡等で補正する。

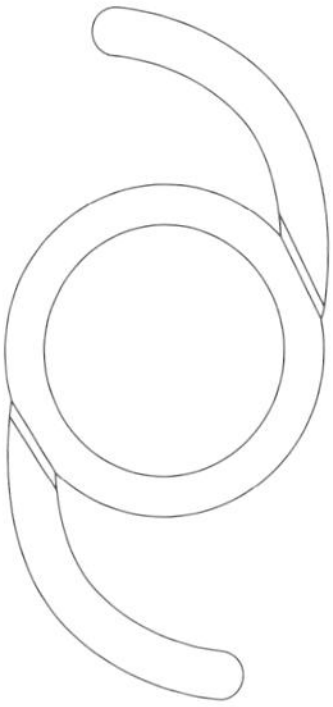

図7　人工水晶体
2本のアームが人工水晶体を固定。

人工水晶体は、初期にはアクリル樹脂等でできていた。アクリル樹脂を眼の中に入れるという発想は、戦争の生んだ不幸を幸に何とか変換できた極めて稀な例である。英国の極めて器用な眼科医だったリドレー（Harold Ridley：1906〜2001）は、手術を見学した学生の「白内障になったレンズを取り出したら、なぜ新しいレンズを入れないの？」という質問からヒントを得て、人工水晶体を考え出したという。第二次世界大戦の時に、自国の空軍の戦闘機のアクリル樹脂製の風防が壊れて破片が眼に入ってしまった兵士の眼が、しばらく何の重大な炎症も起こさずにそのままの状態を保ち、後日、違う眼の病気で破片が取り出された時に、その樹脂自体もきれいな状態であったことに注目し、人工水晶体の素材としてアクリル樹脂が採用された。一九四五年に戦争が終わって、一九四九年には試作品が完成した。

■流れが止まると大変　眼の水

前房とは、角膜と水晶体の間の部分で、後房とは水晶体と虹彩との僅かな空間を言う（図4を参照）。ここには房水という、毛様体から分泌される血清に似た成分が満たされており、角膜と水晶体に栄養と酸素を送っている。房水の酸素分圧は四〇〜五〇ミリHg（Hg：水銀、第6章の血液の項で詳述）と低く、これは角膜の細胞も水晶体の細胞も、酸素を必要としない嫌気性代謝のみで生きており、酸素濃度が高い必要がないからである。そもそも角膜は、眠っている間は空気に触れることができないので、当然といえば当然である。この房水は、毛様体と角膜が接する角膜側に開いているシュレム（Friedrich Schlemm：1795〜1858）管から吸収され、二時間で水は置き換わる。何かの原因でこの管が詰まると、眼全体の眼圧が上昇し、それは次いで網膜に栄養を供給している血管を圧迫することになり、血流が停止する。これが急性に起こった場合、頭痛、吐き気が生じ、網膜の視細胞が急速に死ぬため視野がどんどん欠けて来て、一晩で失明する。これが急性の緑内障（りょくないしょう）である。そうなる前に、直ちに病院へ行く必要があるが、慢性の場合は目だった自覚症状が無いので、気がつかない。しかし、少しでもその兆候を感じたら病院で眼圧を測ってもらうとよい。

■目玉のなかみ　硝子体

硝子体は「しょうしたい」と読む。コラーゲンを含むゼリー状で、ほとんどが水分である。それでも、大気圧や眼球周囲の体液の水圧よりやや高い圧力を持っているため、眼球の形を維持できる。胎児の時は、この中に硝子体動脈があり、発達しつつあるレンズや虹彩などに栄養や酸素を運んでいるが、胎生十カ月までに退化する。本来は寒天状であるが、年齢とともに次第に液状化する。この硝子体と網膜の一部に癒着がある人が、転ぶなどの体への物理的ショックで、癒着部分が網膜に栄養を供給する脈絡膜からはがれ、その間に液状化した硝子体が入る。これが網膜剥離（もうまくはくり）である。飛蚊症（ひぶんしょう）の一部にこれが原因の場合があるので、病院で詳しく調べてもらう必要がある。

■超高感度な網膜

網膜の語源は、英語ではretinaであり、ラテン語に由来するが、〝網〟という意味かどうか不明である。『解体新書』では、羅紋膜（らもんまく）と訳している[6]。羅紋とは絹糸で織った布地の上に現れた網目の模様である。なお、色素上皮層までを網膜といい、その上には五種類の細胞がある（図8）。それらの細胞がどのように働いているか、長い間、謎であった。しかしながら、一九六〇年代にガラス電極法が開発され、急激に研究が進んだ。直径一ミリのガラス管を熱して左右に急激に引っ張ると、引っ張られた中央は極めて細い中空のガラス管となる。その直径を〇・一マイクロメートル程度になるようにする。そこへ、KCl溶液を詰めてガラス電極として、生きているそれら五種類の細胞に刺して、色々な条件下で電位の変化を調べたのである。内容については後述する。

脊椎動物の眼の一番の特徴は、反転網膜といって、最も光に敏感な視細胞が、光の来る方向に対して反対の方向を向いていることである。視細胞には、明暗を敏感に感じる桿細胞と、色を見分ける錐細胞の二種類があるが、そのいずれも光を感じる外節という部分が光の来る方向に対して反対を向いている。一方、無脊椎動物の眼の網膜では、光受容細胞は光が来る一番前方に位置する。

反転網膜になった理由は、脊椎動物の祖先の体が半透明で、光受容細胞の外節を脳室の中へ出していたことに起因すると考えられている。ナメクジウオで考えるとわかりやすい。この動物は脊椎骨が無く、脊索動物に分類され、脊髄に相当する神経管を持つ。体の前半部の神経管は中空で、頭部に当たる神経管内部に光受容細

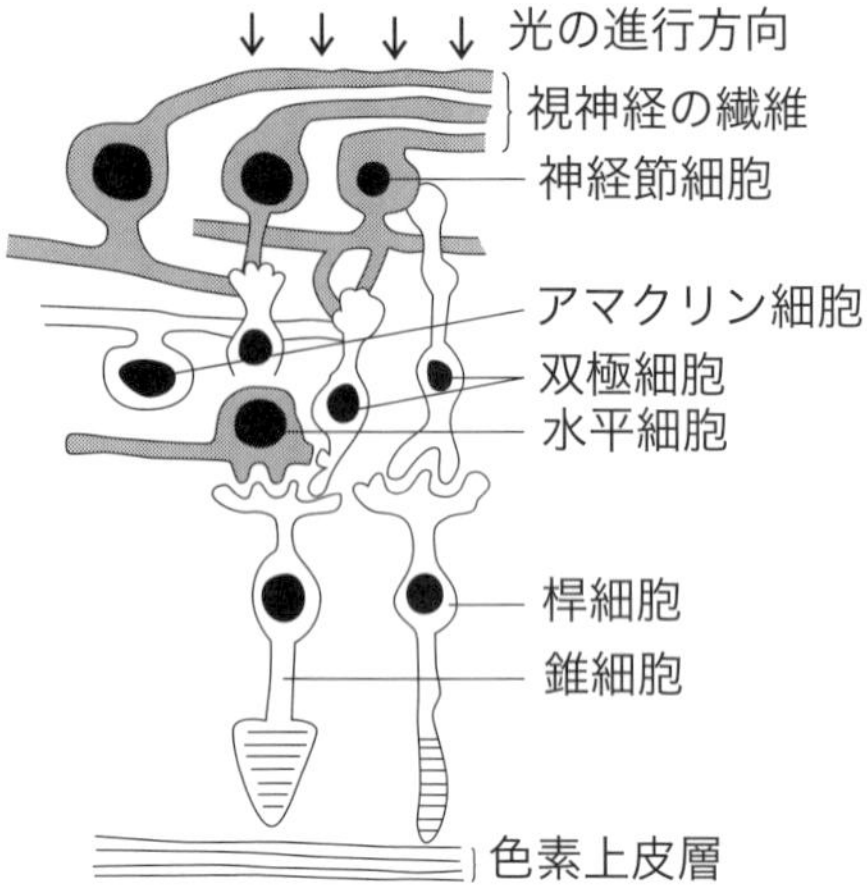

図8　脊椎動物の反転網膜
光と反対方向を向く視細胞（桿細胞・錐細胞）。

胞が存在する。その外節は、体の中央を向いている。体は半透明なので光を受容できる。しかしながら、進化の過程で、光受容細胞を含む部分が眼として体の表面へ突出した時に、視細胞と外節の位置が、そのまま保存されて網膜となったため、光受容細胞は光に対して逆の方向を向くようになってしまったと考えられる（図9）。ただし、桿細胞の感度はこれ以上、望むべくも無いほど発達しており、理論上は、光量子（photon）一個でも検出できる。これは東京タワーの頂上のろうそくの火が、横浜の外人墓地から見えることを意味する。[16] ちなみにヒトの眼にある視細胞の数は一億二六〇〇万個といわれている。[9] とは言え、桿細胞へ光が到達するまでに、視神経の繊維、神経節細胞、アマクリン細胞、水平細胞、双極細胞がある。それらは光が通る際、邪魔となるので、網膜のある部分はそれらが周囲に退けられて、できるだけ桿細胞や錐細胞を露出させている。すなわち、我々は網膜全体で像を見ているのではなく、この部分で見ていることになる。ここを中心窩（ちゅうしんか）といい、その周囲は、やや黄色なので黄斑（おうはん）

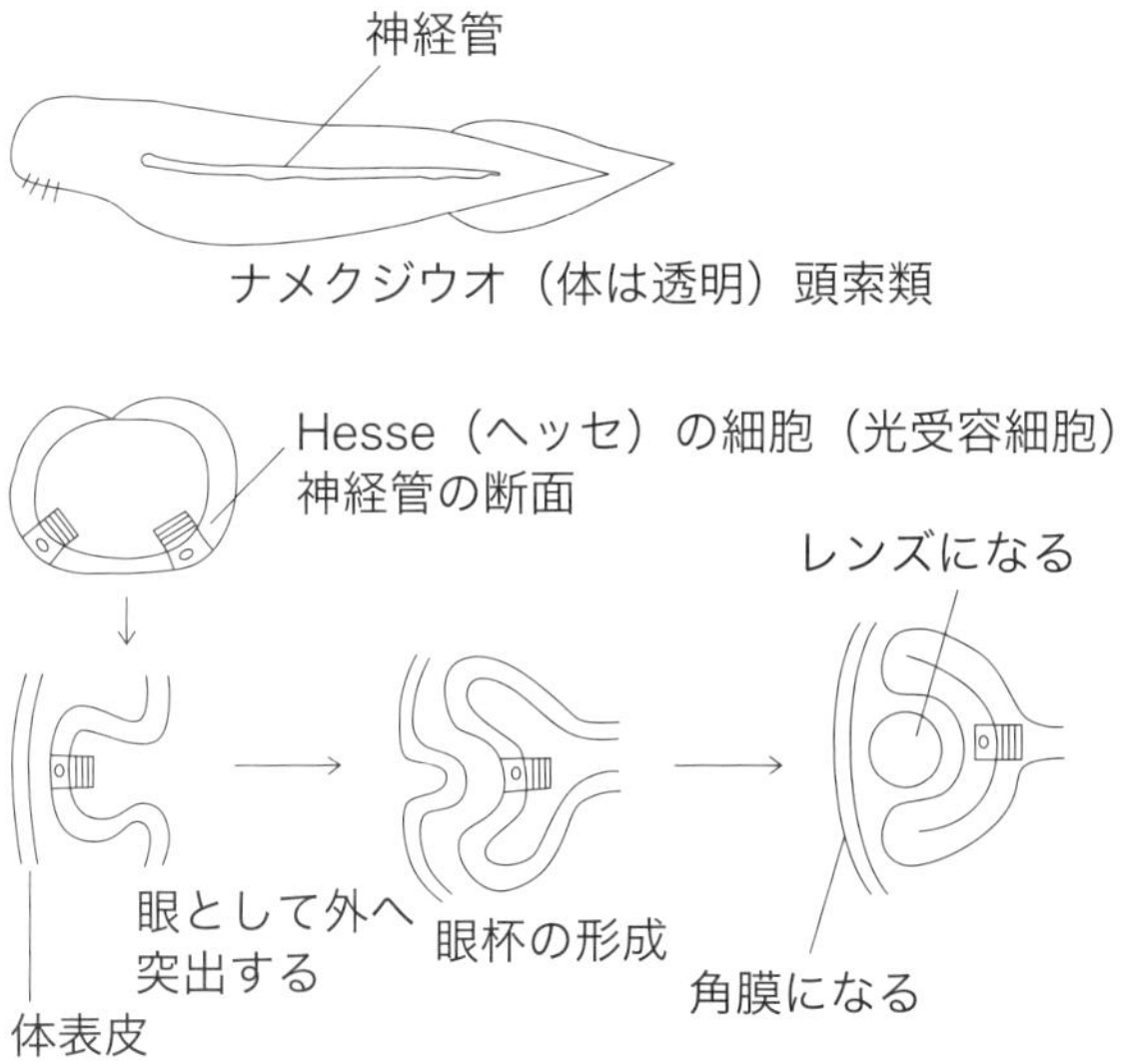

図9　反転網膜への過程

という（図4を参照）。この部分の直径はせいぜい二ミリメートルに過ぎない。カメラの場合、網膜に相当するフィルムの感度は、どこを取っても均質であるが、ヒトの眼の網膜はそうではない。また、錐細胞も中心窩のみに集中的に分布し、その周辺では急激にその密度は落ちる。したがって、私たちは視界全部に色がついているように見えるが、脳がそのように見せているだけなのである。

それでは反転網膜に、都合が良い点が全く無いかというと、そうでもない。光の受容は、外節にあるロドプシンという光を受容できる色素蛋白質［rhodopsin：rhodo-（バラ色）+optos（見る）：日本語ではそのまま訳して視紅という］や色オプシン（赤、緑、青の区別あり、後述する）などの光受容体色素蛋白質を用いて行われる。光の受容には大きなエネルギーを必要とする。外節は、その外側に色素上皮細胞がある。さらにその外側には、血管に富んだ脈絡膜があり、色素上皮細胞を通じて、必要なエネルギーを脈絡膜に走る血管から貰う。色素上皮にはメラニンが蓄積されており、光の量が多過ぎる時は、この細胞が外節を包みこみ、メラニン顆粒が色のにじみを抑える。昔、ブラウン管のカラーテレビが売り出された直後は、画面に色のにじみがあったが、やがて外節と色素上皮細胞の関係の真似がされて、ブラウン管の表面に非常に細かい黒色の升目が描かれ、その中に色が出るようになった。すなわち、色のにじみがなくなったのである。

■網膜のすごい修飾技術

これまでの研究から、実は脳に送られる映像は、すでに網膜でかなりの修飾を受けていることがわかっている。光の色を見分ける錐細胞を例にして説明する（図8を参照）。ここが光を受ける最初の基点となるが、その受容野は細胞一個の大きさ故、小さい。しかし、錐細胞は複数の水平細胞と連絡しているため、受容野は連結されて大きくなって、ここで補色を作り出す。すなわち、青い色の光を錐細胞が受けたら、水平細胞で橙色の波長に変えられる。この情報は双極細胞へ伝わるが、この細胞は錐細胞にも水平細胞にも連絡しているので、水平細胞の大きな補色の受容野より、錐細胞が受けた本当の色が引き算され、元の錐細胞の色がより際立つように処理される。アマクリン細胞（長い繊維性の突起を欠くという意味の細胞）は、この錐細胞の色の動きを検出する。その結果が神経節細胞で統合され、脳の視覚野に送られる。

なお、神経節細胞が集まって視神経を形成して脳へ向かう部分（図4を参照）は、網膜を形成していないので、当然、ここで物は見えない。この部分を視神経乳頭といい、俗に盲点といわれている。

最近、その神経節細胞に関して興味深い事実がわかった。私たちが色を感じるのは錐細胞の種類に、赤オプシン、緑オプシン、青オプシンを持つ三種があるからである。一九九八年にアフリカツメガエルの皮膚にある黒色素胞（melanophore）から新規のオプシンが発見され、メラノプシン（melanopsin）と命名された[24]。しかも、この分子は系統解析の結果、イカ、タコ、昆虫などの無脊椎動物の眼の網膜が持っているオプシンに近いとわかった。さらに、映像を脳に送っているとばかり考えられていたヒトの神経節細胞の数%が、このメラノプシンを含み、光の情報を視床下部にある体内時計に送っていたのである。それ故、〝見る〟という感覚と〝体内時計〟という調節機構は、起源を同じにして無脊椎動物まで遡ることができる事が明らかになった。したがって、物を〝見る〟という感覚は、光受容細胞を脳より外部へ突出させて作った特殊な〝眼〟という器官で得るもので、オプシンの先祖の本来の役割は、体内時計による概日周期の形成やそれに伴う成長や生殖周期の設定にあるのかもしれないのだ。

■眼の難病治療に希望の光

ヒトの難病の一つに網膜色素変性症という病気がある。これは、網膜の視細胞が死んで次第に数が減っていく病気で、段々と視力が落ちてくる。その程度は個人により様々で、必ずしも全員が視力を失うわけではないが、今のところ、効果の高い治療法は、まだ得られていない。二〇一〇年にドイツの科学者が、この病気のヒトに人工の網膜を植える手術を行ってある程度の成果を得ている[25]。それは一五〇〇個の明暗だけを感じるチップをセンサーとして網膜の下に移植し、センサーの興奮を視神経そのものに伝え、視覚野に像を結ばせようというものである。その結果、被験者により若干の違いがあるが、大きな文字だと読むことができた、あるいは部屋を歩き回ることができた。見えると見えないのでは、精神的に雲泥の差がある。ヒトの視細胞は一億個以上もあるので[9]、完全な人工網膜までの道は遠いが、この手術の成果は、文字通りかすかな光が差した感じがする。ただし、生まれつき全く目が見えないヒトは、たとえ、この手術を行っても〝見る〟という学習をしなければ、物の形はわからない[16]。私たちは、見る学習をしてきたからこそ、見えるのである。このように書いていたら、二〇一一年に日本の理化学研究所がマウスの胚性幹細胞（ebmryonic stem cell：ES細胞）を使って一センチメートルの窪みに三〇〇〇個の細胞を培養し、立体的な網膜様の構造を作るのに成功したと発表した。

しかしながら、今後、より臨床において最も期待が持てる分野は、以下の研究であろう。二〇一二年のノーベル医学・生理学賞は、京都大学の山中伸弥教授が受賞したことは耳に新しい。教授は、皮膚から採取した細胞に四種類の遺伝子を組み入れることによって、受精卵のように、どんな細胞にでも変わりうる〝初期化〟された人工多能性幹細胞（induced pluripotent stem cell：iPS細胞）を二〇〇六年に開発した。ｉと小文字で書いてＰＳと続けるのはＥＳ細胞と音の響きを似せて、機能も同じだと思わせる意味がある。初期化とは、卵細胞が発生の過程においてどのような組織の細胞にでもなりうる細胞であるのと同じく、皮膚の細胞がそのような最初の段階に戻されていることを意味する。この技術は、それまで開発が進められてきた受精卵が発生を進めている初期の段階の細胞を単離して得た胚性幹細胞より、技術的に断然、制約が少なく、将来、生命になりうる胚の細胞を使うという倫理的論議をまったく必要としない。ヒトの細胞を取り扱う上で数えきれないほどのメリットがあるのだ。

網膜の病気に加齢黄斑変性という病気がある。上記の網膜色素変性症は、年齢に関係なく視細胞が機能を失うが、この病気は老化に伴って視細胞の外側にある色素上皮細胞が変性する病気である。前述した黄斑部の下にある色素上皮細胞が機能低下を起こした結果、見たい部分が暗く見えたり、直線がゆがんで見えたり、やはり失明につながるかもしれない怖い病気である。

色素上皮細胞は、その下にある脈絡膜からの血液の供給と、血液成分中の特定の栄養因子の視細胞への移行を調節する一方、内部へ侵入する異物を貪食する機能を持っている。この細胞自体は、茶色の色素を持ち、多角形を呈している。理化学研究所の再生科学総合センターは、ｉＰＳ細胞からこの色素上皮細胞を構成する細胞の分化に成功した。この細胞はコロニーを作って分化するので、顕微鏡下でこの細胞のみを選り分けシート化することができる。これを、変性を起こした色素上皮の部分に移植する。ニホンザルを用いた研究はすでに成功しており、厚生労働省より臨床研究が認可されると、二〇一四年から治療が試みられることになる。

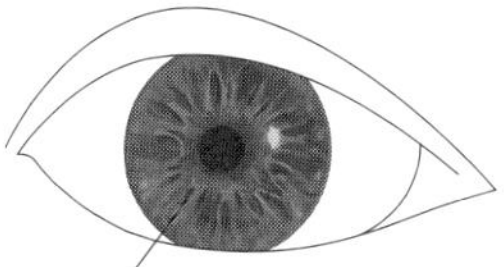

図10　無虹彩症

■体中に眼を作らせる遺伝子

ヒトでは、五万人から一〇万人に一人の割合で、先天性無虹彩症［aniridia：an-（欠く）＋iridia（虹彩）］が見られる（図10）。基本的にこの病気は、上の図にあるように虹彩が形成されないのだが、その異常の程度は様々である。なぜなら、ヒトのこの病気の原因遺伝子〈*PAX6*〉（パックスシックス）の塩基配列は、一四個のエクソン［exon］（遺伝子は、蛋白質を合成するための情報を持つエクソンという部分の間に、情報を持たないイントロン［intron］という部分が介在している）からなり、どのエクソンにどれだけの突然変異が起きたかによって症状が異なるからである。多くのエクソンに大きな変異が起きるとレンズも形成されない。しかし、虹彩の形成が悪い程度であれば、視力はかろうじて保持される。ただし、その視力は〇・一～〇・〇一程度で、昼間は当然、サングラス無しでは、まぶしすぎて歩くことができない。私は、過去に高血圧症による眼底出血を疑われ、病院で網膜の血管を精密に観察する必要があり、虹彩を収縮させるアトロピン（atropine）という薬品が入っている点眼薬を投与されたことがある。検査後、帰宅を許されたが、虹彩が収縮し瞳孔が開いたままであったので、昼間、外を歩くにはどれだけ困るか偶然に疑似体験してしまった。

マウスの突然変異体の中に、先天的に眼が小さい、あるいは形成されない系統が知られており、それに関係する遺伝子は *Small eye*（*Sey*）と呼ばれていた。眼が小さいマウスは、一対ある *Sey* 遺伝子の片方に変異があるが、残りは健常である場合（ヘテロ接合体）であり、どちらにも大きな異常があるホモ接合体では、ほとんど眼が形成されない。

一方、ショウジョウバエの中に、先天的に複眼を欠く系統が知られており、それに関係する遺伝子の塩基配列には *eyeless*（*ey*）と名が付けられていた。

ところが、眼が異常になる原因遺伝子の塩基配列を詳しく調べると、マウスとショウジョウバエという全く異なる動物であるにもかかわらず、その配列の中に、paired box（ペアードボックス）と名付けられた共通な塩基配列があり、この遺伝子の起源は同じであることが明らかになった。マウスやラットでは、paired boxを持つ塩基配列の遺伝子を *Pax* 遺伝子とよぶ（ヒトの場合は大文字表記する決まりがある）。*Pax* 遺伝子は九種類あり、その中で眼の形成には、六番目の遺伝子 *Pax-6* が関わっていた。ヒトにおいても異常が起きると無虹彩症を引き起こすことは、上述した。一方、ショウジョウバエの卵にこの *ey* 遺伝子を過剰に発現させると、触角や前肢、中肢、後肢、それぞれの腿節、脛節、附節などに複眼が作られ、翅も分化せずに眼になった（図11）。これらの複眼は、光にも反応した。ショウバエの卵に、マウスの *Pax-6* 遺伝子（*Small eye* 遺伝子）を入れても同様に過剰に眼が作られる。ただし、ショウジョウバエにマウスの眼が形成されるわけではない。この遺伝子は、眼を作らせる遺伝子であって、眼を作る遺伝子ではないからである。したがって、このような遺伝子をマスター遺伝子という。これまで、ホヤ、イカ、プラナリアにおいても脊椎動物の *Pax-6* 相当の遺伝子が見つかっており、それらでもショウジョウバエに眼を作らせることが知られている。

■「目玉おやじ」は見えているのか

古代ギリシャの医学においては、〝見える〟という現象は、眼の中に光がある、あるいは眼から何かが放射されて、それが戻って来て見えるのだという概念があった。[26] その証拠に眼に強い瞬間的な衝撃が加わると、眼

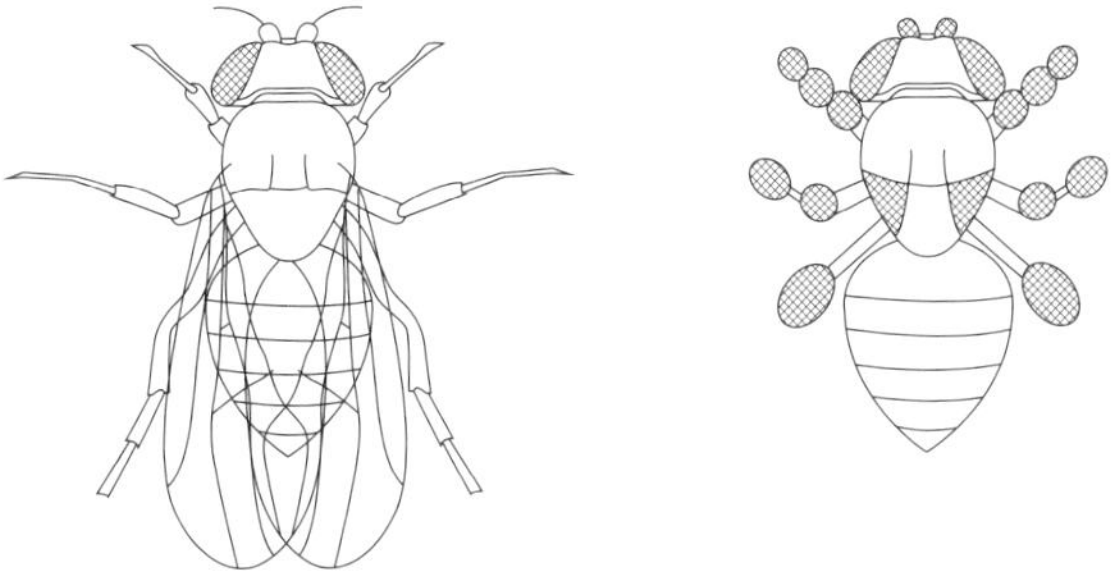

図 11　眼が過剰に形成されたショウジョウバエ

の中に〝光〟が見えるからという説明が付けられている。ただし、当時でも、眼には視神経がつながっていることは、動物の解剖などを通して、その役割は不明にしても知られていた。

現代の医学において、〝見える〟ということは、〝脳で見ている〟ことを意味している。したがって、『ゲゲゲの鬼太郎』の「目玉おやじ」は脳とつながっていないので、〝見えない〟はずである。眼と脳が密接に関連していることがわかったのは、皮肉なことに戦争の結果である。特に第一次世界大戦（一九一四～一九一八年）の時は、銃や火薬の性能が向上しており、弾丸は頭蓋骨を粉砕せずに、貫通して重症を負わせる場合があった。その時に、眼球は無傷であるにもかかわらず、視野の一部が欠けるという患者の訴えがあり、脳のどの部分が傷つくと視野のどの部分が欠けるかが、次第に明らかになった。その結果、脳の後ろに当たる部分が視覚野として認識された（図12）。ここで見ているのである。夢もまた視覚野に映写されている可能性が高まった。ここからはＳＦめくが、夢を録画したり、頭に描いた像が精密にスクリーンに投影されるということも、あながち不可能でなくなる日がくるかもしれない。実際に機能的磁気共鳴断層撮影装置（functional magnetic resonance imaging：fMRI）を用いて、日本の国際電気通信基礎技術研究所が、画像を見ている時の脳の血流の

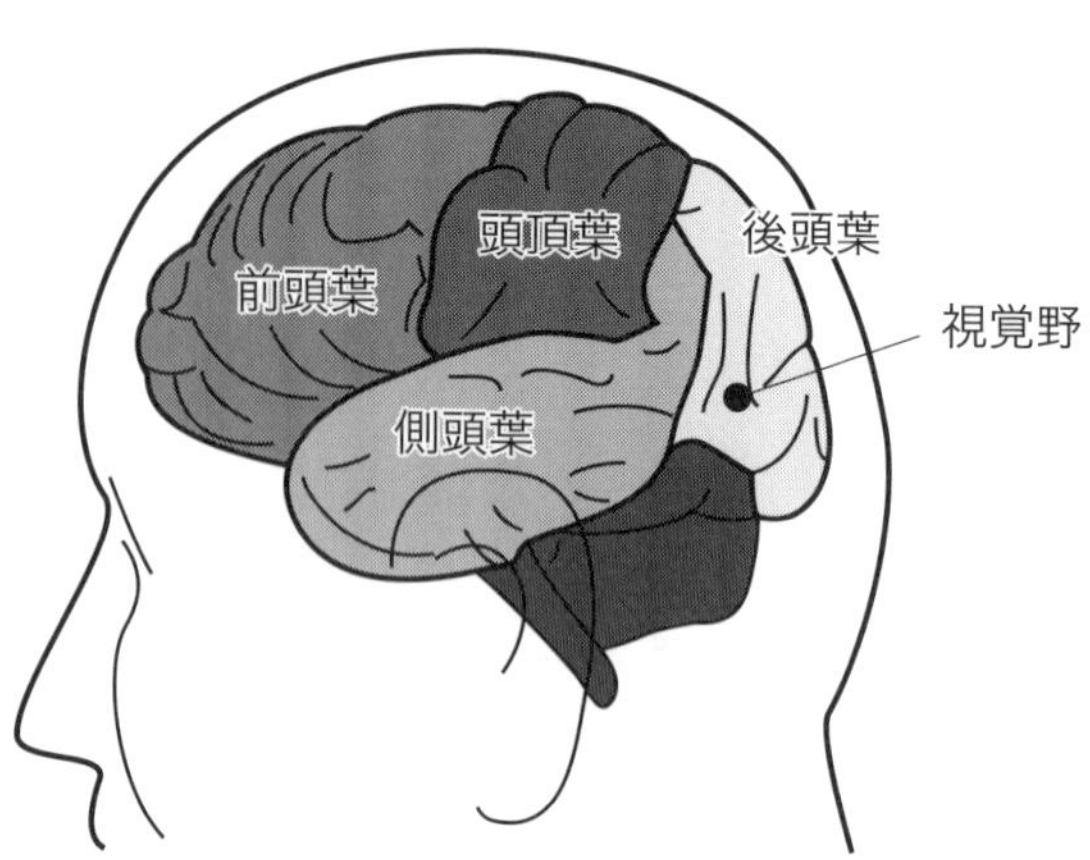

図12　視覚野の位置

変化を記録にとり、その記録から逆に見たものをコンピュータで映像化する試みを発表した。[27] 図形の認識の再生は、確かに成功しているということができる（上記の研究所のホームページにおいて、その結果を動画として見ることができる。二〇一三年二月現在）。

■エサを見つけるのに必須の機能

進化の上で、哺乳類は恐竜時代にすでに生まれており、ネズミに似た動物から始まったようだ。しかしながら、彼らは、陽が高い明るいうちは恐竜や大型の爬虫類などに捕食されてしまうので、岩の隙間や木の上などに隠れるようにして生きていたらしい。活動は夜に制限されるため、気温が下がった夜でも活動できるように体毛を発達させ、体温は俊敏に動くことができるように恒温性になった。また、捕食者から如何に逃れるかを判断することによって、知能が発達したと言われている。ただし、生き延びるために、色覚を犠牲にしなければならなかった。[23] 夜に色は必要ないのである。使わない遺伝子は変化し、壊れてしまう。したがって、結果として、昼行性のフナなどの真骨魚、カメなどの爬虫類、そして鳥類は、哺乳類であるヒトより色覚が優れることになった。ニワトリが持つ色オプシンを見ると、赤、緑、青、紫の四種がある。それらの吸収波長を見ると、バランスよく分布している。ヒトの場合、緑と赤の吸収波

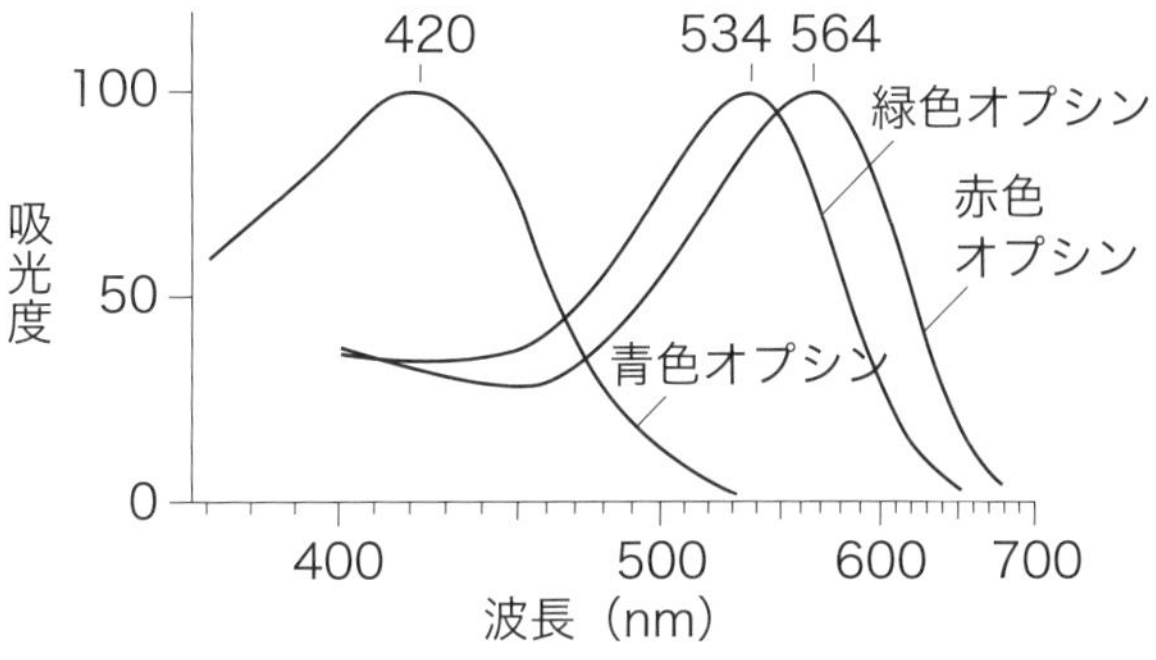

図13　ヒトの色オプシンの波長の分布
波長が近い緑色オプシンと赤色オプシン。

長が、著しく近く、バランスが悪い（図13）。一度、失った遺伝子は元に戻らない。しかし、恐竜時代が終わって、昼間に生きていくようになると、例えば熟した木の実がどれかを見出せるかどうかは、死活問題である。それ故、ヒトは一つの共通な遺伝子から強引に赤と緑の遺伝子を作った。赤オプシンと緑オプシンの波長が異常に近いことが、それを表している。青オプシンは第七染色体上にあるのに対し、赤オプシンの遺伝子と緑オプシンの遺伝子はX染色体に並んで存在する。すなわち、それらの先祖のオプシン遺伝子はX染色体上にあったのだ。男性に赤と緑の区別がつきにくい赤緑色盲が出現するのは、この理由である。男性はX染色体を一本しか持たず、どちらかの遺伝子が壊れると異常が起きる。女性は、X染色体を二本持つが、どちらかの染色体は働いていない。ただし、どちらの染色体が働かないかは、細胞ごとにランダムである。したがって、X染色体のその部分に異常が起きても、もう一本のX染色体が機能的であれば、それを補うので、色覚は正常のように見える。このような女性を遺伝学上は保因者という。

　また、ヒトでは、この赤オプシンのアミノ酸配列に多型があることが知られている。すなわち、一八〇番目のアミノ酸がセリンのヒトとアラニンのヒトがいる。アラニンのヒトはセリンのヒトより吸収波長が橙色にずれている。男はX染色体を一本しか持たないので、一八〇番目のアミノ酸はセリンかアラニンかのどちらかである。女性は、X染色体を二本持つので、そのそれぞれが、セリンとアラニンの赤色オプシンを別々に持つ場合がある。すると男性と女性は、同じ赤を見ているつもりでも実は違って感じていることが考えられる。(23)

イギリスの化学者ダルトン（John Dalton：1766~1844）は、母親へ誕生日のプレゼントに「品の良い青みがかった灰色」の靴下をプレゼントしたが、それはひどく若い人向きのピンク色だと母親から指摘され、愕然とした。そこで彼は自分の色覚に興味を持って研究を進め、いわゆる色盲（color blindness、あるいはダルトンの名をとって、daltonism ともいう）という現象を発見した。(28) また、この発見と前後して、鉄道会社の作業員や船舶の運航に携わっている人が、たまたま赤緑色盲で、信号を見間違えたことによる連続した大事故が起こり、社会的にもこの現象は注目された。しかし、現代社会では、色盲はその人の特徴とみなされ、社会の責任として、本人が不利にならないような配慮が始まり、例えば交通標識などがゆっくりではあるが色覚異常の人に対して改良が進みつつある。

■ヒトの眼の起源はクラゲにある

第3章で詳述する耳の中の平衡胞の起源が、実は眼の起源と深い関わりがある。刺胞動物門に属するクラゲは、種によって違うが、傘の縁にある環状管に必ず平衡胞を持つ。例えば、世界中の海にいるミズクラゲには、八個ある（図14）。平衡胞は、中に炭酸カルシウムの平衡石を持ち、その周囲の細胞は繊毛を備え、石がどの細胞の上にあるかをそれらの細胞に神経線維を伸ばしている神経細胞が検出し、体が傾いているか否かを感知している。クラゲにとって、この平衡胞は極めて重要な器官である。それ故、クラゲが海面で浮遊している時に、この部分を太陽の紫外線から守るために、平衡胞の表面に黒色素胞を持つ種が多い。ミズクラゲは、

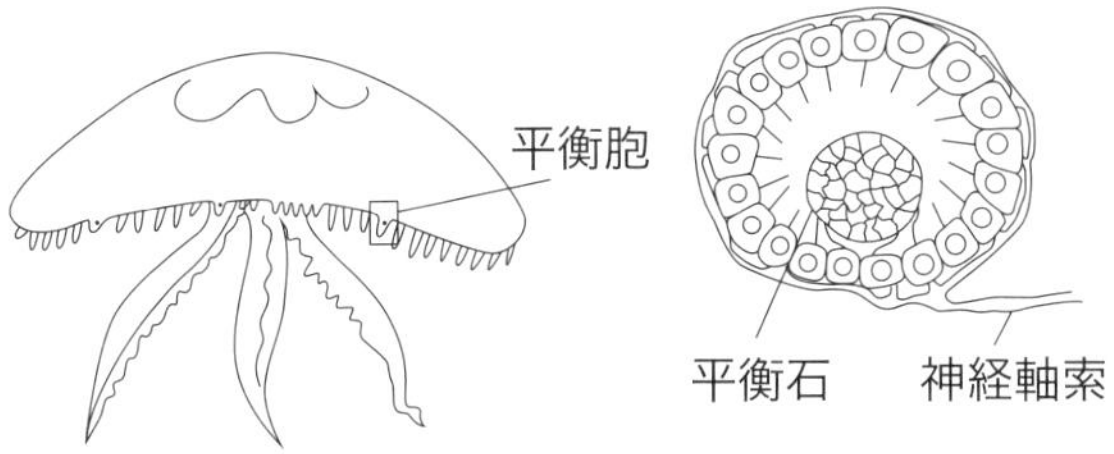

図 14　クラゲの傘の末端にある平衡胞
体の傾きを感知する平衡胞。

クラゲとしては最も簡単な体制を持つが、傘の表面近くにある黒色素胞と混在してそこに光受容細胞を持っている。しかも驚いたことに、そこに桿細胞が持つオプシンに似た分子を発現させているのである。ミズクラゲの傘の平衡胞の裏側に当たる部分にも黒色素胞がカップ状に集まって存在し、その中に光受容細胞を収めている。それはまるでカメラ眼の色素上皮と視細胞の関係のように見える。すなわち、最初は、黒色素胞は平衡胞を紫外線から守るためにそこに集まったのであるが、次第に、太陽の光がどの方向から来るかを知るような装置に変わって行ったと考えられる。

アンドンクラゲの一種においては、平衡胞の近くに、完全にカメラ眼の形態に進化した眼を持つものがいる。大眼と小眼があり、どちらもレンズは脊椎動物のクリスタリン（32ページ参照）に似たアミノ酸構成からなり、屈折率もある。オプシンも桿細胞が持つオプシン以外に、緑オプシンや青オプシン、さらに紫外線を見るオプシンが発現していることも知られている。前述したように、眼を作らせる遺伝子はヒトでは *PAX6* である。そこで、クラゲではマウスの *Pax* 遺伝子に相当する遺伝子が存在するのかを調べた結果、クラゲには四種類の遺伝子があり、A、B、C、Dの名称が当てられた。その塩基配列をみると *PaxB* が *Pax-6* の祖先型であるとわかり、実際にクラゲの眼に相当する部位でこの遺伝子が発現しているか否かを、RNAを組織学的に検出する *in situ* hybridization 法という技術で調べると、その部位からシグナルが検出された。つまり眼に相当する部位で *Pax-6* 相当遺伝子が発現しているのである。さらに、この他に平衡胞の部分からもシグナルが検出された。すなわち、クラゲの *PaxB* 遺伝子は、眼と耳（平衡胞を含む内耳）を作らせる遺伝子の祖先型で、眼を作る遺伝子は *PaxB* から *Pax-6* へ、耳を作る遺伝子は *PaxB* から、*Pax-2* や *Pax-8* へと分化したとわかった。

ただし、〝見える〟という現象は視覚野が存在してこそ初めて成立する生理現象であるので、散在神経系しか持たないクラゲが、いくらカメラ眼を持ち色オプシンを持っているからといって、映像として周囲を見ているとは考え難い。したがって、クラゲが得る色や光の情報は、直接、筋肉の運動の引き金や生殖腺の発達などに役立てられているのではないだろうか。エサとなるプランクトンはどちらにあるかが情報として筋肉に伝わり、光の強弱、朝と夕の日照時間の長さの変化や波長の質は、生殖腺に成熟の時期を知らせる働きをしている可能性がある。また、海綿の一種も *Pax* 遺伝子に似たものを持っていることがわかったが、その機能的役割はまったく不明である。結局、遺伝子とは、大野晋先生が提唱されているように[29]、必ずしも先に機能ありきではなく、将来、何に役立つかわからないが、使いまわしによっては、機能を発揮する時があるという存在であろう。

【コラム1】

複眼

英語では compound eye という。昆虫と甲殻類などの節足動物がそれを持つ代表である。複眼の歴史は古く、古生代のカンブリア紀に出現する三葉虫がすでに備えている。ミツバチは、二個の複眼と数個の単眼よりなる。一個の複眼は四〇〇〇個の個眼よりなる。個眼は、映像の一部を写しているに過ぎず、いわゆるモザイク画として全体が一個見えるだけである。したがって、解像度は、私たちのカメラ眼よりも落ちると考えられている。ただし、複眼全体を見ると球体に近い形をしており、カメラ眼よりもはるかに視野が広く、エサや敵を見つけるのに有利であろう。単眼は明暗を知るだけであるが、明るさが同じであるにもかかわらず、ハチは夕方に蜜を集めに出たりしないので、体内時計と連動している可能性がある。ミツバチの色オプシンは短い波長に反応するので、ヒトが見える赤が見えないかわりに、紫外線が見える。紫外線は曇っていても地上に届くので、巣の位置や太陽の方向がわかる。また、個眼の間には剛毛が生えており、風と反応して自分が飛びたい方向からどのくらい流されたかもわかる（写真1）。剛毛は眼の花粉避けにもなっている。

トンボ（飛ぶ棒の意）は、大きな複眼を持ち、一個は一万個の個眼よりなる。頭部の大きさと眼の大きさの比は、動物中、最大の一つである。最高速度は時速三〇キロメートルで飛び、両脚に生えているトゲを両側から合わせてカゴの形にして、それで小昆虫を捕らえる。人を捕らえる大きさのトンボがいなくて、本当に安心である。

二〇一二年、二つの知見が増えた。一つは大阪市立大学の研究者が発表したもので、ハエトリグモは、頭の正面にある二つの眼を使って物を見るが、片方は獲物となるハエにぴたりと焦点を合わせ、もう片方はそれよりもピンボケの画像にしておき、そのピンボケと焦点の違い方で、エサとの距離を測るという。もう一つは、アシナガバチの一種に関する報告で、ハチどうし相手の顔を認識して区別してい

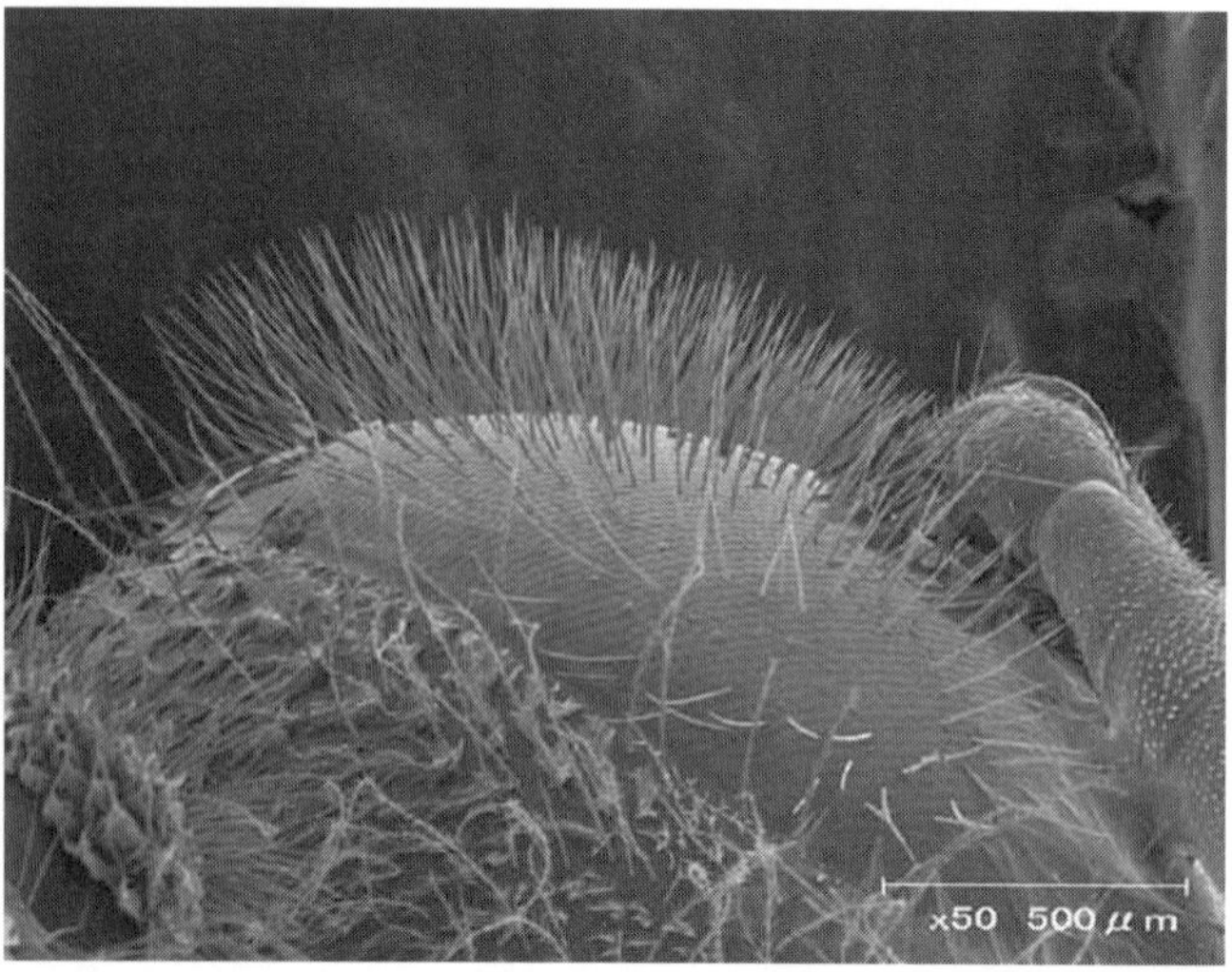

写真１　ミツバチの複眼とそれに生える剛毛
写真提供：江戸川区立小松川第二中学校　夜間学級教諭　阿達直樹

るという驚くべきものであった。これは米国ミシガン大学の研究者が発表した。この種は、複数の女王を同じ巣の中に持つので、個体どうしの順位を厳格に守るために、個々の顔を認識する必要が生じたと説明されている。実際に、この種の顔の写真を見ると、個体によって顔が違っている。

なお二〇〇七年二月に、南極海で偶然、捕獲されたダイオウイカの一種は、眼の直径が四〇センチメートルもあり、現世の動物で一番大きな眼を持つ。

第2章　松果体

■謎の器官　松果体

「我思う、ゆえに我あり」で有名な十七世紀のフランスの哲学者デカルト（René Descartes：1596〜1650）は、ヒトの脳の中にある松の実に似た色と形をした器官こそ、〝精神の座〟であると考えた[26]。これは、脳が左右ほとんど対称であるのに対し、これだけが不対であるという理由によるらしいが、あまり説得力はない。松果体の松果とは、松の実を意味し、日本料理ではあまり縁がないが、中華料理やイタリア料理ではよく使われる。中国やヨーロッパに生育する松の種類の中には、大きなマツボックリで繁殖する種もあり、その鱗片の中には、トウモロコシの実をやや細長くした形や色に似た実が入っている。日本に生育する松の実は食用には小さすぎる。松は英語では pine であるので松果体は pineal gland と名付けられた。日本語は、その直訳である。ヒトの松果体の大きさもトウモロコシの実、一粒の六〜七ミリメートルの長さで、灰白色を呈し、重さは一二〇〜二〇〇ミリグラム程度である。ヒトの脳のほとんどは大脳が占めるが、松果体は、その最も奥まった部位にある間脳に位置する（図15）。

■これがないと大人になれない

ヒトにおいて松果体は、長い間、その機能は不明であった。一八九〇年代に、松果体に腫瘍を持つ少年が早発性思春期の病状を示したことが注目された。その後、色々な動物で摘出実験が行われたが、明確な理解には

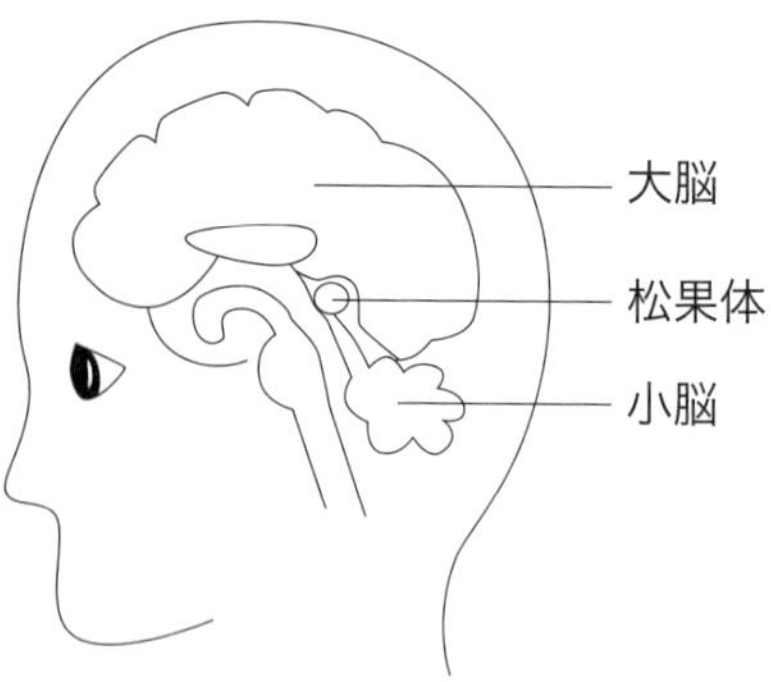

図 15　松果体の位置

至らなかった。しかしながら、一九五四年に、それらの結果を総合して考えると、松果体の実質細胞が何らかの原因で機能しない時は早熟が起こり、反対に機能亢進があると性成熟が遅延することから、松果体は普段、性成熟を抑制していると結論づけられた。なかなか結論を得ることができなかったのは、後述するが、この器官は、光受容器から内分泌器官へと、脊椎動物の進化とともに変遷をとげつつある器官だったためである。

一方、別な観点からの研究があった。一九一七年にウシの松果体の抽出物をオタマジャクシに注射すると、体表にある黒色素胞のメラニン顆粒を凝集させる結果、体色が白くなることが報告された。また、その翌年には、魚類や両生類では、松果体が光受容器である可能性が報告された。一九五七年にウシの松果体の抽出物から、下等脊椎動物の体色を白くするホルモンが抽出され、メラトニン〔melatonin：mela-（黒い）+tone（調子）+in（化学物質)〕と名付けられた。したがって、以下に記述するように、このホルモンの哺乳類における作用は〝体内時計の調節〟であるが、その機能が解明される前に、名前が付けられたため、機能とは別に、名前だけそのまま生きて使われている。

その後、トリを用いた研究が進み、両眼とも見えない状態、あるいは完全に暗黒な状態で飼っても、トリの活動は日周のリズムを示すが、松果体を除去するとそれが乱れることから、松果体が体内時計の役割を果たす器官であることが明らかになった。ただし厳密に言うと、松果体は体内時計の一部を担っているという言い方が正しく、視床下部の視交叉上核という部分に本物の体内時計があり、そこからの情報によって松果体は夜にメラトニンを分泌する。メラトニンは夜を〝生理学的に明確〟にするホルモンである。

最近、昼夜の区別があいまいになった老人に、メラトニンが投与されることがある。普通の人でも不眠症の改善薬として施薬されることがある。このように体内時計が狂ってしまうことによって、成熟への時間が早まったり遅れたりすることがわかった。さらに、近年になって、より下等な脊椎動物の松果体を詳細に調べた結果、その位置は、下等なほど脳の表面に近く、しかも系統発生学的には一対であることが知られた[30]。また、電子顕微鏡で観察すると、松果体には眼の網膜の視細胞とほとんど区別がつかない外節を持つ細胞があることがわかった。実際に、サケやマグロまたトカゲの頭蓋骨には、松果体の存在する部分の頭蓋骨が薄くなり、皮膚の色素も少なく、光が通り易くなっている部分がある（図16）。魚類や爬虫類の一部では、光受容器として松果体が働いているのだ[30]。さらに、松果体に特有の色オプシンも見つかっており、色の区別もできるらしい。昔、手塚治虫氏の漫画で『三つ目がとおる』という本があった。彼は医学部学生であったので、この松果体の機能を知っていたのであろう。

上記の事を考え併せると、始原の脊椎動物は、二対の眼を備えており、自分の位置よりも上方の空間と、左右の空間を見ていたと推測される。ただし、現代に生きる最も下等な脊椎動物であるカワヤツメにおいては、幼生の段階ですでに光受容器として松果体が機能しているにもかかわらず、左右の眼（側眼）は、まだ皮膚が被っており、機能的でない[31]。この事実は、松果体の方が系統発生学的に古い可能性すら示している。ただし、松果体で見た映像が、高等脊椎動物における側眼のように、発達した視覚野に送られているか否かは疑わしい。カワヤツメの幼生の松果体に分布する神経節細胞は脳の三カ所へ細胞質の一部を細く伸ばして（これを軸索という）終わっており（これを投射という）、そのうち一つは、脊髄へ投射している巨大な神経細胞と数万分の一ミリメートルの隙間を開けて接着している（これをシナプスという）。この経路は色の情報を伝達し、

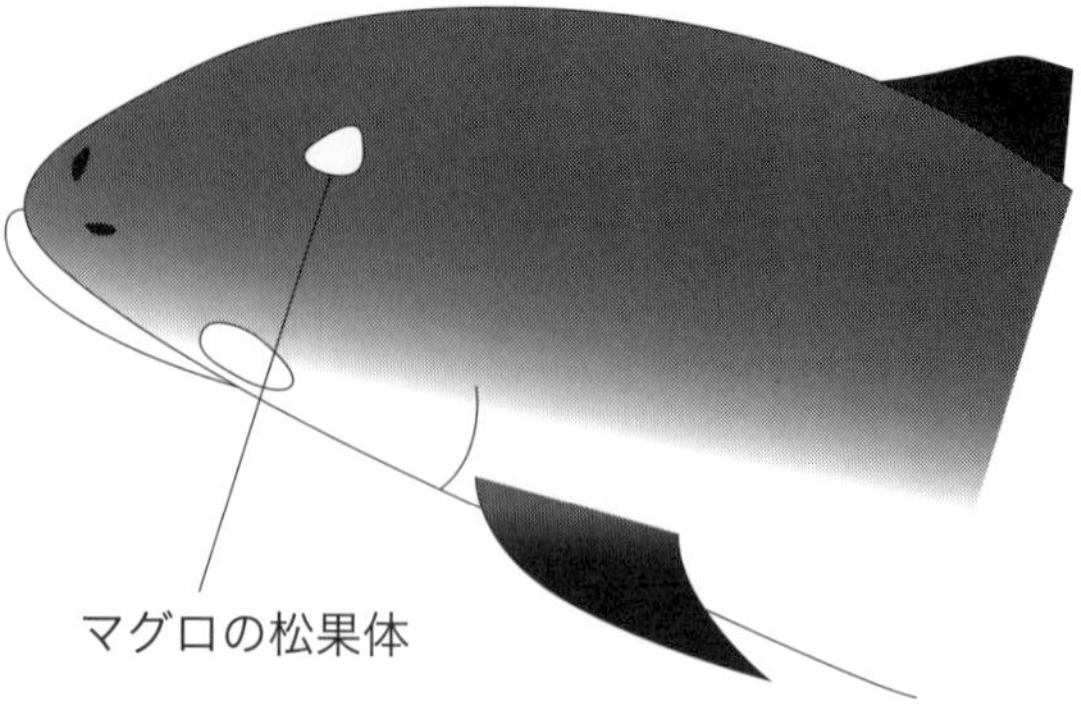

図16　マグロの松果体の位置

緑オプシンが関与している可能性がある。恐らく、松果体の情報は自分の生息する深度に換算され、カワヤツメの遊泳の活動リズムに反映されると考えられている(32)。この動物において、松果体と視覚野との関係を示す研究はない。私は、始原の脊椎動物においても、松果体で得た情報は、いわゆる視覚野に送られていなかった可能性が高いと考える。なぜなら、前述したように、無脊椎動物においても、完全なカメラ眼や色オプシンまで持ちながら、散在神経しか持たないクラゲがいる。また、同様な眼を持ちながら、極めて貧弱な中枢神経系しか持たないゴカイもいる。これらの動物は、眼の情報を視覚野に送りようがない。恐らく、映像としての感覚の発達は、視覚野の発達と密接に関連しているはずで、松果体からの情報は映像としてではなく、光の質、すなわち、朝の光の色や夕方の色の波長、日照の長さや水中における光の強度などの情報として脳へ送られ、それが行動や成熟につながっていったのではなかろうか。

第3章　耳

■耳で呼吸する!?

耳という漢字は、、この字のとおり象形文字である。『大辞林』によると、日本語の〝身〟と〝実〟は同源とある。〝やわらかい〟を意味するらしい。したがって、〝みみ〟という発音は〝柔らかい〟ことを意味する。〝みみ〟のように、一対ある体の部分の音を重ねるのは、日本語の特徴の一つである。おめめ、ほほ、おちち、おてて、ももなどである。耳が一対あるのは、音を立体的に捉えるためである。

古代では、神聖な器官として耳が尊ばれていたらしい(26)。そのため仏像の耳は大きく造られている。これは、耳が心に通じる入り口であると認識されていたからである。ここから「耳障りな話」や「耳の痛い話」などの表現が生まれた。オランダの画家ゴッホ（Vincent van Gogh：1853~1890）は、自画像の耳の描き方を批判され、自分の左の耳の耳たぶを切り落としたのは有名な話で、文字通り、耳の痛い話である（写真2、鏡に自分を映して描いたので右耳に包帯を巻いているようにみえる）。

古代バビロニアでは、耳にヒトの意思が宿ると信じられていたらしい。なぜなら、耳は命令を受けそれを実行させる器官であると考えたからである。古代エジプトでは、耳は音を聞くだけでなく、ここで呼吸もすると、生命は右の耳より入り（すなわち生まれる時）、左の耳より出る（死ぬ時）と信じられていた。時代が少し下がってギリシャやローマ時代になると、より現実的な知見が得られており、骨伝導が発見され、音は空気の振動であると説明されている。後述する内耳に障害がなければ、骨伝導は音を聞くのに有効な手段である。

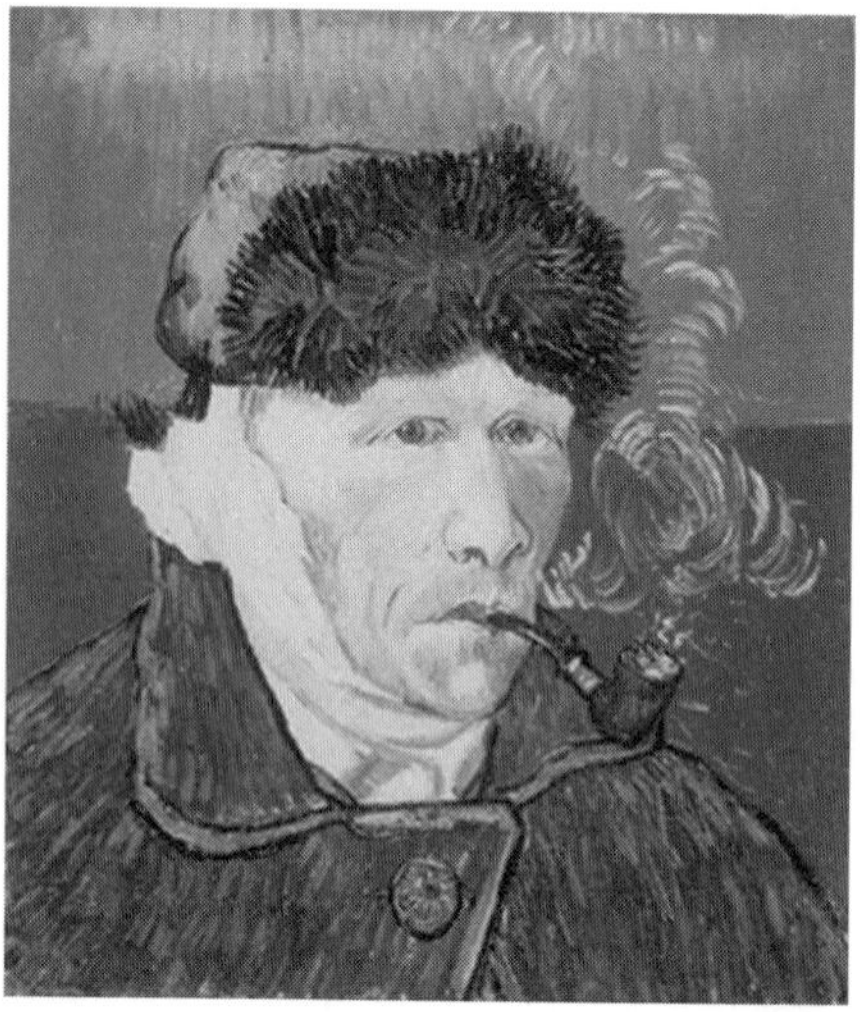

写真2 耳たぶを切り落としたゴッホの自画像

豪壮な和太鼓の音は、文字通り、体を伝わって聞こえる。音が聞こえなくなった晩年のベートーベン（Ludwig van Beethoven：1770～1827）は、指揮棒を歯でくわえ、一方をピアノに当てて音をとり、作曲したといわれている。[17] 現代の生活に欠かすことができない電話は、ベル（Alexander Bell：1847～1922）が耳が不自由であった母や婚約者のため、補聴器を研究するなかで生まれたとも言われている。[33] 現代の医学では、耳は、死に臨んで他の感覚器官が機能停止に陥っても、最後まで機能を保っているといわれ、臨死体験などで論議されるところである。[2]

聖徳太子（五七四～六二二年?）の聖の字は、その一部に耳という漢字を含み、この文字だけで、〝耳聡い人〟すなわち賢い人を意味している。聖徳太子の別名は〝豊聡耳皇子（とよとみみのみこ）〟といい、複数の人が同時に話すことを理解でき、それぞれに答えることができたという。[2] このような事は、常人では不可能であろう。その逆に、たくさんの人の中から、特定の人の話すことだけを聞く能力を、選択的聴取能力といい、俗に「カクテルパーティー効果」ともいう。ただし、詳細な実験の結果、特定の人の話だけを聞いているのではなく、無意識のレベルでは、聞こえる範囲の人の話すことを聞いているが、それが意識にのぼらないだけであるということがわかっている。英国で行われた実験で、二つの異なる英文を両方の耳から聞かせ、右の耳からの文章だけに集中させた。完全に覚えるほど繰りかえした所で、左の耳の文章をドイツ語に変えた。ところが本人はそれに気がつかない。そこで左の耳の文章は、まったく聞いていないのだと判断しそうになった。しかし、左耳の文章に彼の名前を入れたり、女の人の声で文書を流すと気がついた。これは、無意識レベルでは、左の耳も聞いていることを意味する(17)。

耳が聞こえ、会話が成り立つということは、文字を読むだけで得られる情報の一〇倍もの情報となる。ヒトは、二〇ヘルツから二〇キロヘルツまでを聞き分けることができ、少なくとも四〇〇〇段階の音の違いを認識可能である(9)。

■耳は作れる

俗に福耳という形の耳がある。これは、耳の下端の耳垂(じすい)が、顔より離れて垂れ下がっているような耳で、一方、顔に密着している場合を平耳という。仏像は福耳である。逆に仏像の耳にあやかって、そう言うのかもしれない。中国の観相の影響である。耳が顔に密着しているタイプは北アジアのウラルアルタイ系の民族に多く、寒さへの適応、すなわち凍傷に対する適応であるといわれている(4)。耳は哺乳類の特徴の一つであり、それ以外の脊椎動物には無い。これは、音を集める装置である(図17)。

英国海軍は、一八五七年にセーラー服を採用しているが、襟がやたらと大きい。これは、一説によると遠くの人との会話において集音効果を高めるべく、襟を立てるためだそうである(17)。それが英国で子供の服に影響を与え、日本では一九二〇年に平安女学院で採用され、全国各地の中学校、高校の女子生徒の制服として広まった。

ヒトの耳には、九個の筋肉がついているが、自分の意思で動かすことができない。ちなみに馬の耳には一七個の筋肉が、ネコの耳には三〇個前後の筋肉がついている。耳を動かすことができるという人がいるが、例えば、耳輪の上端を動かすことができる人はいない。しかし、ヒトの耳の筋肉に電気刺激を与えると動くので、神経支配が退化してしまったと考えられる。進化の過程で、ヒトは聴覚よりも視覚に頼ることにした結果から

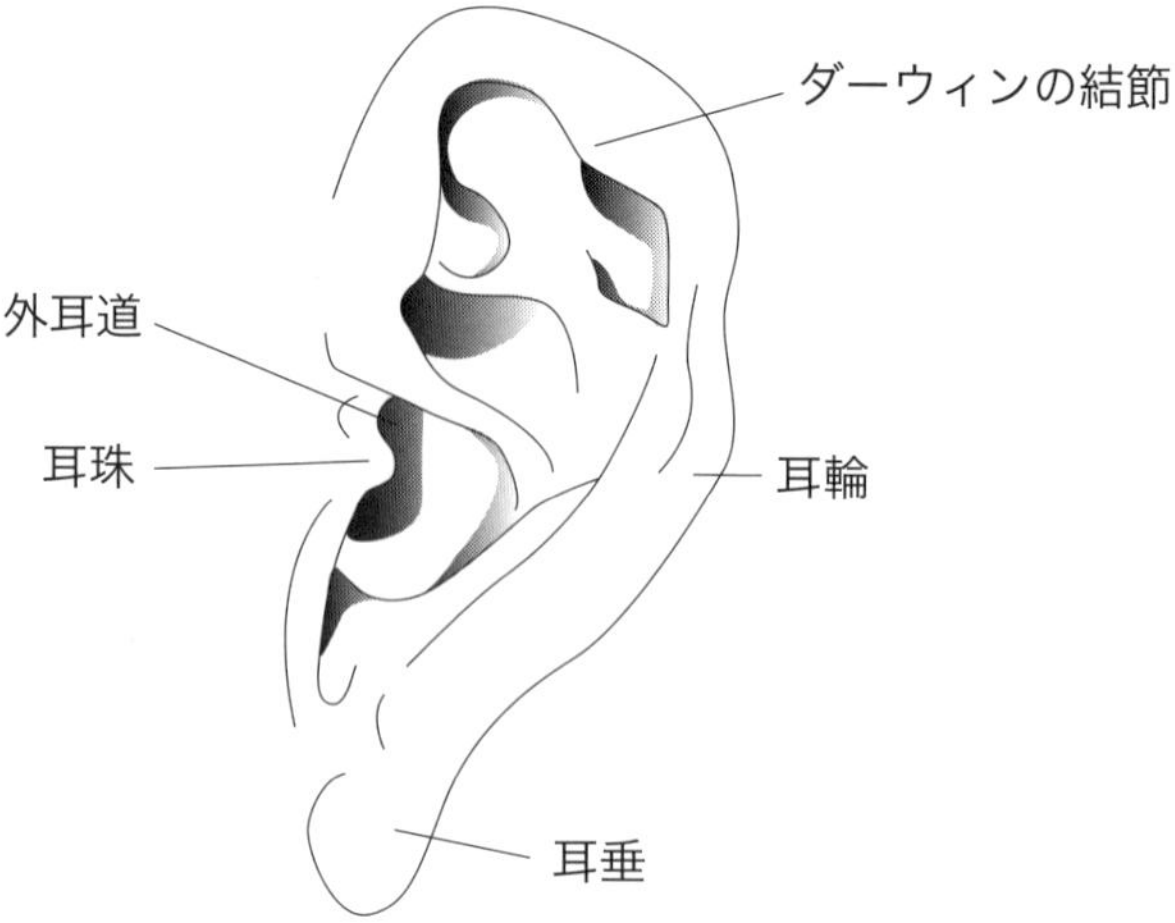

図17　耳介の各部分の名称

かもしれない。このように耳介は、意識的に動かすことはできないが、音に対して不随意に動くので、耳が聞こえないという詐病を見破ることは可能である。[7] そのような人の後ろで、突然、大きな音を出した時に、耳が聞こえるなら耳介が動くからである。陸上の短距離走では、スターターのピストルの音が鳴ってから〇・一秒以内の反応は、フライングと見なされる。[17] 音を聞いて骨格筋が反応するのに〇・一秒以内ではできないのがわかっているからである。ちなみに〇・一秒の間に音は三四メートルの速さで伝わる。

耳の皮膚の下は弾性軟骨でできた耳介軟骨がある。しかし、いわゆる〝耳たぶ〟には軟骨がなく脂肪組織がある。軟骨には血管が無く耳たぶにも大きな血管は無い。したがって、耳の部分の体温は低く、熱いものを触った指が反射的に耳を触るのは理屈に合う。しかしながら、耳は体から突出している故に、凍傷、火傷、事故による切断などの外傷を受け易い。軟骨膜炎に罹ると、軟骨が崩壊し、やがて耳が無くなる。耳の病気の中では最も痛い病気の一つである。耳が無くなった時は、肋軟骨の一部を耳の形になるように切り出し、耳があった部分に移植し、そこに定着したら一部を起こすように切り出すという方法がある。ただし、耳介は軟骨の形が複雑なのでそれほど簡単に耳介そっくりに、肋軟骨から切り出せるわけではない。また、亡くなったヒトから耳介の移植を受ける場合、生涯にわたって免疫抑制剤を飲まねばならない。

しかしながら、最近は再生医療が発達し、ティッシュ・エンジニアリングで再生するという方法がある。[34] この方法においては、まずポリグリコール酸という可塑性の高いポリマーで耳介の原型をつくる。そこに移植予定のヒトから軟骨を採取し、その細胞をポリマーの足場に蒔き、培養する。ただし、耳介は複雑で立体的であるので、平面的なシャーレで培養するのではなく、生まれつき胸腺が機能的でないため、免疫不全で、自己でない細胞を移植されても排除しないマウスの系統のヌードマウス（体毛を欠くためこの名がついた）の背中に移植し、そこで育てる。すると三～四カ月で耳の形が出来上がる（図18）。この足場自体は、やがて生体に吸収されて軟骨だけになってしまう。この耳介をヒトに移植すると、自分の細胞なので拒絶されない。この方法は、ある意味相当なショックをもたらし、世界中のヒトの注目を浴びた。米国の科学者のアイディアであるが、世界中の注目を集めるという意味では成功であった。これはこのような技術がありますということを示すためで、現在、やたらと「耳マウス」が作られています、ということで

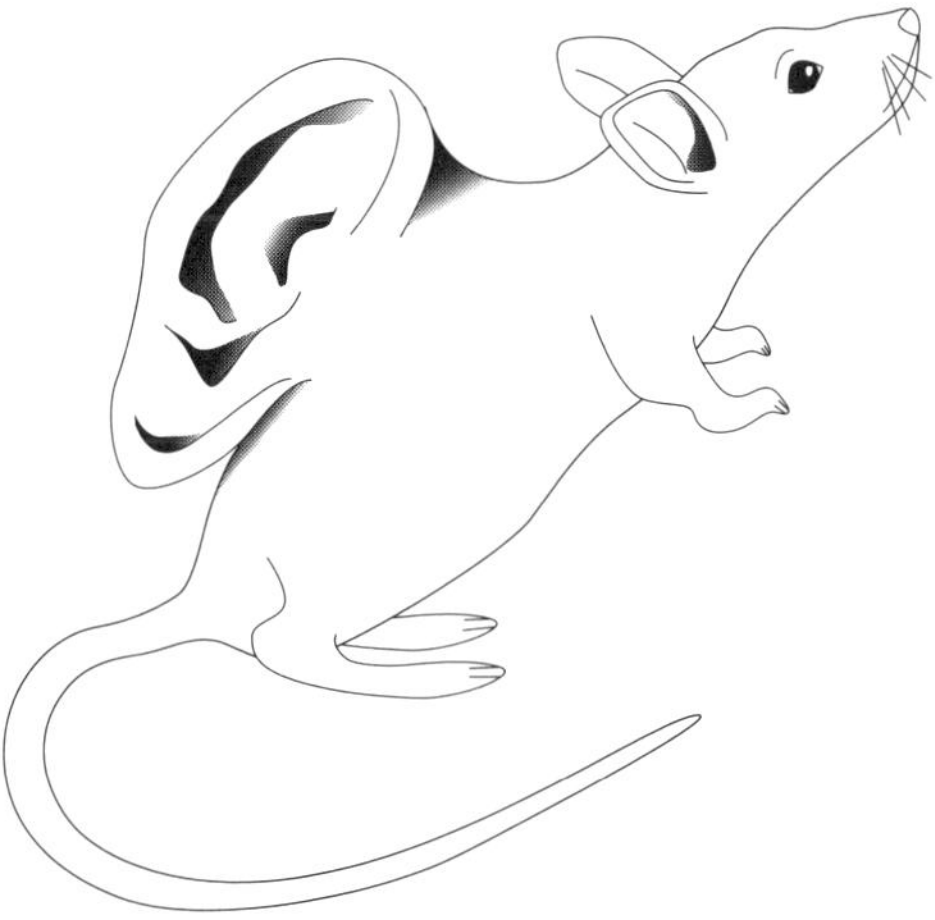

図18　耳マウス

はない。

耳介の表面がデコボコなのは、音の共鳴を抑えるためである。また、後ろに音源がある場合、右にあるのか左にあるのかなどを聞き分けるのは、耳介を回り込んで来る音の音圧の微妙な差で判断しており、これは子供の時からの経験による。セロテープなどで、耳介を顔に押さえつけると判断が狂う。左耳と右耳の音を脳内で処理するのは、延髄の上にある橋(きょう)という部分にあるオリーブ複合体であるが、そこでは一〇万分の一秒差の時間を検出できる。(17)

耳介の上部にやや膨らんだ部分がある。ほとんど膨らんでいない人もいるので、注意深く見る必要がある。ここはダーウィン(Charles Darwin：1809〜1882)の結節といわれる。この部分が動物の耳の先端に相当すると説明されている。ダーウィン自身がそれに気がついたのではなく、知人の画家によって指摘されたという。

さらにボクシングやレスリング、また柔道など格闘技の選手の耳を「カリフラワー耳」(英語でこう言うので日本語でもこう言う)と言うことがあるが、これは、度重なる強烈な物理的刺激で軟骨膜の細胞が過剰に増殖した結果である。二〇一〇年、シルヴェスター・スタローン主演の「傭兵」を題材にした『エクスペンダブルズ(The Expendables)』(消耗品という意味)というアクション映画があった。その中で、傭兵の一人が元レスリングの選手という設定で、映画のセリフに確かに〝cauliflower ears〟という言葉を使っていたので納得した。

哺乳類には耳介があるのが原則であるが、クジラに耳介はない。耳の穴は、耳垢(みみあか)でふさがっており、この耳垢は年輪のように形成されるが、たくさんエサを食べた時は輪の幅が広く、そうでない時は狭い。これを利用して、ある程度年齢がわかるという。鼓膜と耳小骨はあるが、それらは動かない。クジラに声帯はなく、喉頭(こうとう)と鼻の孔と肺をつなぐ気嚢を使って超音波を作り、頭にある脂肪の塊であるメロン体から音波を発射する。では音を聞く時はというと、音波を下顎の骨で捉え、骨伝導によって内耳へ伝えるといわれている。

なお、耳介を思わぬ仕方で利用している動物がある。それらは、ウサギとゾウで、暑い環境で自分の体温に影響があるようになると、耳介を走っている血管を膨張させて多くの血液を流し、体温の上昇を防ぐ。したがって、耳介は赤っぽくなる。寒くなると逆のことを行うので、耳は青ざめる。

世界中のヒトのおしゃれを見ると、古代の日本も含めて、この耳垂に耳飾りをつける傾向がある。耳は人類共通のチャームポイントと思われる。ただし、上記したように、古代では耳に高い精神性を与えているため、自分の心を守るためなど、耳飾りに宗教的、呪術的意味合いもあったに違いない。

耳介にそっくりな貝がいる。ミミガイといい赤道付近にも分布する。この貝は平たいがアワビの仲間である。私は、研究のために赤道付近の島々を長期にわたって何回も訪れ、日本沿岸の海洋動物が、どこの海に由来するかを調べていた。その時にこの貝を見つけた。フランスの詩人、ジャン・コクトー（Jean Cocteau：1889～1963）は、

私の耳は　貝の殻
海の響きを懐かしむ　（堀口大学　訳詩集『月下の一群』より「耳」）

と詠った。この詩を思い出し、日本にいる家族を思い出した。

■耳の穴はエラの穴

耳の穴から鼓膜までをいう。耳の穴は、何に由来するかというと魚のエラの孔である。[35][36] 図19はサメのエラの部分の水平断面図であるが、呼吸孔（spiracle）はサメでは当然、孔が開くが、ヒトでは孔は開かないのを利用して途中に鼓膜を作った。まれに首の皮膚に、ポケット状の袋を持った赤ちゃんが生まれることがある。これは、ヒトも胎児の時に、魚のエラの穴である鰓裂の位置に、エラを作るために皮膚が陥没を起こすが、実際に穴は開かない。それが生まれるまで残ってしまって、陥没がポケット状になったものである。進化の過程の

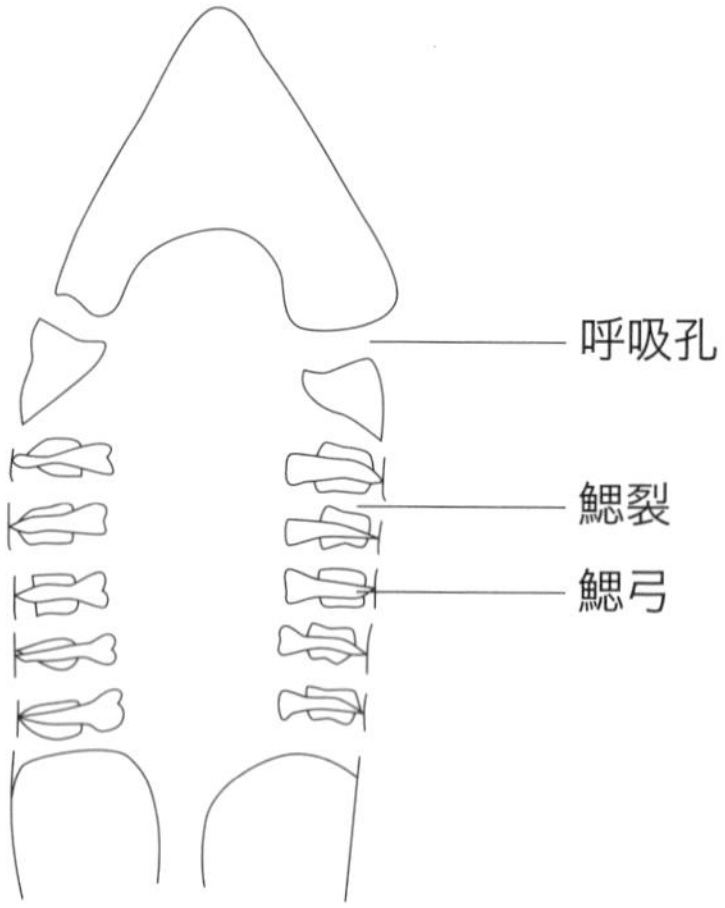

図 19　サメ頭部の水平横断図

証拠がわかるのだが、こうした場合小児の段階でポケットを手術で閉じてしまう。したがって、耳はエラに由来するので、ヒトの場合、いくら耳が頭の近くにあるといっても、耳は「頭にある」という定義にならない。発生の過程で異常が生じ、まれに外耳道が無いヒトがいるが、中耳や内耳は健常である場合が多く、手術で皮膚に穴を開けて耳介と鼓膜を作れば日常生活を送ることができる。

鼓膜までの距離は表面から約二・五センチメートル、直径は九ミリメートルで、そこまでの容積は一ミリリットルといわれている。外耳道はやや湾曲しているので、直接、鼓膜は見えない。耳介を後ろ上方へ引っ張りながら中をのぞくと真珠色をした鼓膜が見えるという。外耳、中耳、内耳の関係を図20に示す。

外耳道の最初の三分の一は軟骨で囲まれているが、残りは頭蓋底の一部である硬骨で囲まれている。耳の穴にはその始まりから三分の一程度まで耳道腺が分布しているが、これは元々、脇の下にある汗腺の一種であるアポクリン腺［apocrine gland：apo- とは細胞で作られた汗が細胞から離れて行くことを意味する。なお普通の汗はエクリン腺（eccrine gland：eccri- とは排泄すると言う意味）から分泌される」と同じものである。ここから皮脂が分泌され、外耳道を形成する皮膚が剥がれ落ちたものと一緒になって、いわゆる耳垢を形成する。これは虫や埃が内部に入らないように、絡め取るのが本来の役割である。ただし、耳垢にも湿ったのと乾いたのがあり、一九三七年に京都大学の足立文太郎は、湿性の耳垢と腋臭(わきが)に相関があることに気がついた。白人と黒人はほぼ九〇%以上が腋臭である。私は、真夏のニューヨークの地下鉄の、車内における頭を殴られたような、あの強烈な臭いを忘れられない。一方、日本人の八四%が乾性の耳垢である。最近、日本の研究者が、腋臭と耳垢の性質を決定する遺伝子を見出した[37]。それは第一六染色体にあり、湿性の耳垢の方が、すなわち、腋臭の方が遺伝的には優性である。

なお、外耳道には迷走神経が分布しており、耳の穴を刺激されると咳が出たり、嘔吐反射が起きたりするヒトがいる。

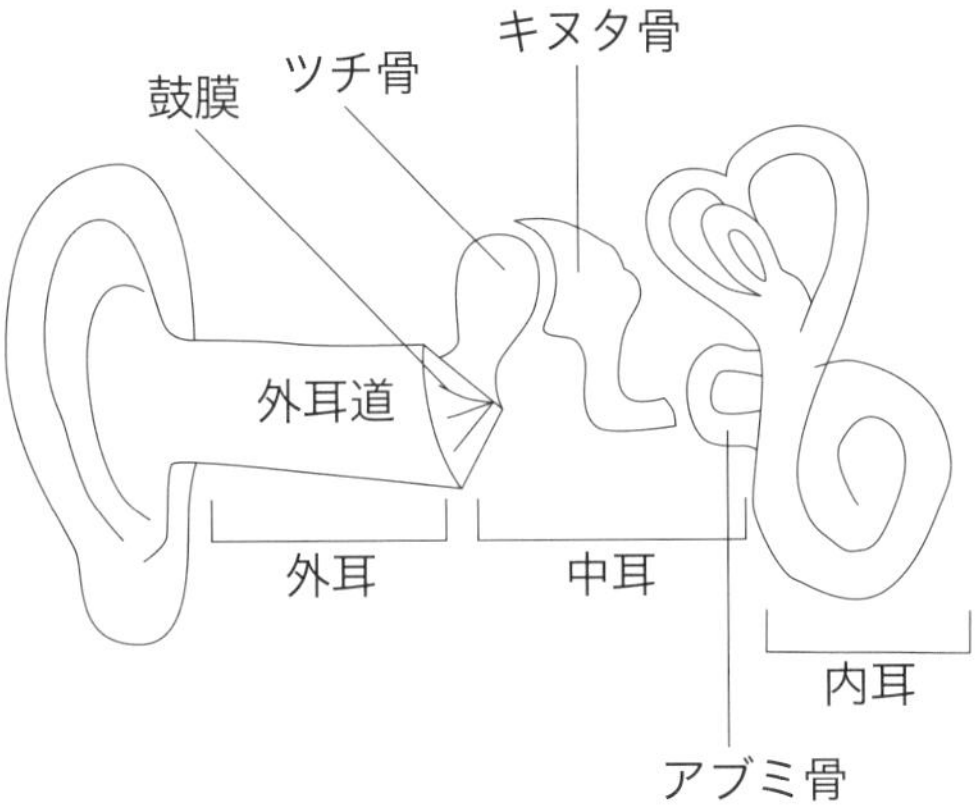

図20　外耳、中耳、内耳

■エラの穴の開きそこない

ヒトにおいて、直径で約一センチ、厚さで〇・一ミリある鼓膜は、耳の穴側が皮膚であり、中間に繊維性結合組織があり、その上を鰓嚢上皮が被っている。したがって、鼓膜は、発生進化学的に、エラの穴が外とつながるのに失敗した痕跡であると見做すこともできる。小さな穴が開いていても、聴覚に大きな影響はない。穴はそれらの組織によって自動的に塞がれる。鼓膜は、ツチ骨（槌骨）がついているので、膜面は平面ではなく、中央がへこんでいる。したがって、太鼓のように均一に振動はしない。鼓膜が完全に破れている場合も、実は音は聞こえる。外耳道を進入してきた音波は、中耳に達し、内耳の前庭窓というアブミ骨（鐙骨）が付着している部分を、直接、振動させる。ただし、鼓膜に張り付いている耳小骨による音の増幅が無いため、三〇～四〇デシベル音量は低下する[33]。この場合、軽度の難聴と診断される。鼓膜の形成は、皮膚を切り取って特殊な糊で貼り付ける方法が開発されている。以前テレビで鼓膜に小さな穴が開いていて、タバコの煙を耳から出せる芸人を見たことがある。これは中耳を通じて可能である。

図21はウシガエルであるが、眼の横の大きな円盤状のものは鼓膜である。オタマジャクシの時には無い。すなわち、鼓膜は、進化の過程で無尾両生類の変態後に初めて現れる装置なのである。爬虫類の耳は、浅い窪みの中に鼓膜がある程度で、外耳道とは言えない。鳥類で初めて外耳道ができ、哺乳類で初めて耳介が生じたことになる。空気は水ほど密度が高くないので、空気の振動を増幅する必要が生じて、次に述べる中耳ができたらしい。ただし、イモリやサンショウウオなどの有尾両生類やアフリカツメガエルなどでは、水の中にいる時間が長いため、鼓膜や中耳が退化的である。

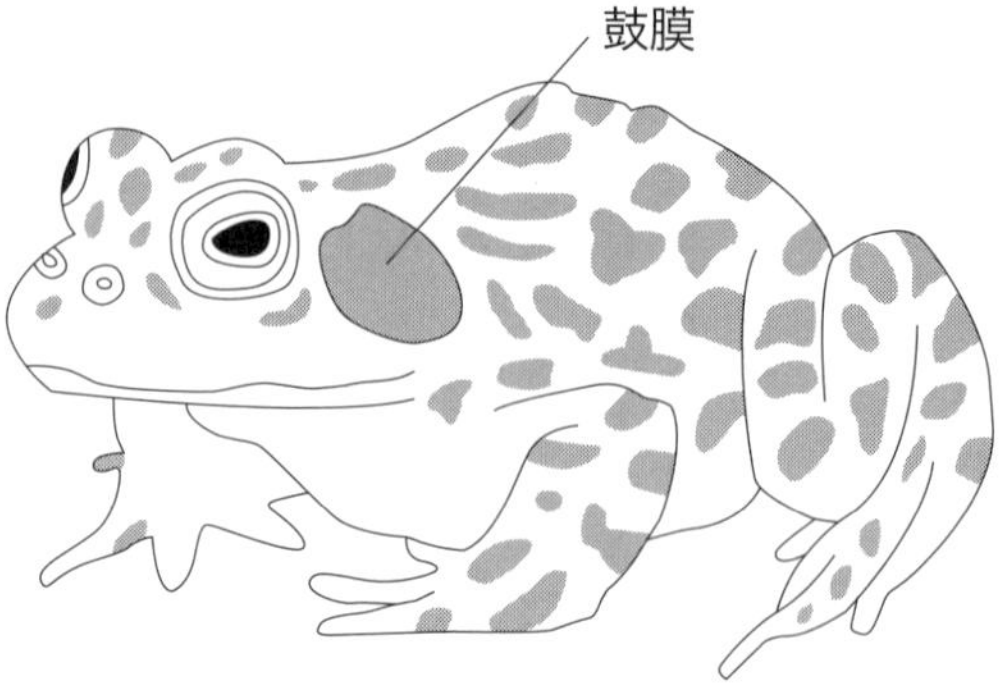

図21　ウシガエルの鼓膜

■エラと喉のつながり

中耳とは、鼓膜の後ろより内耳に至る間の空間を指す（図20）。この部分は耳管という管で喉頭、喉とつながっている。耳管の記述は、アリストテレスの著書にあるので、古代ギリシャ時代にすでに発見されていたが、十六世紀にイタリアの解剖学者ユースタキウス

(Bartholomew Eustachius：1520～1574) によって再発見された。

見方を変えると、中耳は、エラが喉とつながっていた時の原型を留めているともいえる。ただし、魚のその部分を中耳とはいわない。魚では、音は直接、内耳に伝わるからである。耳管の長さは約三センチメートル、太さは一～数ミリメートルで普段はつぶれている。つばを飲み込む時に耳の奥で「グッ」と音がするが、これは耳管が開いた時の音である[7]。トンネルへ列車が急速で進入する時の耳鳴りは、耳管がつばを飲み込んだ時に開くので、鼓膜の外側の気圧と喉の奥の気圧が同じになり、解消する。中耳を形成している上皮も当然、脱落するが、それらは中耳の繊毛上皮細胞により喉の奥へ送られ、つばと一緒に飲み込まれる。

トロイの発掘で有名なシュリーマン（Heinrich Schliemann：1822～1890）は、細菌が喉から耳管を通り、中耳に感染し炎症を起こす中耳炎に罹った。中耳の上は頭蓋底で、彼はそこから脳を包んでいる脳膜に炎症を起こし、髄膜炎を発症して急逝したといわれている。中耳炎とて軽く見てはいけない。

■小さくとも働き者

耳小骨は、ヒトの体の中で最小の骨である。外耳道の項で書いたように、ここは、元々はエラの穴だったので、耳小骨はエラを支えるための骨だったことになる。鼓膜に張り付いているのはツチ骨、それに連動して動くのがキヌタ骨（砧骨）で、これに結合して内耳への仲立ちをするのがアブミ骨である。いずれもその形からの命名である。ツチとは、木槌（キヅチ）にその名を残しているが、叩く道具である。キヌタとは、衣板（きぬいた）の略で、木でできている場合と石でできている場合があり、この上で例えば固い繊維で編んだ着物を叩いて柔らかくする、すなわち、キヌタとはツチを受ける台のことである。アブミは、足踏（あぶみ）とも書き、乗馬の時に足を乗せ、体を安定化させる用具である。ツチ骨の長さはキヌタ骨の長さの一・三倍あるので、鼓膜に届いた音波の強さは、てこの原理で二〇倍まで音圧が増加する。したがって振動は強くなる。また、鼓膜の面積とアブミ骨

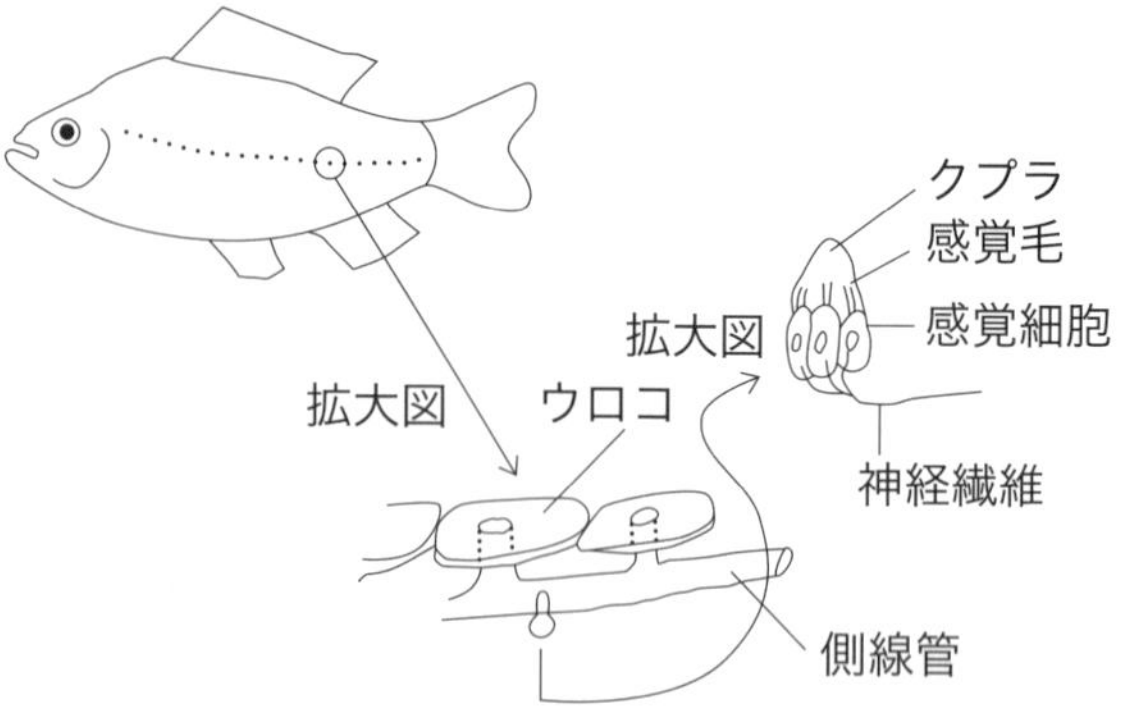

図22　真骨魚の側線系
側線で自分の運動や水流を認識する。

の面積は、一八対一の如く、アブミ骨の面積が圧倒的に小さい。そのため大きな面積で受けた振動を小さな面積で音圧を増強することになる。(33) ツチ骨やキヌタ骨は小さな筋肉によって中耳の壁に結合している。あまりに強い音波が来ると、その筋肉が収縮し、内耳へ音波を送るのを弱める。これらの筋肉も体内で最小の骨格筋として知られている。

ツチ骨とキヌタ骨の間には、顔面神経の分枝である鼓索神経という細い神経がすり抜けている。中耳炎が悪化すると、この神経に影響を与える結果、味覚が損なわれることがあり、唾液の分泌も悪くなる。さらにアブミ骨筋も顔面神経に支配されており、顔面神経麻痺が起こると、聴覚の異常につながる場合がある。(33)

■目が回るのは内耳のせい

内耳の原型は、魚の側線(そくせん)にある感覚細胞が現在の耳の位置に落ち込んで出来たと考えられている（図22）。側線は管でつながっており、所々に表面への開放孔がある。この管には側線神経がきており、それは感覚毛をもった振動を捉える細胞と連絡している。感覚毛の上には炭酸カルシウムを含むゼリー状のクプラ（cupula：ラテン語の小さなカップに由来）と呼ばれる構

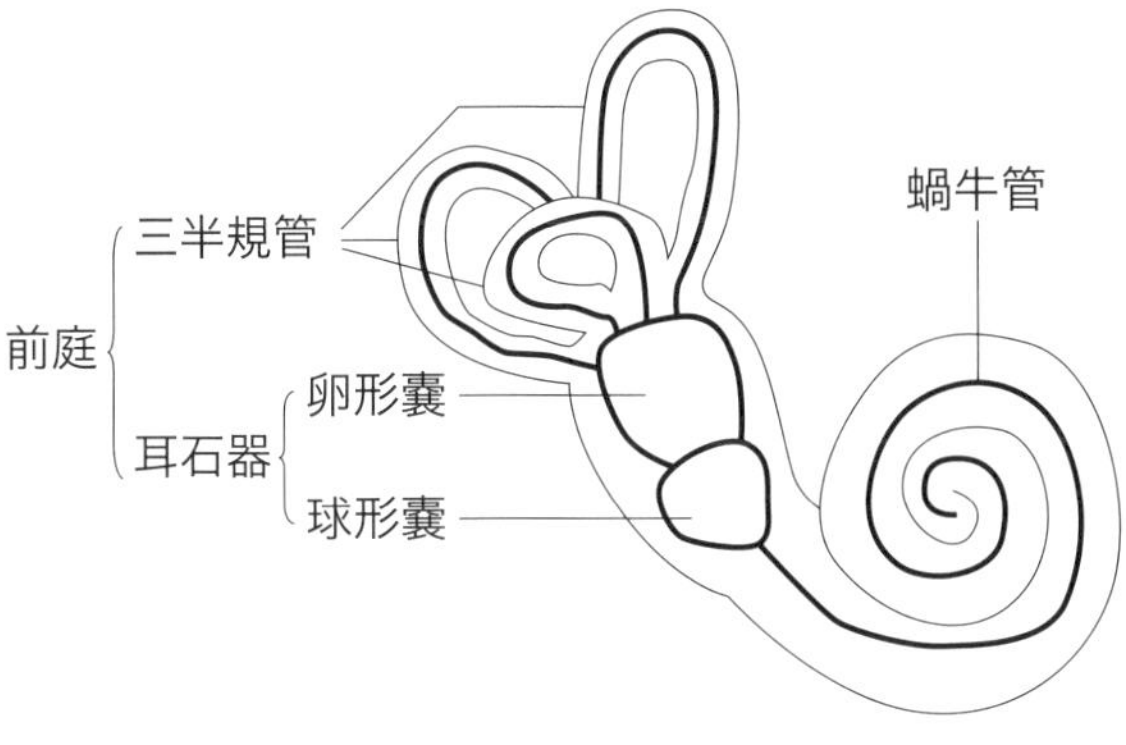

図 23　内耳の名称
体の運動方向を検知するのが内耳。

造物が載っており、開放孔から入った水の圧力や、水流、振動などを感知し、自分の体の姿勢を認識する。泳ぐ度に、方向転換する度に、側線が重要な役割を果たしているのだ。顔面に側線が分布している箇所は、哺乳類の触毛（ネコやイヌの鼻の周りに生えている毛）がある箇所と一致していて興味深い。触毛との関係が示唆されている。

ヒトの発生において胎生二十日目という早い時期に、頭部において魚類の側線に当たる皮膚の一部が分厚くなって、耳プラコード（otic placode：肥厚部という）ができる。この部分は、脳に向かって陥没して行き、三十日目には耳胞（otic vesicle）という左右一対の嚢状の組織をつくる。この嚢はそれぞれ図23にあるように、三半規管と耳石器を含む前庭と蝸牛管に次第に変形していって全ての内耳が形成される(35)。普段、耳といえば耳介のことしか頭に浮かばないが、耳の機能の本体は、下記するように内耳にある。

内耳の役割は、長い間、不明であったが、オーストリアの医者であるバラニー（Robert Bárány：1876～1936）によって発見された。彼は、ヒトの耳に体温より低い温度（大体三三℃くらい）の水を入れると目が回ること、しかし、体温に近いぬるま湯だと前とは反対方向に回ることを発見したのである。これは、体温との温度差から、内耳のリンパ液に対流が起きて、それが前庭器官（耳石器と三半規管）に検知されて、実際は体は動いていないのに、動いていると感じさせるのである。この結果より、彼は内耳こそ体の運動方向を検知する器官であると結論づけた。

耳の形成に異常がある場合でも、内耳は正常に形成されていることが多く、結局、内耳こそ〝耳〟の本来の役割を果たしていると思われる。音を聞く〝聴覚〟とは、内耳の平衡感覚を検出する有毛細胞を応用して、進化の上で新たに獲得した能力であろう。

無重力状態で、どこにも力を入れない体勢にさせると、ヒトの体は肘、腰、膝が屈曲して背中も猫背になる。これは普段、無意識に地球の重力に対抗しているのが、重力が無くなって筋肉の弛緩が起こった結果である。地球上においては、脳が内耳の平衡感覚と視覚の情報から自分の体の平衡を判断しているが、無重力では、それらがまったく相関しない。したがって、感覚の混乱を招き、宇宙酔いを引き起こしてしまう(7)(17)。しかし、宇宙飛行士はそれを克服できる。ということは、内耳の平衡感覚の情報は生きて行く上で必須でないことを意味している。地上では内耳の異常があっても目さえ開けていれば、歩くこともできるし、自転車にも乗ることができる。

平衡感覚に関連して、遊園地などでぐるぐる回る乗り物に乗り、降りてもまだ体が回転しているように感じることがあるが、これは内耳のリンパ液が慣性によって回っており、すぐに止まらないからである。

また、高い所から下を見ると、目が回るように感じることがある。しかも股から背中にかけてひんやりした感じまで起こることがある。実は、これは耳の平衡感覚とは関係がなく、男性だけに起こる感覚で、女性が同じように感じていても状況が異なる。この時男性は挙睾筋反射を起こしている。この筋肉は精巣挙筋ともいわれ、腹腔から陰嚢へ精巣を吊り下げている筋肉で、内腹斜筋とつながっている。自分の意思でこの筋肉は動かせず、恐ろしさを感じた時に、この反射が起きる。実は、この反射は随意運動に障害がある時に、延髄の錐体路が健常か否かを調べるのに役に立つ。調べる男性を寝かせて、大腿部の内側に沿って、上から下へビンのようなもので軽くこする。正常であれば、なでられた側の睾丸が上に上がる。(7)

■驚異の感度を持つ蝸牛管

蝸牛(かぎゅう)とはカタツムリのことで、その貝殻を指す。蝸だけでも漢字の意味はカタツムリであるが、牛の字を加えて角(二対の触角のうち大きい一対は眼)を強調し、カタツムリの形を象徴している。カタツムリは、笠に似た殻をつけたツブ(粒：貝のこと)に語源がある。一方、マイマイとも呼ばれている。これは金田一春彦氏の『ことばの歳時記』(新潮文庫)によると、〝舞う〟に語源があるという。平安時代末期に後白河法皇が編者となった『梁塵秘抄』(一一八〇年前後の成立)という歌謡集に、「舞え舞えかたつむり、舞わぬものならば……」という一節がある。〝舞う〟の意味は、〝廻れ〟であるという。カタツムリに「廻れ廻れ！」とはやしているのである。そこで、考えてしまう、言葉の偶然の恐ろしさを。目まいの原因は、この蝸牛にある場合があるのだ。

蝸牛は三層構造よりなり、中心に蝸牛管、その上下に前庭階と鼓室階がある(図24)。聴覚は微妙な音を聞き分ける重要な生理現象であるため、その装置は人体の中で最も堅固な骨の一つである側頭骨に埋まっている。その骨の形を骨迷路といい、その骨の形にそって嚢があり、それを膜迷路という。膜迷路は骨に沿って、二回と四分の三回転して頂上に達する。

一九六二年に、ドイツの研究者によって地中海のクレタ島の洞窟で発見されたオオヘビガイの一種が、新種として記載されたことがあるが、それを日本人の研究者がコウモリの蝸牛管であると見破ったという逸話がある。(38)

蝸牛管は伸ばすと三・五センチメートル程度であるが、全体の大きさは小指の先ほどである。両生類や爬虫

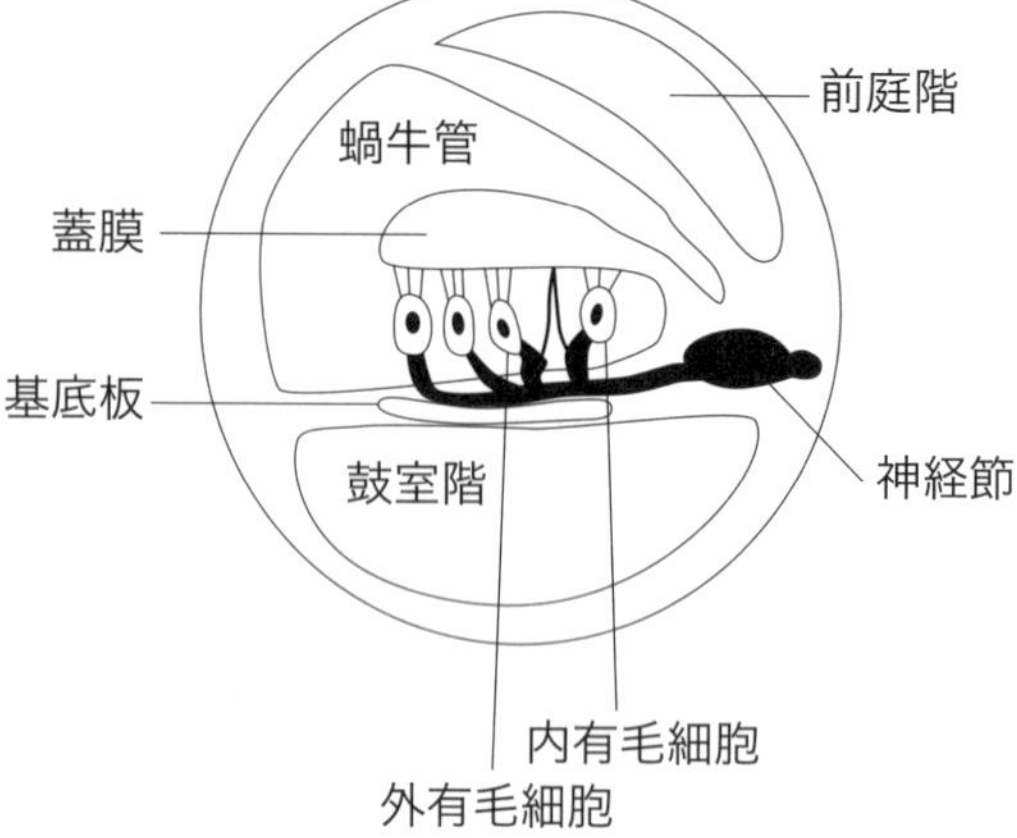

図24　蝸牛の断面模式図
三層構造の蝸牛の中心にある蝸牛管で音を聞く。

類に蝸牛は無く、鳥類の相当する部分は長くなっているが巻いていない。哺乳類になって、音の高低をより正確に聞き分けるために長く伸びたが、占める空間を最小にするために巻くようになったと推察される。アブミ骨が接している蝸牛管には中に仕切りがあり、リンパ液が入っている。

蝸牛管の中には、内リンパ液が、その上下の階には外リンパ液が封入されている。蝸牛管は先端で閉じているが、前庭階と鼓室階は連続している。すなわち、空気の振動はアブミ骨がついている前庭階から入り、リンパ液を振動させながら頂上へ達し、鼓室階のリンパ液へ伝わって最後は鼓室階の蝸牛窓という膜構造へ抜ける。振動は、中耳の中へ拡散するので、いつまでもリンパ液が振動しているのではない。しかし、空気の振動である音は、結局、液体の振動に変えられるので、この仕組みは、脊椎動物が水の中で生まれた証拠ともいえる。蝸牛管の内リンパ液は、膜迷路に接する毛細血管から分泌され、また吸収される。このバランスがくずれて、分泌に対して吸収が追いつかないと内リンパ水腫となり、目まい、耳鳴り、難聴などが生じる。ただし、これらの症状の原因は、種々あり、専門医の診断が必要である。

前庭階と鼓室階に入っている内リンパ液は、外リンパ液よりもKイオン濃度が高いことが知られている。蝸牛管と鼓室階の仕切りの膜は一様ではなく、途中に感覚上皮よりなる基底板がある。基底板は、後述するように蝸牛の部位によって長さが異なる。基底板の上に感覚毛を持った有毛細胞があり、それにかぶさるように蓋膜がある。外リンパ液の振動が内リンパ液に伝わり、蓋膜が振動し、有毛細胞の毛に接すると、Kイオンが細胞内に入り、電位が変わり、有毛細胞が興奮し、それが神経細胞に伝えられる。毛とは微絨毛である（写真3）。その直径は平均で五〇〇ナノメートル前後であり（一ナノメートルは一〇億分の一メートル）、消化管のそれの数倍ある。これは有毛細胞の微絨毛はセンサーの役割を担うのに対し、消化管のそれは表面積を増やすためで、目的が異なるからである。どちらも中にアクチンフィラメント（アクチンとは筋肉を構成する基本的な分子で action に由来する）が束になってびっちりと詰まっている。微絨毛は一つの有毛細胞に平均一〇〇本ある。ヒトの場合、整然と六列が認められる。ただし、微絨毛には自立的な運動性はない。ヒトの場合、二万三五〇〇個ほどの有毛細胞があり、これに二万八〇〇〇本ほどの神経線維が絡みついている。適度な音とは一〇〇〇ヘルツ程度の振動であるが、これは七〇〇〇本ほどの神経線維を興奮させる。半音違うと感じるのは、四〇〇本ほどの神経線維が興奮したり、しなかったりの違いである。この有毛細胞の感度は抜群で、一〇億分の一センチメートルの振動にも反応する。これは水素元素の直径より小さい。が、普段、私たち

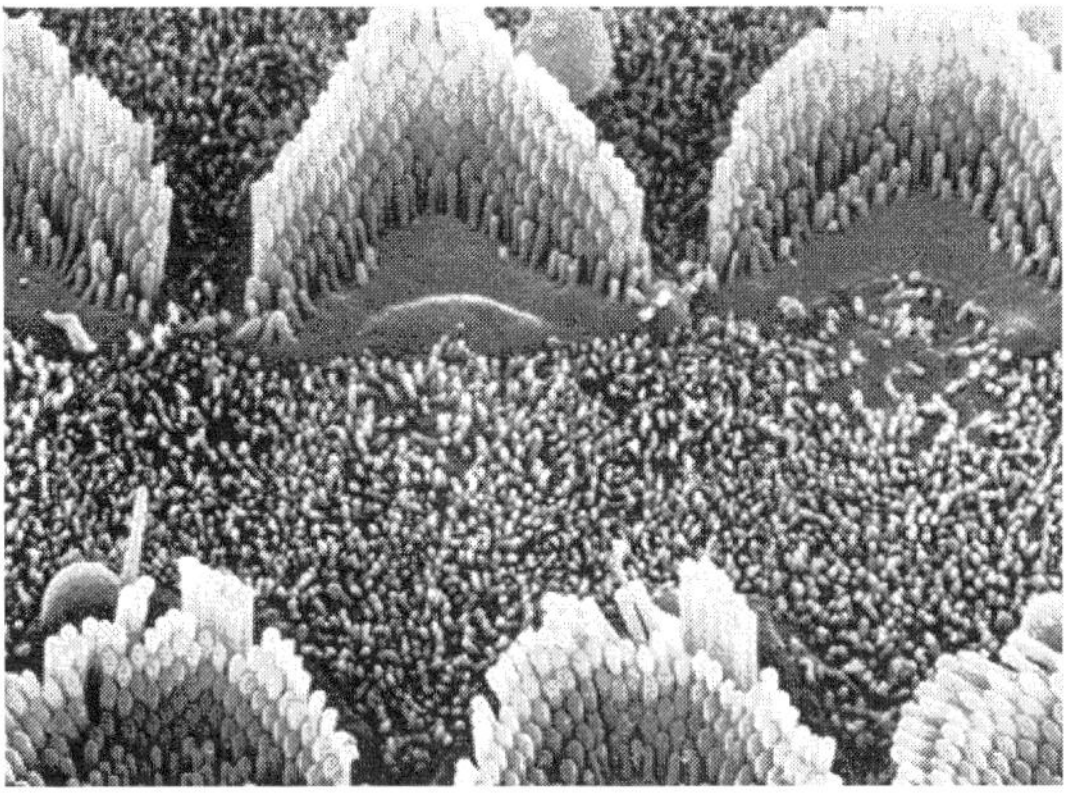

写真3　有毛細胞の微絨毛
顕微鏡写真：星野知之　サージセンター浜松（野村恭也編著：新耳鼻咽喉科学　第10版. p. 22, 南山堂, 2004.）

の耳は鼓膜に空気がぶつかる音など拾わない。一定の大きさの信号は拾わず音の変化にのみ敏感に反応するようになっているためである。

ストレプトマイシン（発見の経過は、第11章の肺の項に記述）などの抗生物質によって難聴となるヒトが知られており、有毛細胞の変性に原因がある。そのようなヒトのミトコンドリアを調べると、ミトコンドリアが持つDNAのゲノムに変異にあることが知られている。ミトコンドリアのゲノムは一万六五六九の塩基対よりなるが、その三二四三番目あるいは一五五五番目の塩基に、どちらもアデニンからグアニンへの点変異があると、抗生物質により、有毛細胞の感覚毛が変性したり、脱落を起こしたりして、再生もされなくなる。三二四三番目の変異の場合は、糖尿病やその他の異常を伴う場合もある。これはミトコンドリアの遺伝子が内耳の有毛細胞の微絨毛の形成に一部、関与しているためであると説明されている。微絨毛のわずかな損傷が耳鳴りの原因となることもある。

しかしながら、この細胞も特殊な条件下では、再生する可能性が出てきた。二〇〇三年に日本と米国の科学者が、モルモットを用いて、蝸牛を構成する細胞ではあるが、感覚細胞ではない細胞に、ある遺伝子を導入すると有毛細胞になる事を見出した。[39] また最近では、マウスを用いて、iPS細胞から有毛細胞を分化させることにも成功している。[40] ヒトでも可能な時代がやがて来ることが期待される。現在、このような難聴の人々に対しては、人工内耳を埋め込む手法がある。これは蝸牛に電極を取り付け、聴覚神経を刺激するものである。効果がある場合が多いが、どれくらい聴覚を失っていた期間があったか、取り付ける年齢など病院で専門医と相談しなければならない。信州大学医学部に人工内耳センターがあり、遺伝子解析によるデータの蓄積もある。診察を受け、原因と予後を相談できる。遺伝子解析をお願いしても健康保険が利くので、患者の金銭的負担はそれほど大きくない。

八〇～九〇デシベル以上の音量は、工場のやや低い騒音に相当し、長期間聞くと難聴につながる場合がある。有毛細胞の微絨毛が脱落するからである。ヘッドフォンでも外部に音が漏れるほどの音量で聞き続けると同様な結果をもたらす。

音の高低は、感覚細胞が載っている基底板の長さによる。ハーモニカのリード板と同じで、短いと高い音に対して振動する。蝸牛管の中では、入り口に近い方が短く、頂点に向かうほど長くなっており、低音に対して振動する。聴覚は年齢と関係があり、十八歳〜二十歳くらいが、最高の聴覚感度を持つ。しかし、蝸牛管の入り口には常に種々の高さの振動が入ってくるため負荷がかかり、四十歳くらいから衰えだして、年齢が上がると高音部から聞こえが悪くなる。これが老人性難聴であるが、実際は高音が聞きづらいだけで、低音は聞こえる。したがって、低い声でのひそひそ話は聞こえるのである。一方、若者が高周波数の音まで聞こえるという生理を利用して、二〇〇五年英国は、若者が〝たむろ〟して他の人々に迷惑を掛けるといわれている場所に〝Mosquito〟と名づけられた高周波発生装置を設置した。一万七四〇〇ヘルツの高周波で、黒板を爪で引っかく音に似ているといわれるが、私はもはやそれが聞こえる歳ではない。それを受けて東京都の足立区でも同様の装置を若者がたむろするという公園に設置した。高周波は午後十一時より午前四時まで流されたが、現在は停止されている。

■バランスが大事　半規管

半とは、半分のことで、規とはコンパスを指す。この言い方は、『解体新書』がそう訳したことから始まる。三つの半円よりなり、それぞれが基部で九〇度の角度の関係を保っている（図23）。半規管の中はリンパ液が満たされている。一つの半円は水平を、一つは前後、一つは左右の運動を感知する。しかしながら、半規管の最も重要な部分は、それぞれの基部にある膨大部という部分で、ここに感覚細胞が存在する。感覚細胞の上には炭酸カルシウムでできた耳石が載っており、この耳石がどちらに傾くかを感覚細胞が検知して、神経に信号

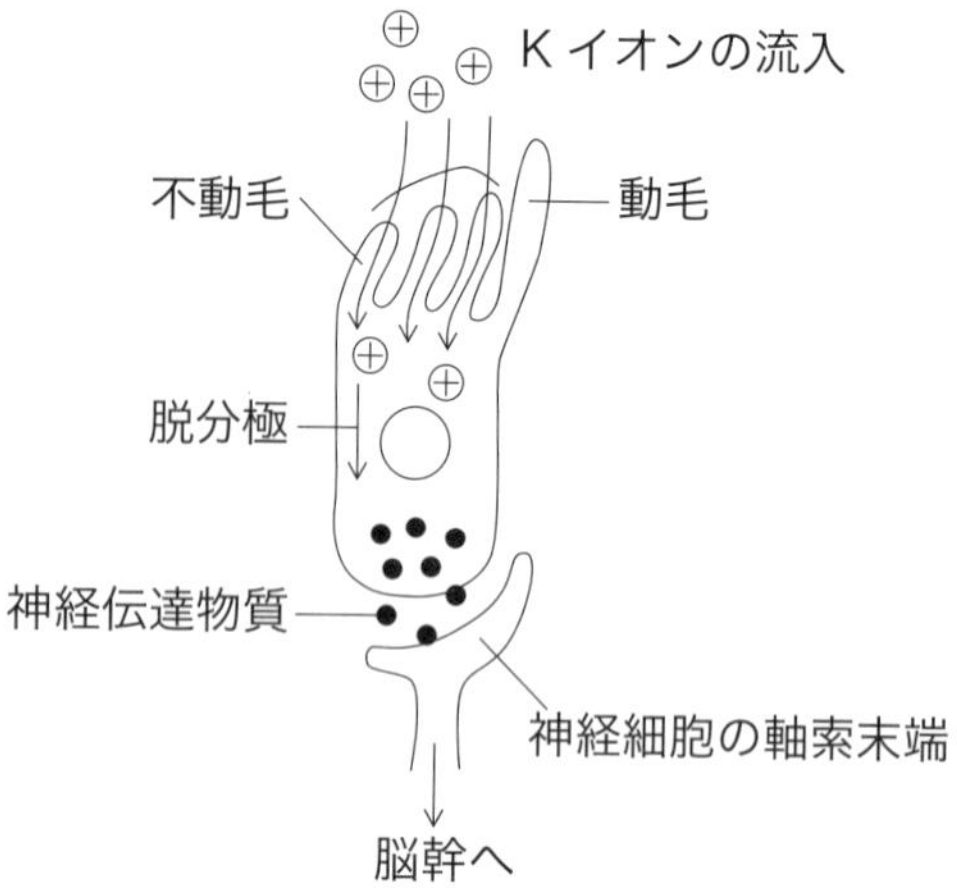

図25　三半規管膨大部の有毛細胞の興奮
体の傾きを感知する感覚細胞。

を送る（図25）。この細胞も有毛細胞という。有毛細胞の毛にも二種類あり、動毛は、一番長い毛で、実際は繊毛であり、中に九＋二の軸糸構造がある。他は不動毛で微絨毛である。動毛から順に高さが低くなる。体がある方向に傾くと内リンパ液からKイオンが流入し、細胞は脱分極を起こして興奮する。細胞は、何も活動をしていなくとも細胞膜を通して細胞質の中のプラスに荷電しているNaイオンを汲み出し、同時に外部から同じくプラスに荷電しているKイオンを汲み入れている。しかしその量はNaイオンが圧倒的に多いため、細胞膜の内側はマイナスに、外側はプラスに帯電している。この差は六〇～九〇ミリボルト程度ある。これを静止電位という。ここで有毛細胞にKイオンが流入すると電位差が少なくなる方向へ崩れるので、このことを脱分極という。この興奮が、有毛細胞が持っている神経伝達物質を神経線維へ向かって放出させ、神経が興奮を伝達する。傾きが大きいほど、神経の発火（impulse インパルスあるいは fire とも表現する）の頻度が大きくなる。逆の方向に傾くと神経伝達物質の放出は少なくなり、有毛細胞は過分極となる。すなわち細胞膜の内と外の電位差がさらに大きくなる。どちらにも傾いていない時は、その中間の頻度のインパルスが出ていることになる。ただし、半規管で得られた情報は脳へ行くことなく、脳幹の延髄のところから、直接、骨格筋や内臓の筋肉へ伝えられる。これによって、反射的に筋肉が緊張し、微妙な体の平衡を維持している。「体が傾いているという感じ」は、内臓や筋肉に加えられている圧迫感が脳へ伝えられて起きている感覚なのである。半規管が重要な役割を果たすのは、遊園地などで回転性の乗り物に乗った時である。また、アイススケートの回転技をする選手の場合である。慣れないと本当に眼が左右に振盪している。目が回っている証拠である。通常の生活をしている時、平衡感覚は視覚に頼っている部分が大きく、眼を閉じて片足だけで立とうとすると、かなり体がぐらつくことになる。耳石は、クラゲの平衡胞の炭酸カルシウムの石に遡ることができる。したがって、脊椎動物は基本的にはクラゲの平衡胞の原理をそっくり受けついだことになる。

【コラム2】

コウモリはいつから飛んだのか

二〇〇八年度の『Nature』に、コウモリは飛んだのが先か、反響定位（echolocation）が先か、という論文が載った。コウモリという呼び方が気になったので語源を調べると皮＋張る、あるいは振る（カワハル、あるいはカワフル）とあった。要するに薄い皮膜状のものが飛ぶということであろう。これまでの説は、コウモリの祖先は地上あるいは樹上に棲み、反響定位により空中の虫を食べていたが、腕や指が長くなって皮膜ができたので、空中へ飛び出した、というものであった。コウモリがこの機能を身につける前に夜に飛び出すなど、有り得ないというわけである。確かに原始的なトガリネズミは、エサを採る時に反響定位法を使う場合がある。一方、飛んだのが先だという説もある。これは恐竜時代が終わり、鳥類が増えるとエサを巡って競合が起こり、それを避けるために、反響定位法を身につけて夜に飛び出したというのである。この論文では、古いコウモリの化石を紹介し、この標本では蝸牛が発達しておらず、反響定位ができなかったと結んでいる。ただ、この論文の著者らも残念に思っているのだが、このコウモリの化石の眼窩骨の部分が壊れていて、眼の大きさがわからないことである。現世のキクガシラコウモリでは、皮膚と軟骨からできた鼻葉という組織から、五万～一〇万ヘルツの超音波をビーム状に絞って出す。それが虫に当たった時の反射音を聞くのであるが、自分の出した超音波が骨伝導で自分に聞こえると、反射音が聞き取れなくなるので、出した瞬間はアブミ骨筋を収縮させて蝸牛へ音が伝わらないようにしている。その後反射音を聞くために、アブミ骨筋を緩める。これを一秒間に二〇〇回繰り返している。生物のすばらしい適応を示す一例である。

固有の周波数を絶対音階ということがあるが、これは時代によって変わるらしい。ハ長調のラの音は四四〇ヘルツであるが、十年前は四三五ヘルツで、モーツァルトの時代はさらに半音低かったらしい。

現代では、四四三ヘルツとさらに高い。生活のテンポが速くなり、知らず知らず緊張している現代人は、高い音を好むのかもしれない[6]。そのため、日本古来の雅楽の演奏はどこか「のんびり」と「間延びした」音と感じるのだろう。と書いて、雅楽の音階を調べたらハ長調のラの音は、四三〇ヘルツであり、本当に低かった。

人の反響定位法

全く目が見えない方でも極めて鋭い〝感〟をもって障害物を避けることができるヒトがいる。彼らの中には、十年以上の長い年月をかけて、舌を鳴らした時に反って来た音の〝感じ〟から障害物の〝形状〟を読み取ることができるようになったヒトもいる。また、形そのものに加えて、その質感までも感じ取ることができるという。この能力に優れたヒトが、バスケットボールのシュートに成功していたのをテレビで見たことがある。さらに最近、驚いたことに、このようなヒトでは、音を使って形を文字どおり〝見ている〟らしいことがわかった。音は、健常者では音を処理する聴覚野で処理するのだが、彼らの場合、音を聞いた時に視覚野が興奮していることがわかったのだ。すなわち、音を見ているのである[41]。

第4章　鼻

■匂いのセンサー

『大辞林』によると日本語の〝鼻〟という発音は、〝端(はな)〟と同根であり、〝先端〟という意味である。〝花〟も同じ語源だという(2)。ただし、漢字の鼻は象形文字ではなく、形声文字である。鼻という漢字の上の部分を占める自の部分のみが鼻を表す象形文字で、その下の部分は〝ひ〟と発音する別な漢字で、その意味は突き出ているということらしい。また、自（鼻）は、自分で鼻をさして自分を示すことから、「みずから」という意味が生まれたと漢和辞典にある。英語のnoseはラテン語の同じ意味の単語に由来する。ただし、noseはヒトの鼻にしか使わない言葉らしく、ゾウの鼻はtrunkで木の幹に由来する。英語の辞書には、旅行に使うトランクは、元々は木の幹をくり抜いて作ったので、そう呼ぶとあった。動物の鼻で、イヌやネコの鼻のように、口よりも前に突き出ていないのはmuzzleと言い、ラテン語の〝動物の口〟に由来する。ブタやネズミの鼻のように、口よりも前に突き出している場合はsnoutである。これも調べるとギリシャ語の〝動物の口〟に辿り着く。日本語の鼻に、この手のバリエーションはない。農耕民族で、動物との接点が密接でなかったことが理由かもしれない。むしろ、同じ意味のものは、多少イントネーションが違うかもしれないが〝ハナ〟の発音で統一している。

　鼻の進化学的起源を辿ると、呼吸とは関係が無く、良い匂いや嫌な臭いのセンサーとして出発し、独立した器官であったことがわかる。それでも、鼻はどうしても呼吸と関連付けて考えてしまう、例えば、海や水の中で使うシュノーケル（Schnorchel）はドイツ語の方言で、鼻を表す場合があるという。潜水艦や戦車などの空気の取り入れ部分にも、この言葉が使われている。しかしながら、本来は嗅覚が、その役割の本質である。しかも記憶の中には、匂いや味覚と結びついている場合があるので、日本認知症学会は二〇〇五年に認知症の改善にアロマセラピーも有効であると発表している。これは匂いが過去の記憶を呼び戻す効果があるからである。

■鼻にまつわる悲喜こもごも

ヒトは鼻の形に様々な思いを持っている。夏目漱石が絶賛した、芥川龍之介の小説『鼻』には、「ある僧侶が自分の鼻が異常に長いことを悶々と悩む」ことが書かれている。西洋では、騎士道に邁進するが、やはり自分の鼻の大きさに悩むシラノ・ド・ベルジュラック（実在の人物）がこれに相当するであろう。杉田玄白の『蘭学事始』の中に、鼻は〝フルヘッヘンド〟せしものなり、の単語の意味がわからず、解釈を考えたあげく、庭に積まれた枯葉や枯れ枝の山をみて、〝うず高し〟と訳したと自分で述べている。これは、鼻ではなく〝乳房〟の訳であるという説もある。なぜなら、原書の鼻の部分に、この単語はなく、『ターヘルアナトミア』を彼が訳したのは四十年以上前の事なので、杉田玄白の勘違いである。[42]

鼻には細かく呼び名が付いている（図26）。これらの形や大きさが美しいとか男らしいとか外見の評価につながる。しかし、その評価は絶対的でなく、時代と共に、あるいは最近では流行と共に変化する。十二世紀前半の『源氏物語絵巻』に「浮船の姫」が登場する。目は筆ですうっとなでたような細い目であり、鼻もごく小さくL字形にあっさりと描かれている。鼻根は、目と同じ位置かやや低いところから始まる。しかも、この女性はいわゆる〝しもぶくれ〟であり、現代人が好む小顔と反対である。この容貌をいわゆる「引目鉤鼻（ひきめかぎばな）」という（図27）。当時の美意識では、大きな鼻とそれに伴うはっきりした小鼻は、殿上人として相応しくないと

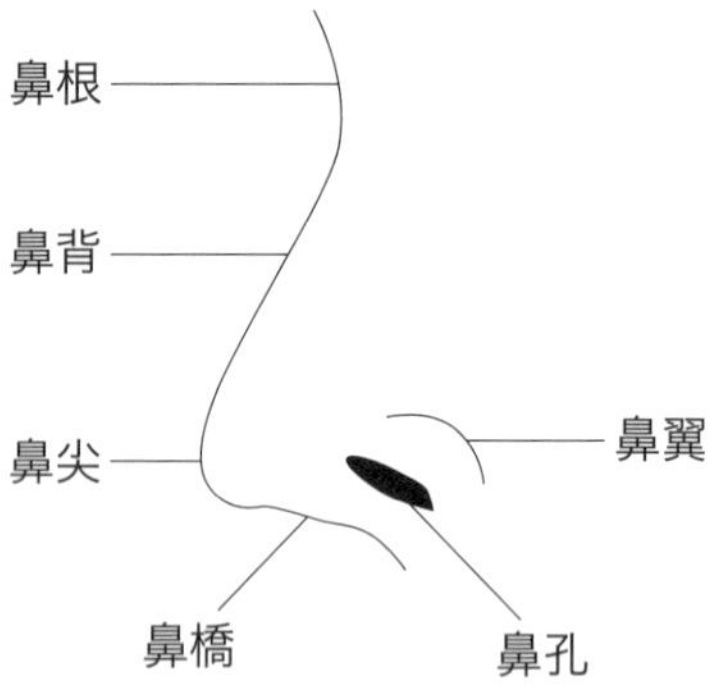

図26　鼻の各部の名称

いうのである。[43] その証拠にこの絵巻の「末摘花」に仕える老女の鼻は、輪郭がはっきりと描かれている。しかし、時代が下り、十八世紀の江戸時代の浮世絵、例えば、鳥居清長の『当世遊里美人合（とうせいゆうりびじんあわせ）』を見ると、鼻根は目よりも高い位置で始まり、鼻背はすうっと伸びて、ギリシャ彫刻のミロのビーナスと同じである（図28）。浮世絵が欧米人に好まれるのも、そのような理由があるのかもしれない。日本人の鼻は、出土する頭蓋骨の鼻根部の骨の形から、縄文人は高く、弥生人はそれよりやや低くなり、古墳時代は低く、古代・中世・近世とどんどん低くなったことがわかる。江戸時代には少し高くなり、明治以降、現代までどんどん高くなっている。[43] ただ、この理由はあまりはっきりしないが、歯の噛み合わせの違い、ひいては食べ物の変化に関係があるのかもしれない。

一方、フランスの哲学者、パスカル（Blaise Pascal：1623～1662）は、『Pensées パンセ（思想）』の「恋愛論」の中で「クレオパトラの鼻がもう少し低かったら世界は変わっていたろう」と述べているが、原文は「もう少し短かったら」と書いてあるという。[44] ギリシャ系のアレキサンダー大王（Alexander the Great：BC356～323）は、エジプトを征服し、自らの名を付けた都市を建設しアレキサンドリア（Alexandria）とした後、さらに東方へ遠征し、途中で亡くなった。その後、部下であったプトレマイオスがエジプトに王朝を建てた。クレオパトラはその子孫で、当時の銀貨や銅貨にその顔がレリーフとして残っている。ベルリン博物館にある彫像は、

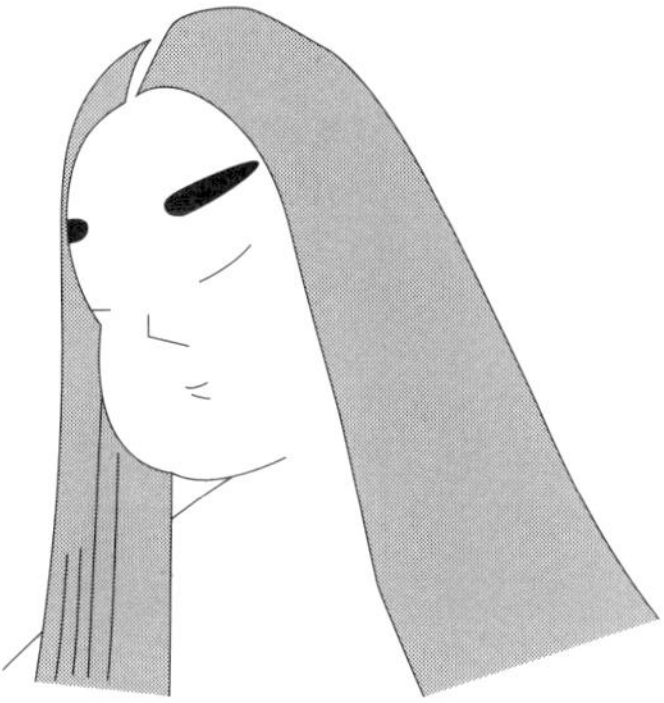

図27　源氏物語絵巻の美人

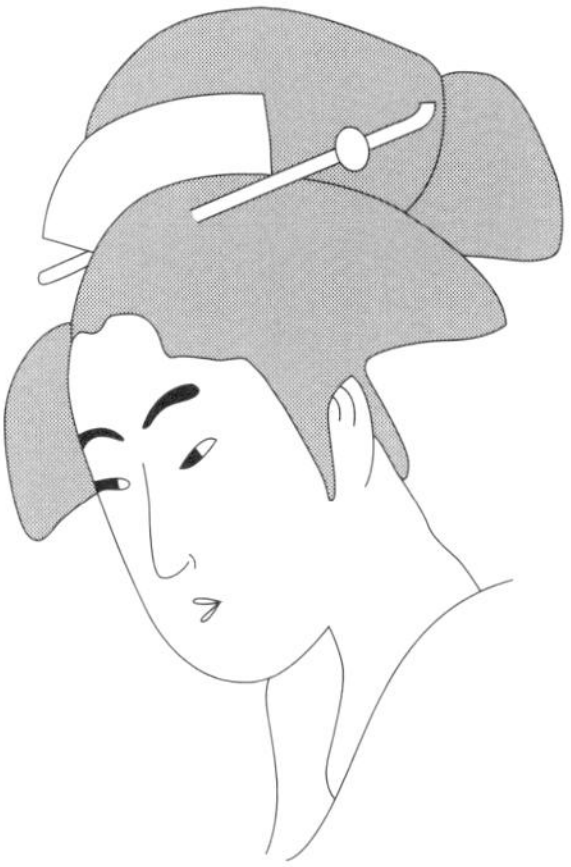

図28　浮世絵の美人

美人の鼻の表現。時代によって変わる。

アレクサンドリアにあったクレオパトラの彫像と同時代のもので、彼女の面影を一番残していると言われている。これまで、彼女は白人の顔だちをしていたと考えられてきた。彼女の顔に関する記録は、彼女の死後七十年ほどたったギリシャの哲学者のプルタルコス（Plutarchus：46〜126?）が書いた『対比列伝』の中にあり、それによると彼女の顔は、ひときわ目立つほどの美人ではなく、知性と教養が彼女を美人に見せたのだと説明されている。何しろ、七カ国語を通訳なしに自在に操って、人の心を魅惑したというのだからすごい。そこで、二〇〇八年の英国のＢＢＣ放送で、ケンブリッジ大学博物館主任学芸員のサリー・アン・アシュトン（Sally-Ann Ashton）博士が、これまで残されているクレオパトラの顔に関するあらゆる情報を集積し、それに基づいて３ＤのＣＧ画像で復元した。彼女によると、恐らくクレオパトラは民衆の心をつかむために、少なくともエジプト人に見えるように心がけていたはずであるという。図29は、その復元像をなるべく正確に、私が写したスケッチである。

　確かに日本人の感覚からすると鼻が少し長いようである。鼻の形の表現は、日本語では高い、低いというが、他の多くの国では、「細い鼻」や「広い鼻」が使われるらしい[43]。した

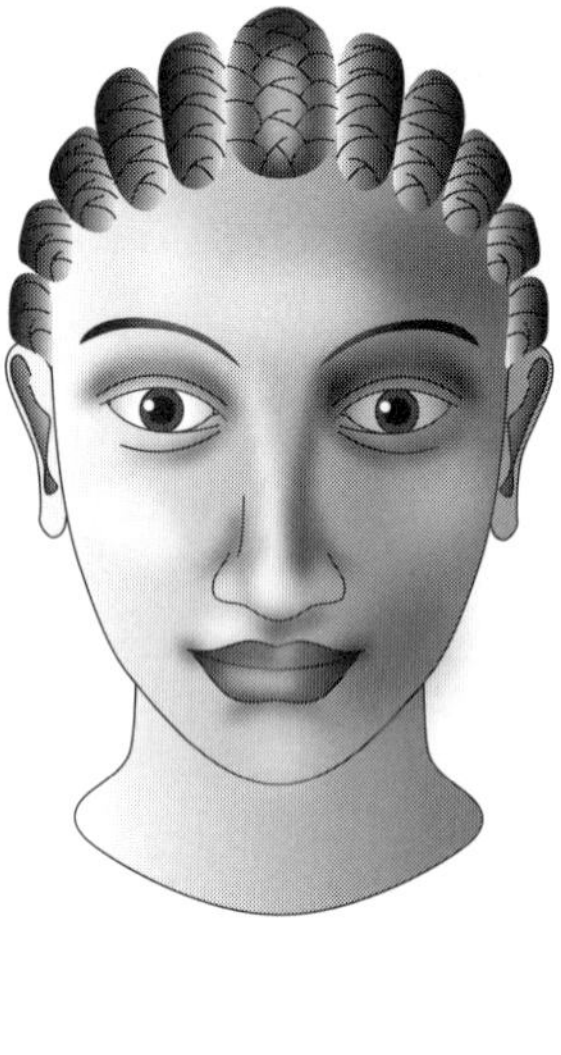

図29　想像上のクレオパトラ

がって、パスカルの言い方をしても日本人にはピンと来ないので、「低かったら」と訳したと説明されている。ただし、これが彼女の顔を表しているかどうか、精度は高いにしても本当の所はわからない。これまで彼女の墓は見つかっていないのだ。

一方、二〇〇八年に、トルコにおいて、彼女の妹であるアルシノエ（Arsinoe）といわれる人物の墓が特定され、そこに残されていた人骨が詳しく調べられた。クレオパトラとアルシノエは、同じ両親から生まれたことがわかっているので、妹の顔を復元すると姉の顔に近いはずである。身長は年齢が十五〜十七歳のわりには当時として高い一五四センチであるが、骨の太さからは華奢であったと結論づけられている。頭蓋骨の復元の結果、アルシノエはギリシャ系と古代エジプト系の混血であったことがわかった。当然、クレオパトラも混血であったことになる。ただし、骨の年齢がプルタルコスの記載の年齢より十歳ほど若いので、完全にアルシノエであるという断定はまだ早いのかもしれない。

日本人に限らず、広く世界を見ると、緯度の高い所に住むイヌイットなどの北方モンゴロイドの人々の鼻は小さく、低い。これは凍傷から逃れるための適応で、さらに口腔の中の上顎洞の中に暖かい空気を蓄えておいて、それを吸気に混ぜて肺へ送るために、ほほの骨が前に出てきて、相対的に鼻が低くなったと説明されている。私はニューヨークの自然史博物館へ行って北方モンゴロイドの人々の人形展示を見たが、その時に、随分、顔が平板な印象を受けた。それに対して北欧系の白人は、鼻を長く高くすることによって肺へ送る空気を暖めていると解釈されている。[44]

■ヒトで鼻が高くなった理由

鼻の穴は、二つで真ん中に仕切りがある（図30）。ただし、喉の奥には仕切りは無く、一緒になっている。これを鼻腔（びくう）という。腔は、〝こう〟が正しい読み方であるが、医学の分野では、腔が体のあちこちにあり、それを〝こう〟と読むと、〝口〟なのか〝孔〟なのか〝溝〟なのか、音で聞いた時にわからず、手術の時など間違いを起こさないように〝くう〟と読むという。[7] 二つに分けられている理由は、鼻腔は鼻粘膜で被われており、そこでは吸い込んだ空気に対して、湿気の付加、温度の付加、埃やゴミの吸着などの働きがあり、面積が広い方が機能的であるからと説明されている。吸い込んだ空気には一日一リットルもの水分が付加されるという。さらに、鼻腔を二つに分けている鼻中隔軟骨は、重たい脳を支えるという重要な役割を担っている。ヒトの場合、骨は二十五歳位までに完成するが、この軟骨は、一生、硬骨に完全に置換されることはない。ヒトで鼻が高くなった理由は、脳の重みを、頭蓋底と口の天井に当たる口蓋との間にあって支える役割を担う、何かが必要になって鼻中隔軟骨ができたという。次に、重さを支えてもその圧力をどこかに逃さないと鼻中隔軟骨は潰れてしまうので、圧力を前に、すなわち顔の前方に逃した結果、鼻が高くなったという。しかし、歳をとると鼻中隔軟骨は脳の重みで少しずつ曲がってしまう。そのため、いくら鼻筋がすーと通っている人であっても、へそ曲がりかどうかは別として、最後には鼻曲がりになると冗談のような説明がある。[44]

鼻の入り口には毛細血管が豊富に分布しており、[36] 上記の機能を果たしている。鼻血の九割以上がここからの出血なので、鼻血の際に首を叩くことは何の意味もない。なお、ここには鼻毛があるが、哺乳類において鼻毛は、ヒトと少数の類人猿以外は持たない。ここで大きなゴミの六〇〜七〇％が捕らえられる。吸い込んだ空気を調節するために、鼻の中の両側の壁には鼻甲介（びこうかい）というでっぱりがある（図30）。これは、空気が肺へ直接行

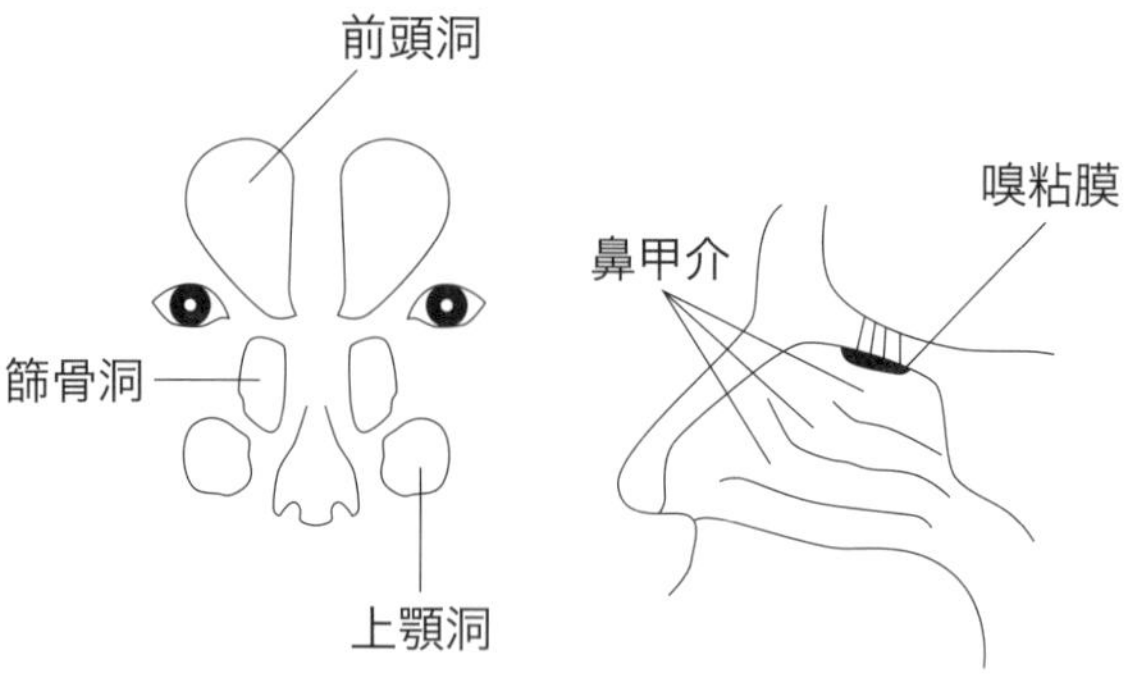

図 30　鼻腔の横断面と鼻中隔より右の縦断面
額とほほにある空洞の副鼻腔。ならびに、わざと空気を停滞させる鼻甲介。

く前に、そこで抵抗を受けて、少しわだかまるようにするためである。ここには、実は小さな穴が開いている。この穴は顔面骨の内部にある空洞に続いている。すなわち、顔面を構成する額とほほには、空洞があるのだ。これを副鼻腔（前頭洞、篩骨洞、上顎洞）という。ここに細菌が棲み着いて炎症を起こすと蓄膿症と呼ばれる。なぜ、副鼻腔があるのか。声を共鳴させる、骨重量の軽減、衝撃の吸収、加湿を効果的にするなどの説があるがはっきりとした説はない。ただし、骨重量の軽減といっても仮に副鼻腔が骨で完全に埋まっていても、体重は一％も増えないという計算もある[7]。

■鼻の進化

脊椎動物の鼻は、魚類にまず見ることができる。左右に体軸にそって縦に一対ずつあり、穴が四つ開いているように見える（図31）。鼻の中央に遮蔽板のように一旦、水を止めて内部に導く襞が立っている。より口の近くにあるのが前外鼻孔で眼の近くにあるのが、後外鼻孔である。水は前より入って後ろより出る。内部は襞状の嗅層板があり、水を停滞させて、ここで匂いを捉える。生まれ育った川に帰ってくるサケを見るとわかるように、魚の鼻も匂いを記憶しておくことができる嗅覚を持っている。鼻は口の

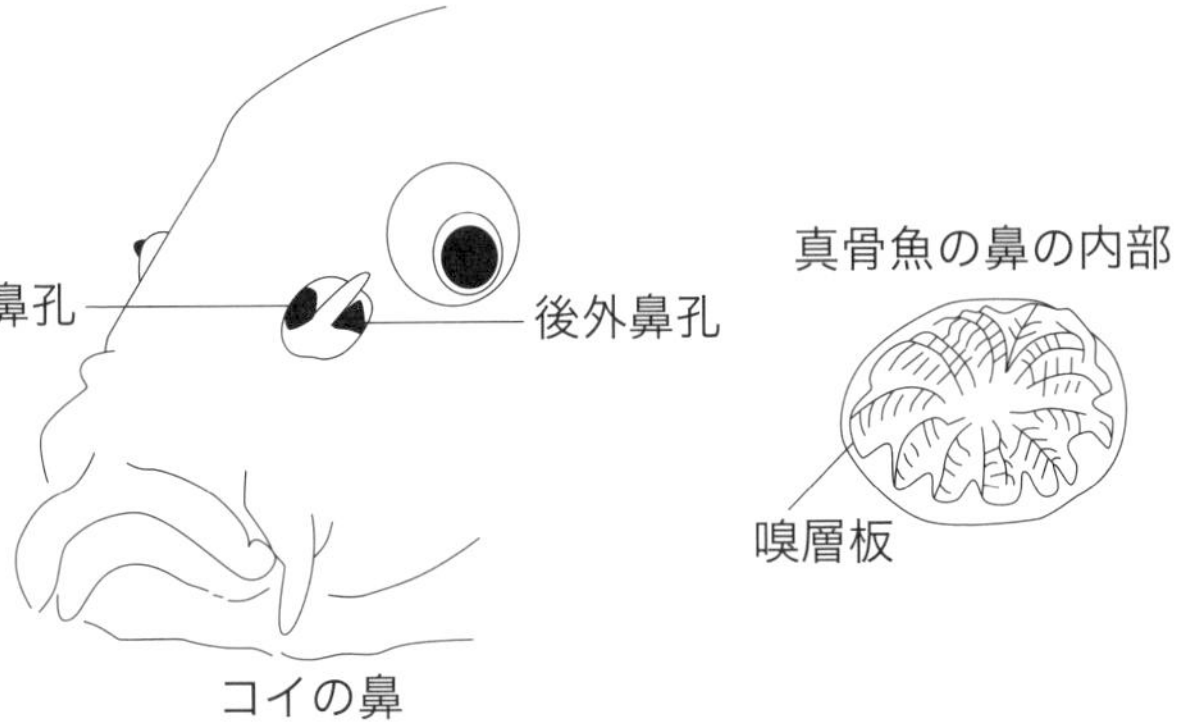

図 31　コイの鼻の外部形態と内部平面図
襞状の嗅層板で水の匂いを捉える。

中には通じておらず、呼吸とは関係がない。しかしながら、顔の表面にある後外鼻孔の後端は、進化の過程で伸びて眼とつながり、ヒトでは発生の時に変化して鼻涙管になる。涙が鼻の中に落ちる仕組みの元が、ここにすでにある。

ヒトを始め空気を吸う動物では、鼻腔は一対のみで、しかも鼻腔（鼻孔ではない）の後端の腹部は、喉に開口して内鼻腔となっている。この変更は、四肢の出現よりも早く起こったが、どのように起こったのかは推測の域を出なかった。最近、中国の三億九五〇〇万年前の地層からKenichthysという原始的な魚が発見された[45]。この魚の鼻腔は一対で、外鼻腔の腹面後端は喉の方へ移動し内鼻腔となりつつあることがわかったという。

魚類の中でも、陸上動物へと続く動物の親戚筋に当たるシーラカンス［coelacanth：coel-（管の）＋acanth（棘、転じて骨）ギリシャ語に由来し管椎類と訳す。意味は脊椎骨が骨を形成しておらず、中空で液状の嚢となっていることに由来する］の鼻は、前外鼻孔が管状になり、上唇のすぐ上に、うっかり見ると〝牙〟のように飛び出している。後外鼻孔は、外見上明確にはわからない。この動物は内鼻腔魚類であり、後外鼻孔の腹面は口の中につながり、外部の水の匂いは私たちと同じく鼻の奥の嗅粘膜で感知する。なぜ、前外鼻孔が管状になって前面に出て来たのかは、恐らく、この魚は次の理由で逆立ちしていることが多いため、下からの水の匂いを積極的に嗅ぐためであろう。その理由とは、内鼻腔の中央にゼリー状の物質が詰まった袋状の吻器官（rostral organ）と呼ばれる一種の電気受容器（electroreceptive organ）があり、それは片側ずつ三カ所に伸び、その先は皮膚の表面の穴で終わっている。それらの穴の一つは前外鼻孔の近くにあり、残りの二つは眼の近くに開いている。シーラカンスは逆立ちしながら、地磁気を感じ取っており、エサの存在を微弱な磁気の乱れとして捉えているらしい。同じ仕組みはサメの一種も持っており、ロレンチーニ器官（ampullae of Lorenzini）と呼ばれている。シーラカンスは、最初はコモロ諸島で見つかったが、最近はタンザニアの沖でも見つかり、ミトコンドリアのゲノムを調べると、両群は異なる集団であることが分かっている。さらに、インドネシアの海からも見つかっており、これは種が違うとされている。もしかしたら、日本列島の太平洋側にも生息するかもしれない。また東京工業大学と国立遺伝研究所の研究では、シーラカンスのフェロモン受容体には、魚類型と陸上動物型の二種類があることがわかった。まさしく先祖筋の魚である。ただし、私たちにより近いのはハイギョである。

■鼻をクンクンさせるのは何のため？

鼻の奥の方で、鼻中隔壁と左右の上部甲介にはさまれた、やや黄色味を帯びたそれぞれ一平方センチメートル程度の部分に匂いを嗅ぐセンサー細胞がある。この一帯を嗅上皮といい、構成する細胞を嗅細胞という（図32）。黄色の正体はβ―カロチンと考えられているが、その役割ははっきりしない。アルビノのヒト（ラテン語のalbus：白い、に由来し先天的にメラニン顆粒の生合成に欠陥がある。別名〝白子〟ともいう。合成に関わる酵素はチロシナーゼであるが、この遺伝子は複数のエクソンにまたがって指定されているため、そのDNA配列の壊れ方によって程度に差がある）は、嗅覚の異常がある場合があるとされているので、[43] 正常な嗅覚の発現にβ―カロチンは必要な物質らしい。私たちは微かな匂いを嗅ぐ時、くんくんとイヌのように鼻を鳴らす

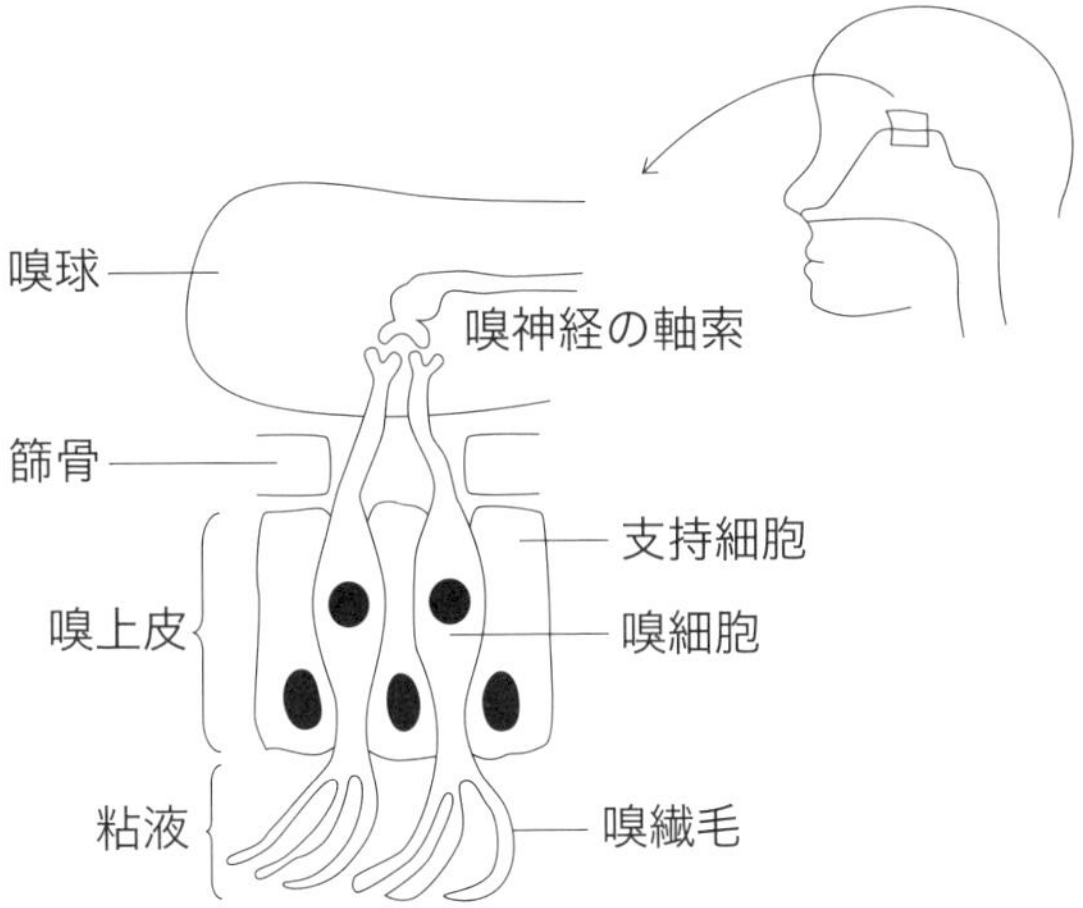

図 32 嗅繊毛を持つ嗅細胞と嗅球との関係
匂いを嗅ぐ嗅細胞と支持細胞が嗅上皮を構成する。

が、それは、空気をこの部位にぶつけるためである。嗅細胞は、その細胞の頂端と基部側の両方に細胞質を伸ばしており、その細長く伸びた部分を軸索という。この形状から嗅細胞は双極性の神経細胞ともいい、鼻の穴側に嗅繊毛を持ち、頭蓋の篩骨（しこつ）を通して、一方を嗅球という脳の一部に軸索を送っている。繊毛の長さは四〜五マイクロメートルで一つの嗅細胞から八〜一〇本出ている。嗅細胞の間には、支持細胞や粘液を分泌する細胞があり、嗅上皮は常に厚さ数十マイクロメートルの粘液で覆われる。匂い物質はこの粘液を通して嗅繊毛に付着し、嗅細胞の興奮を引き起こす。ただし、匂い物質がいつまでも付着していないように、粘液が洗いながす。嗅細胞は二〜三週間の寿命で脱落し、代わって支持細胞が嗅細胞となる。したがって、嗅細胞は原始的な神経細胞ともいうことができる。風邪を引くと、粘液の分泌量が異常に多くなったり、嗅細胞が脱落をしたり、一時的に匂いがわからない状態になることがあるが、風邪から回復すると嗅覚も回復する。

民俗学者に折口信夫（一八八七〜一九五三年）が

いる。歌人としては、釈迢空と号した。極度の潔癖症で、誰もが触るあるいは握るところは、決して素手で、触らなかった。お茶を点てる時でも、その前に抹茶茶わんや茶筅まで、クレゾール液で入念に消毒して、その匂いがするお茶を平気で飲んだという。作家の嵐山光三郎氏の本に『文人暴食』（新潮文庫）がある。その中で、なぜ彼は、そのようなお茶を飲んでも平気なのか、わかったと書いている。折口は若い時に、コカイン中毒で鼻からコカインを吸っていたため、嗅上皮にあるはずの嗅細胞が脱落して、匂いがまったくわからなかったのである。その本の中で池田弥三郎氏の回顧が出てくるが、「先生は、においは舌さわりの記憶でかいでいる、とよくおっしゃった」とある。集中すれば、わかるのであろうか？　この場合、嗅細胞は支持細胞から分化するので、支持細胞を含む嗅上皮そのものが破壊されたことになる。

嗅球の嗅神経の一部は、視床下部から他の神経に接続し、眼窩前頭葉に投射し、匂いの認識に関与するが、他方では、側頭葉の嗅覚野や海馬などへ行き、感情や記憶に関与する。匂いが記憶の引き金になる理由はここにある。

■どのようにして匂いはわかるか

〝匂う〟とわかるのは、嗅繊毛に匂い物質が結合することから始まる。結合には、嗅繊毛の細胞膜に受容体の存在が必要である。受容体の匂い物質と結合する部分のアミノ酸は、ほとんどが疎水性のアミノ酸であり、匂い物質と強く結合することはない。その代わり、色々な物質と弱いながらも次々と結合できる。したがって、一つの受容体が複数の匂い物質と結合する。

では、受容体は幾つくらいあるのであろうか。この答えは、当時、米国の若いポストドクトラルフェローであったリンダ・バック（Linda Buck）博士の研究に端を発する。当時、彼女は、コロンビア大学のリチャード・アクセル（Richard Axel）教授の下にいた。一九八〇年代に、感覚器のメカニズムについて解明されていたのは、視覚の研究が主で、明暗や色を見分けることができるのは、視細胞に四つの種類があり、それぞれが異なる受容体を持つからである、と説明されていた。すなわち、明暗を見分けるロドプシン、赤色オプシン、緑色オプシン、そして青色オプシンである。これらのオプシンの遺伝子の塩基配列を見ると共通な配列があり、これらは過去に同じ遺伝子から分化してきた多重遺伝子であるとわかっていた。これらの受容体は皆、本体が細胞膜に埋まっており、細胞膜外と細胞膜内にそれぞれ突出する部分を持っていた。特に、ロドプシンに関しては詳しく調べられていた。

以下は細胞内で起こる反応の一部である。ロドプシンが光を受容するとロドプシン分子の細胞膜内の部分が、それに隣接するG蛋白質（グアノシン三燐酸を結合させている蛋白質）を介して、アデニル酸シクラーゼを活性化し、順序に従った一連の細胞内反応を引き起こす。その過程でcGMP（サイクリックジーエムピー）が消費され、その濃度に依存して働いていたNaチャネルは、cGMPの濃度が下がるので、チャネルが閉じNaイオンは入って来なくなる。結果として、視細胞は過分極を起こし興奮する、というメカニズムである。

一方、匂いのメカニズムでわかっていたのは、嗅細胞が匂い物質と結合すると、細胞内のcAMP（サイクリックエーエムピー）濃度が上昇し、さらにこれに影響を受けるイオンチャネルが存在するということであった。すなわち、匂いのメカニズムとロドプシンの反応とは、cGMPあるいはcAMPという環状ヌクレオチド分子が関与し、これと連動するイオンチャネルが存在する、という二点の共通点があったのである。

そこで彼女は、この共通点を熟考し、匂いの受容体も感覚受容という意味では、ロドプシンに似た分子であるはずだと仮定した。匂いの受容体を同定する作戦には、ポリメラーゼ連鎖反応法（polymerase chain reaction：PCR法）を用いることにした。四つのオプシン遺伝子の塩基配列から相同性の高い部分を見つけ、それから逆転写PCR法（reverse transcription PCR：RT-PCR）用のプライマー（特定の遺伝子を増幅するための引き金となる短い塩基配列）を設計し、ラットの嗅上皮からRNAを抽出してRT-PCRを実行した。その結果、一〇〇〇個程度の多重遺伝子の増幅が見られ、それらの塩基配列を明らかにすると、オプシンと似ているが、その塩基配列は嗅上皮独特の配列であるとわかった。これらは、一度の実験で得られたものでなく、四年間にわたる成果である。しかも、その間、このような実験を一人でやっていることをアクセル教授には黙っていた。彼女はポストドクトラルフェローとして彼の研究を手伝うことで給料を彼からもらっていたので、彼の研究では当然成果を上げる必要があり、個人的に先の見えない研究をやっているなどと知られたくなかったのである。しかし、自分の研究成果に確信を持った時に、アクセル教授にデータを見せて説明し、一九九一年の『Cell』に論文を発表した。[46] アクセル教授も自分の研究テーマである神経のグルタミン酸受容体の研究から、テーマを匂いのメカニズムに変えて、二〇〇四年のノーベル医学・生理学賞を二人で受賞した。

結局、ヒトでは三四七種類の匂いの受容体があることがわかった。ただし、眼におけるオプシンと同じく、一つの嗅細胞は一つの受容体しか発現させていない。しかし、種々の匂いを嗅ぎ分けることができる理由は上述したとおり、一つの受容体が多くの匂い物質と強度を変えて結合するからである。現在、ヒトのゲノム解析が終了した結果、ヒトの遺伝子の総数は二万二〇〇〇個程度であるとわかっている。それによると、色覚に関する遺伝子が四種類であるのに対し、匂いの遺伝子は、それより圧倒的に多い三四七種類であり、全遺伝子の約一・六%に相当する。進化の過程で嗅覚がいかに重要な感覚であったかが、よくわかる。さらに最近になって、匂いの受容体遺伝子の数は、一〇〇〇個ほどあるが、その多くは偽遺伝子になってしまっており、実際に機能する受容体には翻訳されないことがわかった。他の哺乳類にも嗅覚受容体の偽遺伝子はあるが、その割合は、ヒトにおいて断然多く、このことは、ヒトでは嗅覚に頼らない方向へ、すなわち視覚へ頼る生き方へ、進化してきたことを暗示しているという。[47]

■ガンを見つけるイヌ

ちなみにヒトの嗅細胞の数は五〇〇万個程度であるが、イヌでは二億個と言われている。

二〇〇六年の『Integrative Cancer Therapies』という学術誌に、米国の科学者がイヌの嗅覚を使って肺ガンの発見を試みたことが載っている。[48] 結果は、九九%の確率で肺ガン患者を見つけ出すことができたとある。その後、英国においても同様な研究がなされている。これは、ガン患者の吐く息の臭いから判断させている。最近、日本でもイヌを用いた研究を複数の研究者が行っており、大腸ガンの患者を九割の確率で検知できるイヌの訓練に成功し、結果が二〇一〇年の英国の学術誌『Gut』に発表された。[49] 肺ガンや大腸ガンは、吐く息にガンを示す分子が含まれていることはわかるが、前立腺ガンや乳ガンも検出可能だという。また日本医科大学では、婦人科の五種類のガン、例えば、子宮ガンや卵巣ガン等の人の尿をわずか一ミリリットル採り、これをイヌに嗅がせてガンの可能性の有無をほぼ一〇〇%に近く検出するのに成功している。これはガンには共通の臭いがあり、イヌはそれを嗅ぎ分けているらしい。この臭いの分子が明らかになれば、吐いた息や尿の中からガンを検出する機器の開発も夢ではないだろう。[50]

嗅覚が衰えたヒトは、体重が増加すると言われている。これは、健常人は食事の際に無意識に匂いも楽しんで食事をしており、食事量の抑制のフィードバックの一つとなっている。嗅覚がないと、この抑制が効かなくなってしまうのだ。

味盲という言葉を聞くことがあるが、嗅覚にも嗅盲という言葉がある。[17] どちらも社会生活にほとんど支障がない。嗅盲とは、特定の分子、例えば、青酸、イソバレリン酸などの匂いを感じないヒトで、男性に多く一八%程度、女性では五%程度の割合で存在する。ただし、国家資格の中に臭気判定士というのがあり、工場や事業所の臭いの判定をする。これは、嗅盲ではなることはできない。

■嗅覚と男らしさ女らしさ

昔からカルマン（Fred Kallmann：1897〜1965）症候群（Kallmann syndrome）という病気が知られている。これは、嗅覚不全を示すが、男子の場合、類宦官症、女子の場合、第二次性徴の欠如を伴う。要するに男女とも成熟しないということである。調べてみると、嗅細胞が嗅球に向かって出すはずの神経軸索が発達していない、嗅球が欠損していることがある、X染色体の一部に欠損がある場合がある、さらに視床下部にある性腺刺激ホルモン放出ホルモン（gonadotropin releasing hormone：GnRH）が分泌されていない等がわかった。通常の成熟は、まず、体内時計によって成熟の時期（いわゆる思春期）が来たと視床下部に告げられる。すると視床下部にあるGnRH（ジーエヌアールエイチ）産生細胞からGnRHが放出されて、それが脳下垂体の生殖腺刺激ホルモン（gonadotropin）産生細胞に届く。この細胞はgonadotropinを血中に分泌する。このホルモンは精巣や卵巣に達し、生殖腺を発達させるとともに、男性ホルモンや女性ホルモンの分泌を促し、男は男らしく、女は女らしくしていく。これらの過程のどこが嗅覚と関係があるのか、長い間、謎であった。その答えは、GnRH産生細胞の起源の研究から得られた。意外なことに、この細胞は視床下部において分化するのではなく、嗅上皮を形成する細胞と同一起源の細胞から分化し、鼻から脳へ移動していくとわかった。ところが、X染色体の*KAL1*（カルワン）遺伝子に変異が起きると、GnRH産生細胞が視床下部に移動できず、当然、GnRHを作ることができなくなり、さらに上述のように嗅細胞と嗅球との連絡が絶たれ、嗅覚に異常を起こすとわかった。日本の研究者が、アルビノのカエルのオタマジャクシを用いて、将来、GnRH産生細胞になる鼻の部分を切り出し、その痕へ普通の黒色のオタマジャクシの同じ部分を移植し、その結果、白い脳の中に黒いGnRH産生細胞ができることから、見事にこの細胞の起源を証明している。(51)

なぜ、このような仕組みになっているのかは、進化の観点からも考察されている。脊椎動物が属する脊索動物門に、ナメクジウオという生物がいる。この動物の口の中にはハチェク（Berthod Hatschek：1854〜1941）

のピット（くぼみの意味）と言われる構造があり、この部分は直接海水に触れており、そのくぼみの上にある神経管から神経組織が下りてきている。したがって、このピットで海水の化学的成分を感知している可能性が示唆されている。さらに、ハチェクのピットを構成する細胞の中には、哺乳類の生殖腺刺激ホルモンの抗体に反応する細胞がある、ということは、この細胞が哺乳類の生殖腺刺激ホルモンによく似た分子を作って、脳下垂体のような役割を果たしていることを意味している。[52] よって、このピットを脳下垂体の原型と見做すのである。すなわち、GnRH産生細胞は、元来は〝鼻〟の役割を果たし、ピットの中で海水成分の季節変化やエサとなる生物の匂いなどを検出していた。それが、生殖現象に特化してGnRH細胞として分化し、上部にある神経の中へ進入しそこに定着した。その細胞が神経の中で生産した顆粒は、GnRH様のホルモンとして、ピットにあるgonadotropin様の分子を生産する細胞を刺激して、それを放出させる。これが視床下部と脳下垂体の原型だと説明されている。それ故、ヒトにおいてGnRH産生細胞が嗅上皮から独立して視床下部へ移動するのは、進化を反映しているというのである。

■匂いはシグナル

匂いの受容体は、鼻において揮発性の分子と結合して、それを認識すると考えられてきた。しかし、二〇〇六年に、マウスでは精子形成の過程で複数の匂いの受容体が発現していることが見出された。[53] さらに、発生段階にある、脳、心臓、脾臓でも匂いの受容体が発現していることが明らかになった。[54] これらの発見から、〝匂い〟というものは細胞どうしの化学シグナルとして利用されるもので、細胞が分化したり成熟したりする時に、お互いに信号のやり取りに役立っていると考えられる。

このような化学感覚は、免疫系に似ているという指摘もある。それは、どちらも多種多様な化学物質に応答するが、一つの受容体が一つの細胞でしか発現されないからである。しかも、非自己と自己を区別するために、免疫系において重要な役割を果たしており、全ての細胞表面にある主要組織適合遺伝子複合体（major histocompatibility complex：MHC）のclass I型というペプチドは、非揮発性にもかかわらず嗅上皮が認識することがわかった。[55] このことは、両システムが極めて古い関係にあることを示唆している。また、後述する「意識に上らない匂い」の解明にもつながる可能性を示している。

■ムシも匂いを感じるか？

無脊椎動物も匂いあるいは臭いを嗅いでいるはずである。これについては、線虫で研究されている。[56] 線虫のゲノム解析の結果、匂いの受容体の存在が明らかになった。それらは、線虫では口唇に当たる部位にあるamphid感覚器（双器）の化学受容細胞で発現している。しかも一つの細胞で複数の受容体が発現している。これは、体を構成する細胞数が少なく、化学受容細胞が数個しかないことに対する適応と思われる。しかしながら、匂い物質が受容体に結合した後の反応は、G蛋白質を介しグアニル酸シクラーゼを経て、cGMPによって閉じるイオンチャネルを経由して興奮するなど、驚くほど、その仕組みは脊椎動物のそれに似ている。ところが、それにもかかわらず、受容体そのものを構成するアミノ酸配列は、脊椎動物のそれとまったく相同性がない。すなわち、無脊椎動物と脊椎動物の受容体には、連続性がなかったのである。これは両者が五億年前に、すでに分化しており、嗅覚はその後、独自に発達したためと解釈されている。結局、受容のメカニズムだけを見れば、驚くほどの相似を示すのである。

■ヒトにフェロモンはあるか

普通の匂いは、嗅覚器（鼻）から脳の主嗅球へ行き、大脳辺縁系外側部から視床と嗅皮質とを通って、大脳皮質へ達して認識される。一方、マウスなどでオスとメスが惹かれ合うという匂いのフェロモンは、鋤鼻器官（じょびきかん）

から副嗅球へ行き、扁桃体内側部を通って視床下部に達し、そこで終わる。つまり、大脳皮質では認識されない。このフェロモンの受容体遺伝子は、〝第六感の遺伝子〟とか〝一目ぼれの遺伝子〟と騒がれたが、実は未だに、ヒトの鋤鼻器官（成人では存在しない）で起こる現象はあまりはっきりしていない。フェロモンについては、デンマークの解剖学者のヤコブソン（Ludvig Jacobson：1783〜1843）が、ヘビが外界を探る時に舌を出し入れするのはなぜかという研究が始まりだった。研究の結果、ヘビは空気に触れた舌を、上顎にある丁度舌がはまるような溝に押し当てて、匂いを嗅いでいることがわかった。それでこの器官をヤコブソン器官、あるいは土を起こす鋤（すき）の形に似ているから鋤鼻器官という。マウスではよく研究されており、これがフェロモンを受容する器官である。その受容体は、嗅覚と同じくＧ蛋白質を介して働き、多重遺伝子であることもわかっている。ただし、嗅覚の受容体のアミノ酸配列との相同性はない。それ故、過去には鋤鼻器官は嗅覚と起源は同じでも、相当古い時代に分かれてしまったのだと考えられている。ヒトでは、口の中に鋤鼻器官がない。胎児の時だけかろうじて認められる人もいるが、大人ではない。それでも、幾つかの実験で無意識に〝好きな匂いの人〟と〝そうでない匂いの人〟とを区別しているというデータもある[17]。一方、マウスの鋤鼻器官に発現する受容体は、二種類のファミリーよりなり、その塩基配列からプライマーが作成され、RT-PCR法で増幅が試みられた。その結果、ヒトでも複数の受容体がクローニングされ、マウスのそれと三〇〜四〇％の相同性があった。では、ヒトは鋤鼻器官がないのに、この受容体はどこで発現しているかが調べられた。わかったのは、嗅上皮で発現していることであった[57]。すなわち一般の匂いの中に無意識の匂いも嗅いでいるのである。ここで研究は止まっている。上述したＭＨＣは、意識に上らない匂いであるが、ヒトにおいても、男女の間でＭＨＣの構造が大きく異なる者どうしが惹かれあうことがわかっている。この理由について、将来、生まれる子供にできるだけＭＨＣの多様性が増し、免疫現象で対応する幅を大きくするのに有利であるためと説明されている。ただし、当人どうしは、相手のＭＨＣの匂いなどわからない。一見、「恋は盲目」（Love is blind：シェイクスピア『ベニスの商人』より）のように見えるが、まだその正体は明らかでないにしても、実際はフェロモンに操られて相手を選んでいる可能性がある。

■クマノミとイソギンチャクの相性

サンゴ礁に棲むスズメダイの仲間、カクレクマノミなどのクマノミと、ソフトコーラルと言われる大型のロングテンタクルアネモネなどのイソギンチャクの〝共生〟は有名である。普通クマノミは、オス・メス一対でイソギンチャクの中にいる。クマノミはイソギンチャクを食べにくる魚を追い払い、イソギンチャクに寄生するエビやカニを食べる。もちろん、クマノミはイソギンチャクの中を棲みかとしている。ただし、クマノミにとって、類似のイソギンチャクの全てが安全かというとそうではない。そもそもクマノミが安全なのは、体から分泌される粘液が膜となってイソギンチャクの刺胞の発射を抑えているからであるが、棲みかにしているイソギンチャクから、別種のイソギンチャクの中へクマノミを移すと刺されてしまう。これは〝相性〟の問題で、クマノミの親が卵を相性の良いイソギンチャクのすぐ近くに産み、仔魚はそのイソギンチャクの〝匂い〟を覚えている。成長の過程で一定の時期が来ると、それまでイソギンチャクとは関係なく生きてきたのが、親と同じイソギンチャクの中に入る。[58] これについては、イソギンチャクが出す何らかの化学物質に反応して誘引されるのだろうと考えられてきた。二〇〇九年に、サントリー生物有機科学研究所が、ある種のイソギンチャクの物質はピリジニウム化合物の一種のアンフィクエミンとその類似体の複数の分子であることを見出した。一方、クマノミの方では、イソギンチャクに入る時には、イソギンチャクのその化学物質に相性の良い粘液を分泌する準備ができるのであろう。すなわち、クマノミは、イソギンチャクの匂いを、相性の良い種の匂いとして認識しているのである。人間どうしは、同じ種であるが、その間でも何となく〝相性が良い人〟と〝悪い人〟がいるような気がするのは、上記の「意識に上らない匂い」のＭＨＣにでも何か問題があるのだろうか？

ここで原点に帰り、日本語で〝相性〟の意味を調べると、『大辞林』には「性格がよく合うかどうか」とあり、精神的な事を説明している。一方、英語で相性を調べると「affinity」、「resemblance」、また「congeniality」、「harmonious」という単語も出てくる。これらも精神的な意味を含んでいる。しかしながら、おや？と思う単語も並んでいる。「chemistry」である。相性の訳が「化学」とは解せないが、この単語にはさらに「気質」「第一印象」という意味があり納得するが、一方、国弘正雄氏の『私家版和英』（朝日出版社）には、相性の訳として chemistry しかない。なるほど、相性は上記のように化学的分子で説明されるからである、とここでまとめて終わると文章の流れの中で切りが良い。しかしながら、さらにしつこく chmistry を調べると、アラビア語の alkimiya にたどり着いた。意味は〝錬金術〟である。ここよりさらに遡ることが可能であるが、相性から遠のくので止める。chemistry の最初の意味は、〝性質の変換〟が語源であり、この単語は、それが〝お互いにうまく行くか否か〟にあるのかもしれない。

【コラム3】

匂いと文化

平安時代前期に醍醐天皇の勅命による『古今和歌集』（九〇五〜九一二年の間に完成か）に「五月待つ花橘の香をかげば昔の人の袖の香ぞする」（詠み人しらず）と、柑橘系の花の匂いが歌われているが、日本独特のおくゆかしい言い方であるという評価がある。また、日本では檜の香りなどのすがすがしい匂いが好まれる。檜にはヒノキチノールという殺菌成分が含まれるが、神社仏閣の普請にこの木が使われるのは、丈夫さは勿論だが、この意味もあるのかもしれない。一方、西洋の象徴的な花の一つとしてバラがあげられる。バラは紋章にまで使われ、バージンロードに撒かれたりするほど人気がある。バラの芳香成分の中には、シトロネロールやゲラニオールなどのアルコール系の成分が含まれており、しかも殺菌作用がある。これは、当時、英国で酸鼻を極めていた風土病であるマラリアに対抗するためであったという説もある。したがって、バラからも香水がつくられた。西洋では、香水の起源はエジプトにあり、宗教的な意味から用いられてきたが、中世になってもお湯を使ってお風呂に入るという習慣は生まれなかったので、体臭を消すために香水が使われだし、種々の香水が開発され、文化として洗練された。日本においても、昔は、現代のようにお湯の中にどっぷりと体を浸すという習慣は無かったために、体臭を消す方法として、例えば十二単にお香を焚きしめる方法が考えられ、香道へと発達した。西洋であろうと東洋であろうと、体臭を消す文化の発達には、一定の貴族階級が生じる必要があったように思える。一般庶民は、自分の体臭など気にしなかったに違いない。近くの川や池へざんぶと飛び込めば良いのである。それどころか臭いはきついが、ビタミンB_1の吸収を高め、疲労回復に効果があるニンニクが好んで食べられた。日本へのニンニクの到来は、仏教の伝来と前後して八世紀頃である。『源氏物語』の「帚木」の巻にある「雨夜の品定め」では、風邪を引いたため、ニンニク（「極熱の草薬」と表現されている）を食べた女性が、「私の息は、臭いので今宵はお会いできません」と、訪れた男に会うのを断っているが、貴公子たちは、今日来ることは承知していたはずであるのに、いかにもわざとらしいとして、そのような女性の利口ぶった様子を話題にしている。[22] 私が育った街では、ある神社の前に一杯飲み屋があり、そこの暖簾に「葷酒山門に入るを許す」と書いてあるので「見ておくように！」と高校の国語の先生が言っていたのを覚えている。葷酒とは、ネギ、ニラ、ニンニクなどの匂いの強い野菜と酒のことで、僧侶の修行の妨げになるというのである。これは、寺院の戒壇石に刻まれる言葉で、本来は「葷酒山門に入るを許さず」が正しいのであるが、飲み屋のシャレである。ところで臭いとはまったく関係がないように思える案山子は、本来は〝かがし〟の発音が正しい。元々の案山子は、竹に人の髪の毛を焼いて挟んだり、イワシの頭を焼いて立てたりして、鳥獣に臭い臭いを嗅がせることによって稲に近寄らせないためのものであった。西洋にも案山子はあり、scarecrow というが意味は〝からすおどし〟で、表面的な文化の類似である。

緑の黒髪

中国の漢方は、陰陽五行説に基づいた治療法である。肝臓は〝木〟、心臓は〝火〟、脾臓は〝土〟、肺は〝金〟、腎臓は〝水〟の五つの元素の象徴とされ、医師によって体系化されていた。しかし、漢方の〝ツボ〟は、形態学的証拠すら、まだ現代のサイエンスでは証明されていない。ところで、古典的な漢方では甲状腺という器官はない。甲状腺はヨードを主体とするホルモンを分泌する。中国の山岳地方に住む人々の間でヨード不足で喉が腫れる病気に罹った時、海に産する海綿や海藻などを焼いて粉にして、それを飲むという処方があった。なぜ、そのような治療法を思い付いたのであろうか。日本においても、髪の毛を黒く保つには、海藻を食べると良いという。単にワカメが黒く、髪に良いという連想からであろうか。島崎藤村の「惜別の歌」の中の一節

に、

君が　さやけき　目の色も
君　くれないの　唇も
君が　緑の　黒髪も
また　いつか見ん　この別れ

とある。詩に小理屈など必要はないが、大和言葉で緑は本来、色を意味していない。緑という言葉は〝芽出る〟（メデル）の転かもしれず、木の芽や草が芽吹く様子を表した言葉だと言われている。すなわち、〝みずみずしい髪〟の意味である。ただ、中年の女性で病的な抜け毛は甲状腺機能の低下に原因がある。だが、なぜ海藻が髪に良いとわかったのであろうか。古来、人々は、あたかも病気の原因となる器官が存在し、その器官が求めているものに適切に対応をしてきたように見える時がある。このように考えると、日本の各地、あるいは世界の各地に、体の不調を直すための言い伝えや民間療法が多く残っていると思われるが、その何％かに、現代の科学で説明できる臓器や器官との関係が秘められているような気がしてならない。

第5章　心臓

■心臓にこころがあるか

文字通りに解釈すれば、心(こころ)の臓器である。古代の日本語では、心臓を〝こころ〟と言っていたらしい。[59] 心という字は、心臓の形を表す象形文字に由来する。ということは、古代中国の人は、心が心臓に宿っていると考えていたことを意味する。英語のheartという言葉は、ギリシャ語のherz（振動）に由来する。ヒトが死ぬと心臓の鼓動と呼吸が停止する。したがって、古代メソポタミアや古代エジプトにおいては、呼吸は大気中にある〝霊的なもの〟を体内に入れるための仕組みであり、それが入った血液を廻す心臓が心の座であると考えられていた。古代ギリシャにも同様の考えがあった。なぜなら、感情の影響によって心臓の拍動数が左右される、動物を解剖すると左心室に空気（霊魂）が入っている、というのが主張の基である。動脈はそのための通路で、英語のarteryという動脈を表す言葉は、ギリシャ語の元の意味、wind pipeに由来する。もちろん現在では、心臓の停止とともに送り出す血液が無い場合は動脈はつぶれるが、解剖の時に動脈が切られると、そこから空気が入って左心室まで達する結果、そのように見えることがわかっている。静脈を表すveinは、ラテン語のvena（血管や水脈を意味する）に由来し、元の意味がそのまま使われている。ただし、日本語の〝動脈〟、〝静脈〟、また、〝神経〟という言葉は、『解体新書』（一七七四年）において初めて用いられた杉田玄白らの造語である。一方、古代ギリシャでも、心は脳にあると主張する人もいた。アルクマイオン(Alcmaeon：BC550~500)は、精神活動の座は脳にあると説いた。その根拠は、脳震盪を起こすと感覚傷害を伴うし、視神経が脳につながっているからであるとした。発生過程で最初に脳が現れるし（これは当時、ニワトリの発生などを裸眼で見た結果である）、てんかんは、脳の状態に何かの障害が起きた時に起こるなどが、その根拠に当たる。プラトン（Plato：BC427～347）もこの意見に賛成している。ところが、その弟子のアリストテレス（Aristotle：BC384～322）は、心臓こそ霊魂が宿るところであり、脳は熱くなった血液を冷やすための器官であると説明している。なお、アリストテレスは、前述のアレキサンダー大王の家庭教師であったことがある。[60] その時アリストテレスの年齢は四十過ぎで、王の方は十四歳であった。この時に心臓の働きについても教えたのであろうか？　さらに完全に余談であるが、アリストテレスの履歴を人名事典で調べていると、その隣の人の経歴が目に入った。その人名事典によると、古代ギリシャのアリストメデスという軍人がスパルタ人を三〇〇人も殺し、後で彼自身が殺され胸を切り裂かれた時に、彼の心臓は「all covered with hair」と書かれていたので、「心臓に毛が生えている」という言い方はこれに由来しているのかもしれない。

■平安時代の心因性心臓病

平安時代中期に完成した『源氏物語』に、紫式部（生没年不詳）は、光源氏の最初（？）の正妻である「紫の上」の病気について、主訴として高熱と胸痛を挙げて書いている。古典医学研究家の槇佐知子氏は、同物語を医術的観点から詳しく検証し、ストレスが心臓に影響して現れた症状であるとしている。[22] 物語の中では二回の発作が記述され、どちらも光源氏が他の女性の元に外泊した時に起きたことになっている。ストレスは現代ばかりではなく、当然、昔もその時代なりに多様なストレスがあったことは間違いない。ただ当時は、病気の原因がもののけや、六条の御息所の生霊にされたのである。

一方、同時代の貴族に、藤原道長（九六六～一〇二八年）がいた。紫式部の才能をかっており、『源氏物語』の完成を促している。彼の糖尿病については後述するが、心臓の病を抱えていたと思われる。[61]『御堂関白記』

は、彼自身による日記であるが、五十歳を過ぎてから、一年の間に回数にして四〇回以上も、大声を出さざるを得ないほどの胸苦しさに襲われたとある。しかし、年齢を重ねると、その発作は逆に年数回に減少していくのである。治療として、仏教の加持祈祷を行うと発作は収まる。この道長の心臓病を狭心症とみなすわけにはいかない。それほど頻繁に繰り返すなら、当然、心筋梗塞へと病態は進むはずである。当時、道長は、長女を一条天皇の皇后に、次女を三条天皇の皇后に、四女を後一条天皇の皇后にすることに成功していた。娘の結婚の日取りは、陰陽師として有名な安倍清明（九二一～一〇〇五年）に占ってもらったことがその日記に書いてある。三人も皇后にできたことは、歴史上、異常な事態で、異常であるからこそ周囲との軋轢は異常なほど大きなものになり、彼は不安とストレスに押しつぶされそうになっていた。誰かの呪詛により、病気を引き起こされたと考えていたのかもしれない。また一方で、あまりにも満ち足りていたため、当時、進行しつつあった糖尿病もあり、体の不調に気持ちが行き過ぎていたのだ、という解釈もある。いずれにしても、彼の心臓病は心因性のものであろう。

■現実の心臓

心臓は、胸を開けるとすぐに見えるものではない。心嚢膜という袋に入っており、心臓はその袋の中で心嚢液に浸かっている。これは心臓が拍動に際して、直接、周囲の組織にぶつかってどちらも傷つくことを避けるためである。この袋は解剖学的には、体腔膜の一種である。以前に見た『救命救急室』というテレビドラマで、心臓が破れ、血液がどんどん心嚢の中へ漏れ出し、心臓の拍動自体を抑えてしまうという設定があった。これは心タンポナーデという症状である。タンポナーデという言葉は、詰め物をするという意味に近く、この場合は心嚢という袋に血液が詰まってしまったということであろう。この袋は、通常、血圧で破れるどころか、心臓の鼓動を止めてしまうほど丈夫である。そこで新米の医師が、心嚢膜に長い針を突きたて、溜まった血液を吸引し心臓の拍動を再開させることができるか否かが、ドラマのヤマであった。

拍動で送り出す量は、五リットル程度、一分間に六〇回繰り返す。一日当たり約八トンもの血液を押し出しているので、一カ月では二四〇トンに達し、その体積は奈良の大仏に匹敵するという計算がある。心臓の大きさは握りこぶしよりやや大きく、体重の二〇〇分の一程度である。心臓は胸の中央にあるが、左にやや寄っているといわれるのは、一番強く血液を送り出す左心室の拍動を左に感じるためである。心臓マッサージの時に、胸の中央を押すことを思い出せば心臓が左に位置しないことがわかる。心臓は右心房近くにある特殊な筋細胞が出す電気信号が、他の心筋に伝わり拍動する。その信号の伝達過程を明らかにしたのは、ドイツへ留学していた日本人研究者の田原淳（たはらすなお）（一八七三〜一九五二年）である。この電気的信号は、弱いながら他の臓器にも伝わる。そこで皮膚に到達した微弱な信号を増幅して可視化したのが、心電図である（図33）。波形は、アルファベットの順に名がつけられている。Sが大きく下がってTと差がある場合は、心室がうまく収縮できていないことを意味し、狭心症などが疑われる。ただし、必ずしも狭心症とは限らないので、素人判断は禁物である。Qが大きく下がっている場合は、拡張がうまく行っていないことを意味し、一部の心筋が死んで心筋梗塞を起こしていることを示している。これも素人判断は禁物である。

心臓を形成する筋肉は、生まれてまもなく分裂を停止し、細胞は一生変わらない。体の成長とともに心臓も大きくなるのは、筋細胞の中のミオシンフィラメントの量が増えるからである。また成人に達しても古いフィラメントは、二週間程度で新しいそれに置き換わる。分裂できないのは骨格筋と同じく横紋筋で、分化しきってしまっているからである。ただし、心筋は骨格筋とは筋細胞どうしの接着の仕方が異なる。もし、事故などに遭って、骨格筋の一部を切り取られると、その部分は再生しないので、残りの筋肉を鍛えてミオシンフィラメントを増加させて、失った筋肉の分を補うという形になる。心筋は骨格筋と違い、当然、不随意筋である。聴診器で聞くドッキンという心音は、心房と心室を仕切り、逆流を防ぐ弁が閉じる時にぶつかり合う音であ

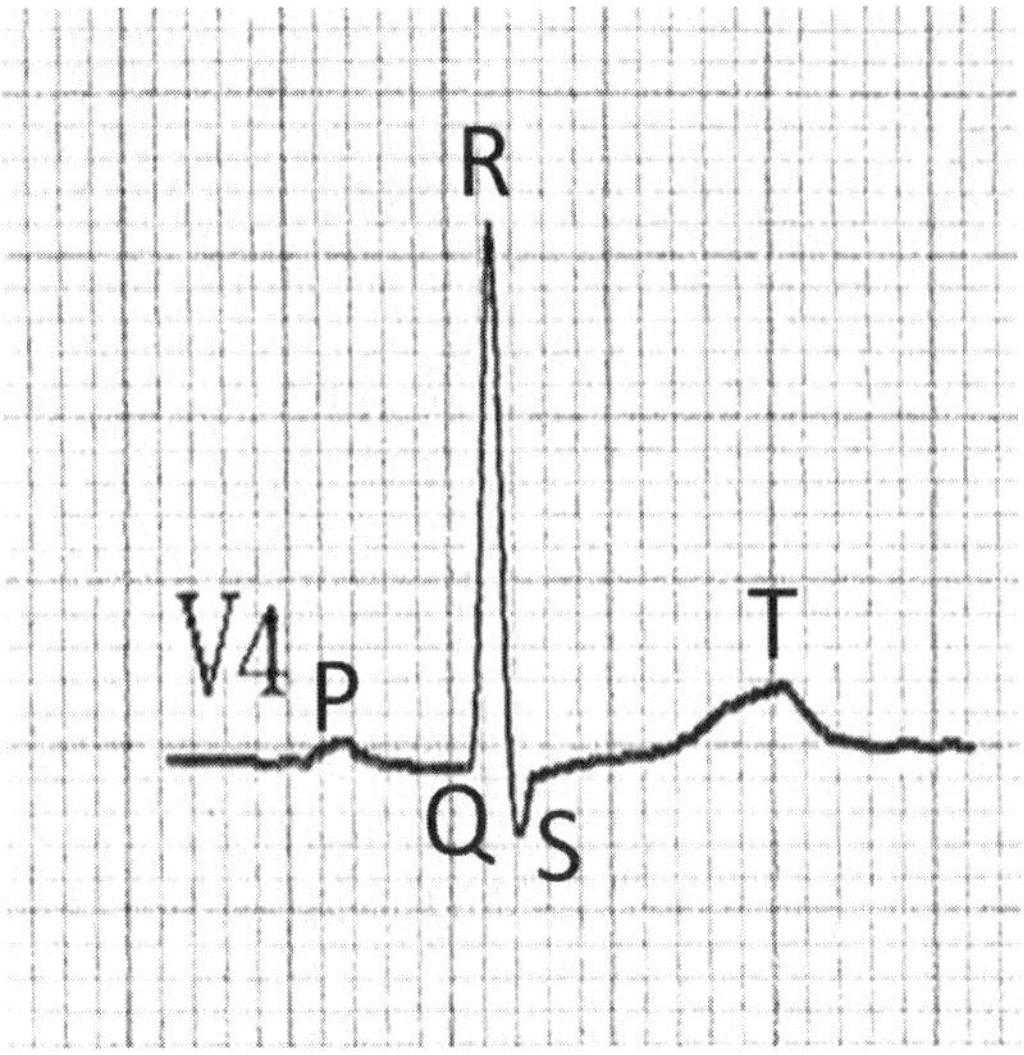

図33 心電図の波形
心室中隔付近（V4）より得た著者の心電図。

る。弁がキチンと閉まらないと、「シュー」という漏れる音が聞こえ、心雑音という。心臓が血液で満たされた臓器であるからといって、筋細胞が直接、血液より酸素や栄養をもらうわけではない。ただし、カエルなどはそのようにして心臓に栄養を与えている。ヒトの心臓の筋細胞に栄養を与えるのは冠動脈といわれる血管で、大動脈からすぐに分かれて心臓を冠のように取り巻くのでこの名がある（ただし、心臓を上下逆転させて見た時である）（図34）。
しかし、冠動脈の走行の仕方には問題がある。他の普通の動脈のように枝分かれしながらも、その先で再び結合して、さらに枝分かれするということをしない。一度、枝分かれしたら、それっきりである。ここが問題で、枝のどこかで詰まったら、もうその先へ血液は行かないことを意味する。詰まる一歩手前で血液が流れづらい状態が狭心症で、完全に詰まりその先の心筋が死んで収縮性を失ったのが心筋梗塞である。小泉八雲はヘビースモーカーで、これが原因で動脈硬化が進み、二回の心筋梗塞の発作を起こして亡くなっている。[61]

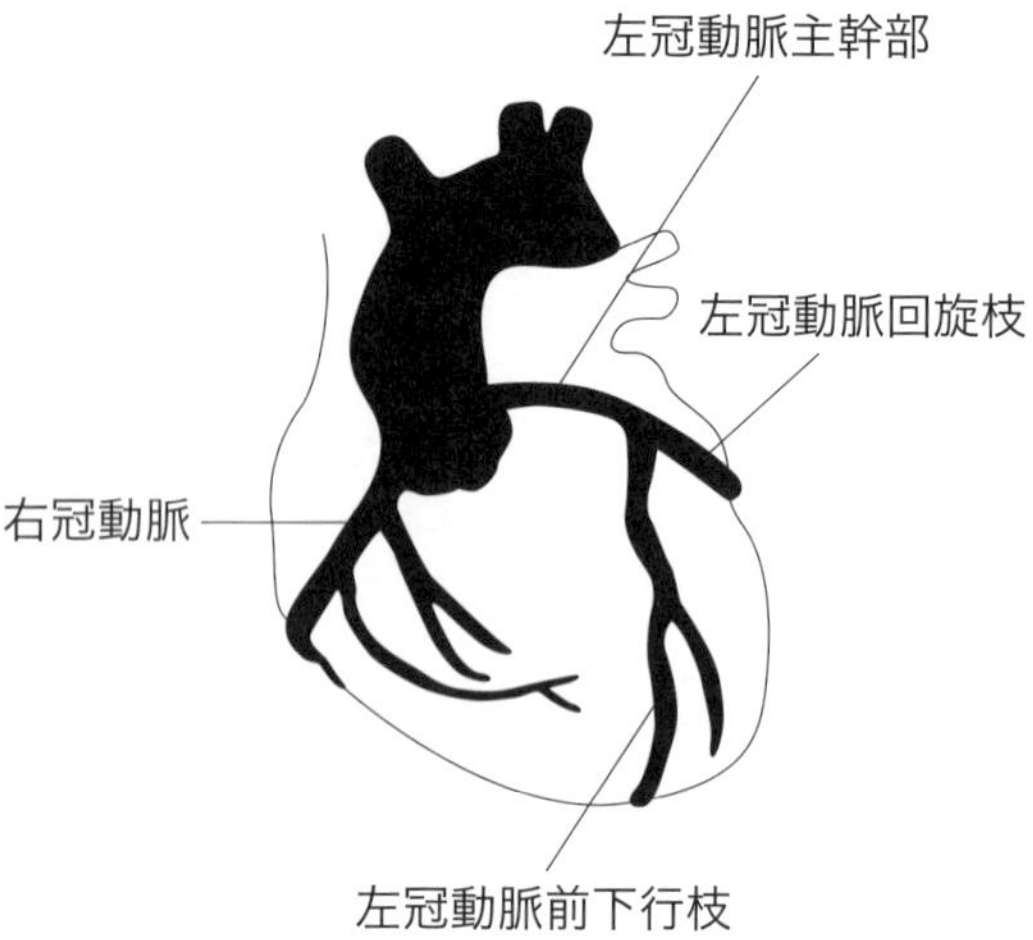

図34　冠動脈
心臓を逆さにかぶった冠のように取り巻く。

そこで、冠動脈のどこかがもはや使うことが出来ない状態なら、他から血管を持ってきてつなぎ、詰まっている先に血液を流そう、すなわち、バイパスを作ろうという発想が生まれた。そこで、足にある大伏在静脈は、その太さや丈夫さ、また、それが無くともそこの血流に影響が無いことから、実際に使われていたのだが、十年も経つとその静脈に負荷が掛かり過ぎてあまり良くない状態になってしまう場合もあることがわかった。これは全ての人がこうなるということではない。そういう場合を想定して、やはり動脈は動脈で置き換えるのが良いとなって、胸骨の裏にある左右二本の内胸動脈が使われるようになった。これらの血管もそこから外してもそこの血流に影響は無い。二〇一二年の今上天皇の冠動脈手術では、右の内胸動脈が用いられた。さらに、すでにそれらの血管を使ったが、再び、バイパス手術の必要がある患者に対しては、日本人の医師が、胃大網動脈を使う手法を発明し、実践している。ここに至った経緯は、ドキュメントとして海堂尊氏が『外科医　須磨久善』（講談社文庫）として出版している。発想、心情、人生を含めて、興味深い人物の須磨医師は、二〇一三年三月現在、東京都代官山「須磨ハートクリニック」院長である。

■医師が体をはった心臓カテーテル

心臓疾患の確かな診断をするには、心臓カテーテル検査等が必要な場合もある。心臓カテーテルとは、手足の静脈あるいは動脈から中空の管を入れ、そこから造影剤を出してX線撮影し、冠動脈に詰まっている部分があるか否かを調べるものである（写真4）。日本語のカテーテルはドイツ語のKatheterをそのまま、ドイツ語の発音の通り読んでいる。英語ではcatheterである。

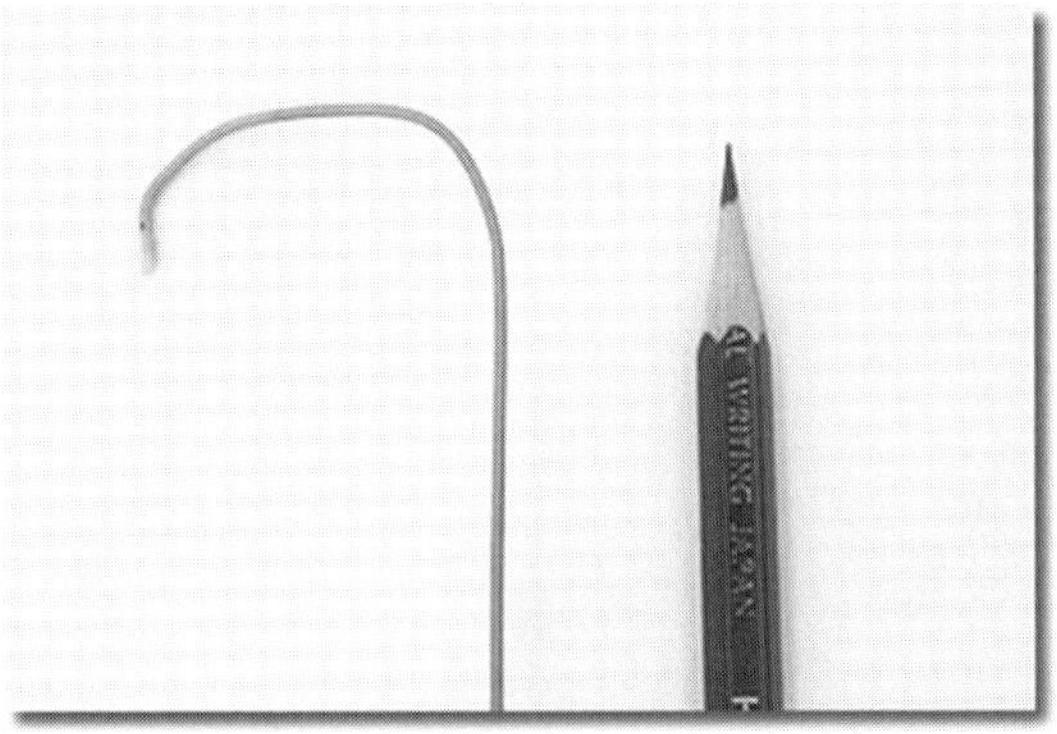

写真4　心臓カテーテルの先端
写真提供：医療法人　厚生会　福井厚生病院　循環器センター

血管に管を入れるというアイディアは、かなり昔からあったが、一九二九年、ベルリン郊外にある三流病院の外科医であったフォルスマン（Werner Forssmann：1904～1979）が、自分の肘の静脈から尿道カテーテルを血管に入れ、そこから押し込んで、先端が心臓に確かに入っているのを自分でX線撮影して有名になった。この手術の際に、ある看護師が協力を申し出たが、責めを負うのは自分だけで良いと言って、一人で実行した。撮影が成功して彼は有名になったものの、結局、彼が懸念した通り、このような手法は人の命を脅かす危険行為と見なされ、彼は務めていた病院を解雇されてしまった。その後、彼はスイスの病院で泌尿科の医師として過ごしていたが、現代では欠かせない医療技術であると認められ、三十年後にノーベル賞を受けるに至った[8]。

心臓カテーテル検査は、私も受けたことがあるが、その時は手首の動脈から入れた。経験を積んだ医師なら、あれよあれよと言う間にカテーテルが冠動脈に達し、麻酔は管を通す血管の開始点のみなので、リアルタイムで自分の冠動脈がどうなっているかを見ることができる。検査に心配は要らない。痛みも不快感もほとんどない。もちろん、自分の心臓に管が入って行くところなど、見たくもないという人も当然いるであろう。その場合、見る必要はもちろんない。ただし、人によっては、手首の動脈がカテーテルの挿入によって収縮を起こし、それ以上、カテーテルを挿入するのが困難な場合があり、そのような時には、大腿動脈あるいは大腿静脈からカテーテルを入れる必要がある。これは術後、動脈や静脈の穴がふさがるまで、少しの間ではあるが、身動きがやや不自由になるかもしれない。これらの直径は、診断用が一・七ミリメートル、冠動脈に狭窄がある場合には風船を入れて狭窄部を広げる必要上、治療用の二ミリメートルが用いられる。先端は器用に曲げることができるし、先端から造影剤を出しながら、映像を見て診断する。同時に、心臓の中の圧力、血中の酸素飽和度を測定し、血行動態を把握できる。

■ペースメーカーの進化

右心房付近に洞結節と呼ばれる細胞集団がある。これらは心筋細胞ではあるが、細胞内に筋原繊維が少なく、横紋構造も明確ではない。その代わり、一分間に六〇～七〇回の間隔で自動的に興奮して電気を起こし、心臓の拍動において刺激伝達系の最初の刺激となる。この働きから、この部分をペースメーカーという。これが上手くいかないと不整脈が生じる。ただし、不整脈の中には問題がない不整脈もあり、全てが危険なわけでもない。原因が心臓に無い場合すらあるので専門医に相談するのが一番である。

最近は、ペースメーカーも進歩して、大きさも五〇〇円硬貨を一回り大きくした程度のものが一般的である。本体からリード線を出して鎖骨下静脈を通して心臓の洞結節ないし刺激が必要な部分に電気を流す。ペースメーカーの機種によっては、体の運動による負荷によって一〇％程度、ペースを自動的に変えることができる。ただし、心理的変化による拍動数の変化にはついて行けない。電源はリチウム電池を使い、七〜八年で交換する。二〇〇五年に、東北大学の研究者が炭素電極にグルコース分解酵素を塗りつけ、血液中に入れるとグルコースを分解してエネルギーを得る、全く新しい燃料電池電極を開発した。もし、これがペースメーカーに利用できるようになれば、電池の交換は不要となる。

さらに二〇一一年の十一月に産業技術研究所関西センターで、小型の箱を体表に埋め込み、それに光を当てて発電させ、それをペースメーカーに応用しようという試みが始まった。この箱は、レアメタルの一種であるビスマスの合金でできており、シリコン樹脂が覆っている。この樹脂にはカーボンナノチューブ（carbon nanotube：CNT）が練りこんである。この箱に近赤外線を当てるとCNTが発熱し、ビスマス合金が熱を電気に交換する。ペースメーカーには二〇〇ミリボルトの電圧が必要であるが、現在のところ残念ながら、それに達していない。十年後の完成を目指している。

■人工心臓の現在

心臓に重篤な症状がある場合は、本当に困ってしまう。そこで脳死判定の人の善意による心臓移植の方法がある。これまで世界で六万例ほど行われており、結果も良好と言われている。ただし、これは必ず自分の免疫型に適合するドナーの出現を待たねばならず、莫大な費用が掛かると同時に倫理的な問題を生じる場合がある。

そこで、これまで種々の人工心臓が考えられてきた。心臓を完全に人工のものと置き換えるタイプと、心臓の働きを補助するタイプがある。現在では、後者が主流である。補助するタイプでも人工心臓を体外に置くか、体内に置くかの二通りがある。最近、日本で、画期的なタイプを作り出して、厚生労働省の認可を受けるに至った。補助人工心臓は、血液ポンプ、その制御装置、電池、情報処理装置などから構成されるが、認可された機種は血液ポンプを体内に埋め込む方式で、他の附属する装置はコンパクトにまとめてカバンのように肩から吊り下げることも可能である。従来のタイプでは、本物の心臓のように拍動する人工心臓であったが、最近は、羽根車を人工心臓の中で回して血液を送り出すタイプに変わってきた。新開発の心臓が画期的なのは、羽根車を人工心臓の内部で、磁気で浮かせて回すことである。羽根はどこにも触れず、また軸が必要ないので、血栓の生成を抑えられるという。

二〇一一年、東京医科歯科大学と東京工業大学のチームが、安価で耐久性にすぐれ、子供から大人まで使える、使い捨ての補助人工心臓の開発に成功した。これは、体外に置くもので、直径は八センチメートル、重さは数百グラムのポリカーボネート製である。羽根車は、上記の埋め込み型と同じく磁気浮上で回る。使用期間は一カ月程度を仮定している。近いうちに国に製造販売の申請をする予定だという。

■心臓病の最新治療法

大阪大学医学部附属病院の澤芳樹（さわよしき）医師（二〇一三年現在、同大学大学院医学系研究科教授）は、七年の歳月をかけて、「心筋シートによる治療」を開発した。最初の対象者は、拡張型心筋症という重篤な男性患者であり、この人は、補助人工心臓をつけ脳死心移植の順番を待っていた。拡張型心筋症というのは、左心室の筋肉が弱って薄く伸び、血液を送り出すほど力強く収縮できない状態の病気である。現在、その部分を三分の一ほど切り取って縫い合わせ、心臓を元の大きさに戻す、いわゆるバチスタ手術（Batistaという名前のブラジル出身の医師が考案した）が行われる場合があるが（正式には左室縮小形成術）、手術の難度が高く、予後が必ずしも良好でない場合がある。そこで、前記した須磨医師が、その変法を考え出し、生存率を上げている。一方、澤医師は、全く違う方法を編み出した。心臓にメスを入れないのである。患者の大腿部の筋肉より一〇グラム程度の筋肉を採取し、その中から筋肉が傷ついた時に働く筋芽細胞を取り出して、これをシャーレに入れて培養し、直径三・五センチメートル、厚さ〇・〇五～〇・一ミリメートル程度のシートに増殖させた。これを三枚重ねにして一枚とし、心臓の左心室を中心に合計二五枚を重ねて、特殊な糊で貼り付けた。その結果、心臓の収縮する力が強まり、補助人工心臓をつけている必要がなくなり、前述の男性患者は七カ月後には退院できた。心臓移植しか助かる方法が無いと言われた人が自力で歩くことができるまでに回復したのである。これは、貼り付けた筋肉シートが心臓の筋肉細胞に変化したのではなく、貼り付けた筋肉細胞より、心臓の筋肉の運動を助けるサイトカイン（cytokine：細胞どうしの情報伝達のために分泌される蛋白質分子）が分泌されたと考えられている。その後、この方法は、心筋梗塞で心臓の働きが正常の四分の一あるいは三分の一しかない患者にも試みられ、良好な結果を得ている。またこの方法は、自分の細胞からシートを作るので、拒絶反応を生じない。しかしながら、心臓の状態によっては、この方法が取れない患者もいるので、まだ万能ではない。また、年齢は七十歳以下が対象で、高齢者には向かない。

二〇一一年七月の『Nature』に、マウスを使って、心筋梗塞を起こして死んだ細胞を新しい細胞と取り換える試みが発表された[62]。それは、心臓を包む心嚢膜の一番内側の細胞層を利用するもので、この細胞は、胎児の時に心臓の形成に当たり、胎児の心臓の成長や冠動脈の血管の成長を調節する因子を放出し、自らも心筋の中に移動し、心筋細胞を作る細胞である。さらにこの細胞は、平滑筋細胞や繊維芽細胞を作りだし、冠動脈を取り巻くという。このように、この細胞は心臓を作り出す幹細胞にかなり似ている。その詳しい機構もわかりつつあるが、人間で試されるのは、もう少し、後になるだろう。

さらに、大掛かりな手術を伴わない治療が岡山大学病院新医療研究開発センター再生医療部（二〇一二年現在、王英正教授）で始まっている。この治療は二〇一〇年から二〇一一年にかけて、生後五カ月の子供から三歳十カ月の子供七人に対して行われた。子供たちは生まれつき心臓の左心室の形成が悪く、血液を体循環に十分に押し出すことができない。そこで、心臓より約一〇〇ミリグラムの細胞を採取し、その中から心筋細胞を生み出す幹細胞を取り出し十日間培養した。その結果、一八〇万個の心筋細胞ができ、それを二立方センチメートル程度の液体の中に入れて、心臓カテーテルで左心室に戻したのである。その結果、五～一三％の収縮力の改善が見られ、この方法の発展が待ち望まれている。

前述した拡張性心筋症の原因は不明である。したがって、その心臓に対して、積極的な薬の投与や手術はできず、対処療法がせいぜいである。そこでアメリカのスタンフォード大学の研究チームは、山中教授のｉＰＳ細胞を用いて以下の実験を行った。家族三代にわたって四人この病気を発症させている家系のヒトの皮膚から心筋細胞を作った。同時に、健常者三人の皮膚からも心筋細胞を作り、比較したのである。すると、心筋細胞そのものが、この病気のヒトでは収縮力が弱いとわかった。そこで現在、その作り出した心筋細胞を用いて、何が原因で収縮が悪いのか、また、どの薬が有効であるかを調べている。本物の心臓を使わずに、原因や有効な薬を見つけることができる可能性が非常に高くなったのである。

また二〇一二年に京都大学の研究者らが、ｉＰＳ細胞を効率良く心筋細胞に分化させる有機小分子化合物（KYO2111と名付けられた）を見出した。分化させた心筋細胞を治療に用いるには、少なくとも一人当たり一〇億個が必要である。従来は、細胞を培養するためには、細胞の情報を担う蛋白質であるサイトカインを含む培地で行う必要があったが、こうした培地は一〇〇〇万円と高価であり、しかも仔ウシの血清を培地に必要とするため、細胞がウシの持つ何らかのウイルスに感染する危険がゼロではなかった。また、分化の効率も良くても六〇％台と安定しなかった。しかしながら、この化合物を含む培地では、分化の効率は九八％と著しく高く、価格は二〇分の一の五〇万円で済むという（金額は治療費を意味するものではない）。

■サメの心臓からヒトの心臓へ

魚類の中で分類学上、真骨魚（しんこつぎょ）といわれる、スーパーマーケットの店頭で見られる、どこにでもいる魚の心臓では、肝臓から戻ってきた血液が、薄い袋状の結合組織よりなる静脈洞と呼ばれる部分へ入る。血液は心房という薄くて拡張性に富む袋へ入り、次に壁の筋肉が発達している、心臓の主要部である心室に入る。ここから血液はエラに向かって押し出される（図35）。

ちなみに、心房の〝房〟とは室を意味し、平安時代に身分の高い女官に与えられた自分専用の空間を指す。自分の妻の意味の〝女房〟は、安土・桃山時代から使われたという。話を戻すと、心室より強く押し出された血液は、複雑に分岐したエラでガス交換を行って、その後、体循環に入る。心臓からある程度の圧力（血圧）をもって押し出された血液は、エラで毛細血管に分岐するため、血圧が著しく低下した状態になってしまい、末梢におけるガス交換や栄養の分配などの生理には不利である。そこで多くの魚は体を左右に振りながら泳ぎ、筋肉で血管を押し付けて血圧の上昇を助けることになる。魚の種類によっては、呼吸と血圧の確保のために一生、泳ぎ続けねばならない種がいる。

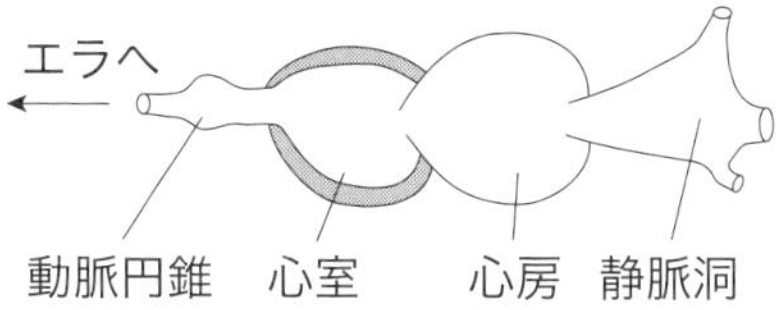

図35　真骨魚の心臓

心臓における魚類から哺乳類への変化は、どのようにして高い血圧で血液を体循環に回すかの進化であるという見方もできる。一方でもう一つ、真骨魚の心臓で気になるのは、血液を送り出す一番重要な心室が、直線状に並んだ心臓の途中にあることである。哺乳類において、血液を体循環へと送り出す左心室は、途中にあるのでなく、立体的に配置されて、収縮や弛緩などの運動に一番、都合の良い場所を占めている。そこでサメの心臓を見てみる（図36）。サメは軟骨魚類に属し、古い形質を持つ動物である。ところが真骨魚の歴史を見ると、これらは地球上に哺乳類が現れる少し前に出現した動物で、比較的新しい。私たち、陸上脊椎動物を生み出してくれた魚は、シーラカンスやハイギョなどの古代魚であって、サメと同様に真骨魚より古い動物

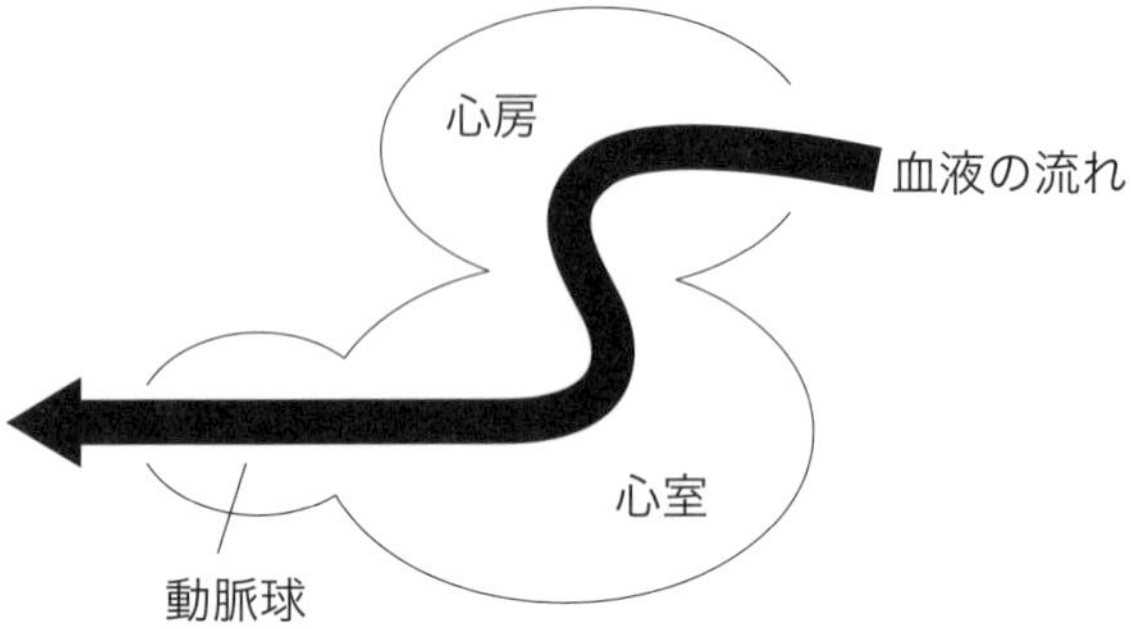

図 36　サメの心臓

である。したがって、陸上動物の心臓の進化は、真骨魚ではなく、古い魚類の血を引いた魚の心臓を見るべきであるということになる。実は、サメの心臓は、心房が心室の上にきており、心室は後ろを気にせず、ある程度の余裕を持って収縮し、血液を押し出すことができる。

両生類の心臓においては、さらに心房が体の前方へ移動し、心室の自由度は一層増す（図37）。しかも心室は左右に分かれて、肺循環が確立する。ただし、心室の隔壁はまだできていない。

なお、無脊椎動物の心臓は、脊椎動物のような明確な一個の器官ではなく、血管が収縮性を持ち、血液を押し出すタイプのものが多い。節足動物の昆虫（ハエ等）や環形動物のミミズ［目不見（メミズ）が、日本語の意味］でも、背側にある大きな血管を背血管といい、腹側にある大きな血管を腹血管という。背血管は、尾から頭へ血液を送る役割を持ち、腹血管はその反対である。その背血管の前方部に幾つか収縮性を持った部分があり、拍動する。また、ミミズでは背血管と腹血管をつなぐ横行血管も拍動する。

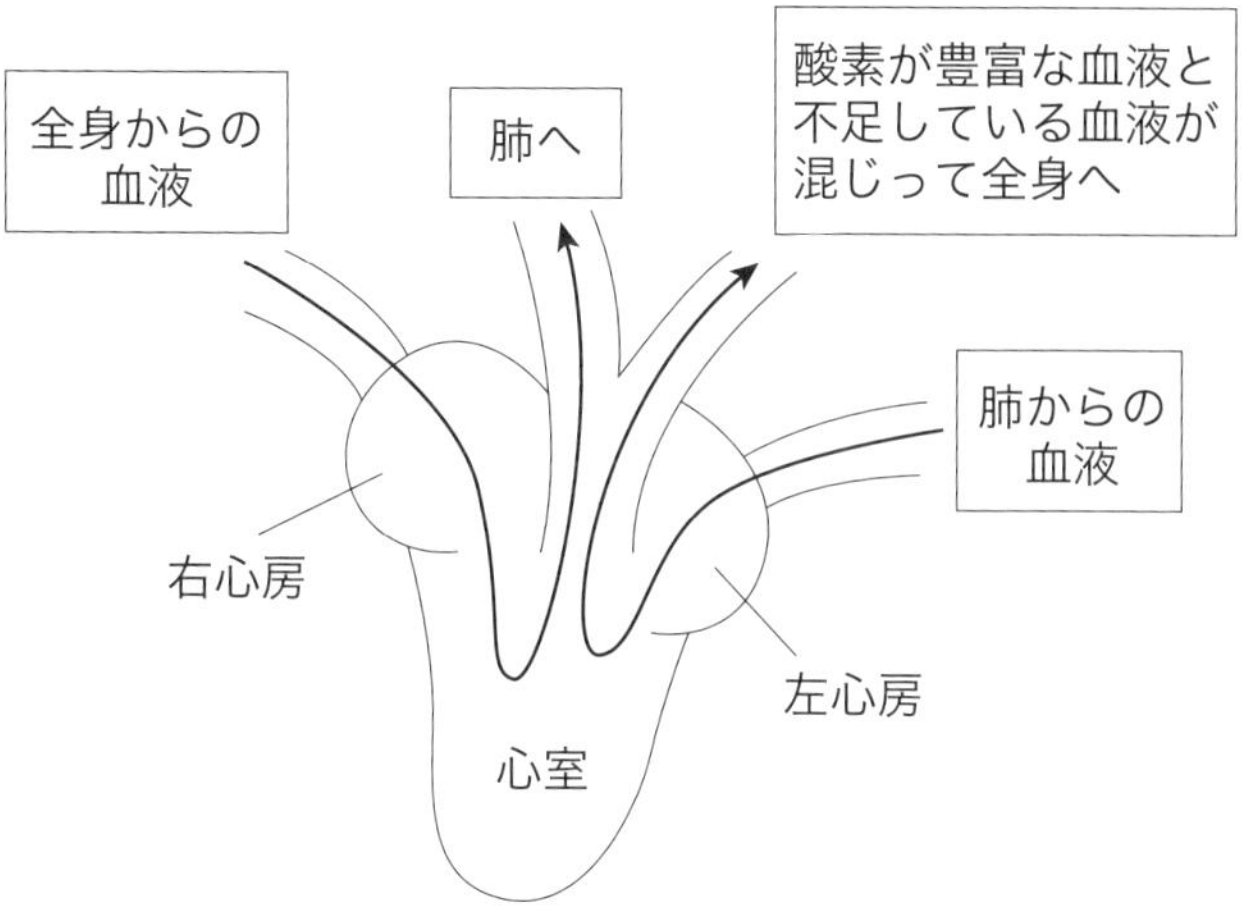

図37 両生類の心臓

■心臓を作らせる遺伝子

一九九〇～一九九三年ごろ、ショウジョウバエの研究から思わぬ事実が明らかになった。日本語でショウジョウバエのショウジョウとは、漢字では猩々と書き、中国の架空のサルのような動物で、いつも酒を飲んでいるので顔が赤い。このハエは、大きな赤い眼を持ち、一見、顔が赤いように見えるところから名付けられたらしい。英語では、このハエが果物やワインなどの匂いに惹かれて飛んでくることから、fruit fly という。このハエにおいて外胚葉、中胚葉、内胚葉が、発生の過程で何に分化するかを研究していた時、中胚葉の分化には *twist* と *snail* という遺伝子が重要な役割を果たしていることがわかったが、米国の研究者は、これらの遺伝子が発現した後、一過性に mesoderm-specific homeobox-containing gene (msh-2) という遺伝子も発現することに気がついた。そこでこの遺伝子をノックアウト (knockout) して働くことが出来なくすると、ショウジョウバエにおいて心臓と内臓筋が形成されないことを発見した。[64] そこで、この遺伝子を *msh-2* という説明的な名称から『オズの魔法使い』に出てくる、心がほしいと願っているブリキ男にちなんで、改めて *tinman* と名付けた。この遺伝子の塩基配列を調べると、約一八〇塩基対からなるホメオボックス（homeobox：動物、植物、菌類の間で相同性の高い塩基配列で、ショウジョウバエの発生の過程で体節をつくる現象、ホメオーシスという言葉に由来する）が見つかり、その部分が発現させる蛋白質はこれ以降の中胚葉の分化に必要な部位のDNAに結合して、分化の引き金となることがわかった。*tinman* は、中胚葉から心臓中胚葉、心臓原基、そして心臓への分化のどの過程でも重要な働きをすることがわかっている。

一方、この報告を受けて、同じ年にホメオボックス遺伝子の相同性が高いことを利用して、マウスにおいてハエの *tinman* の塩基配列と六七％一致する塩基配列がクローニングされた。これは心臓特異的ホメオボックス（cardiac specific homeobox：csx）と呼ばれ、それを持つ遺伝子は *Csx* と名付けられた。実際に、*Csx* をノックアウトされたマウスは、胎生期の早期に心臓の発生・分化が止まって死ぬ。逆に、ゼブラフィッシュの卵に、*Csx* を注入して過剰に発現させると、体の色々な場所に心臓ができる。続いて、ヒトにおいてもこの遺伝子がクローニングされた。ヒト *CSX* 遺伝子は、マウスのホメオボックスとアミノ酸レベルでは一〇〇％同じであり、核酸レベルでも九三％の高い相同性を示した。このことは、心臓を作らせる遺伝子が極めて保存性が高いことを示している。また、この遺伝子は、胎児期においてのみでなく、成体の心臓でも発現していることが明らかになった。(65)

■心臓が作るホルモン

心房は心室に血液を送る役割を担っている。一九〇〇年代半ばには、透過型電子顕微鏡によって、モルモットの心房の筋細胞に明らかに顆粒に見える構造物があること、その顆粒はホルモンのそれに似ていることが知られていた。一方、心房が肥大すると出てくる色々な症状の治療のために、ラットの心房に風船を入れて心房肥大を強制的に作ると、Na（ナトリウム）を普段より多く含む利尿が起きることが見出された。利尿とは尿がたくさん出ることをいう。これをNa利尿といい、塩分が多い尿がたくさん出るということである。ただし、心房肥大との因果関係は不明であった。そこでラットに食塩水を飲ませると、心房の筋細胞の顆粒は減少することが発見された。さらに、ラットの心房をすり潰して、その抽出物を他のラットに注射するとNa利尿を引き起こすことが知られた。ラットの場合は、血液が戻ってくる右心房の方に顆粒が多いという事実がある。以上の結果を総合すると、ラットに食塩水を飲ませると、喉が渇くため、ラットは普通の水を通常より多く飲む。すると血液量は増加し、戻ってきた血液が多いため、心室よりも壁の薄い心房に負担がかかる。その結果、心房の筋細胞が引き伸ばされ、それが物理的信号となって心房の筋細胞からこの顆粒が放出される、というストーリーが考えられた。実際に、筋細胞の細胞膜には、stretch-activated Ca チャネルがあり、細胞に伸展の圧力が掛かると、そのチャネルが開いて細胞内にCaが流入し、顆粒の分泌が始まる。これらの結果を受けて、複数の研究者がラットの心房を大量に集めて有効物質の抽出を試みたが、組織に含まれる蛋白分解酵素が先に働いて顆粒を分解してしまうため、成功に至らなかった。しかし、日本の研究者が女性の心房四〇グラムを入手し、純化に成功した。(66) ただし、循環器疾患で亡くなられた方の心臓は、標本として保存しておく必要があるので、それ以外の病因の方の心臓を許可を得て研究に使った。この際、研究の上で有利に働いたことは、その方の心臓も副次的に弱っており、新たにホルモンが作られない一方で、使われないまま成熟したホルモンのみが、心臓に残っていたことであった。そのホルモンは心房性Na利尿ホルモン（atrial natriuretic peptide : ANP）（最近は、A型Na利尿ホルモンという）と名付けられた。この分子は、二八個のアミノ酸からなるペプチドである。すなわち、哺乳類では、このホルモンは血液量の増加があるとNaイオンの排出に働く。しかし、ウナギでは、淡水から海水に強制的に移行させると脱水されて血液量は減少する。それにもかかわらずANPが分泌されることがわかったので、このホルモンは、元来は血漿浸透圧の上昇に対応して、Naイオンの排出に働いていた可能性がある。(67)

ＡＮＰは、脊椎動物において、その前駆体ＡＮＰ（proANP）から作られることが知られている。一方、無脊椎動物においては、これまでカニの一種（blue crab）とカキ（牡蠣）で、proANP の存在が知られており、しかも、環境水の塩分濃度が上昇すると proANP 遺伝子が活性化し、その産物は、それらの動物において血中Na濃度を低下させることが報告された。さらに、ツタ植物の一種では、根、幹、葉で proANP が発現していることも見出されている。Naイオンを排出するためのこの機構は、広く生物界に存在すると考えられている。(68)

■血管が作るホルモン

ヒトの体は骨と筋肉と臓器でできているが、そのいずれにも血管が入っている。死んだ動物から血管だけを立体的に取り出す技術がすでに存在するが、それを使うと体の八〜九割の体積は、血管が占めている。(6) つまり、ヒトの体も血管が作っているのだ。心臓から出た直後の大動脈を流れる血液の速さは、毎秒五〇センチメートル、それが末梢へ行き、毛細血管の中では毎秒〇・〇五センチメートルに低下する。このゆっくり流れるということが重要で、ガス交換や栄養物を組織に与え、老廃物を受け取るのを可能にしている。その血液は集まって大静脈に達するが、その時の速さは毎秒一五センチメートルになって、心臓へ戻る。平均すると血液は、一分弱程度で心臓へ戻ることになる。

これまで生理活性物質は、まず機能不明な器官があり、その器官が実験的に除去されるとどのような影響が現れるかが調べられ、次いでその器官から有効な物質が抽出され、それを動物に投与すると期待される効果があった、という手順で見つけられてきた。しかしながら、最初こそ従来の生化学的精製の方法を用いたが、その後、分子生物学的手法を使い、種々のことがわかった代表的な例が血管が作るこのホルモンである。

これまで、血流に交感神経系の伝達物質であるアドレナリン（adrenalin）を投与すると、細動脈の血管平滑筋が収縮する結果、血圧が上昇することが知られていた。一方、副交感神経系の伝達物質であるアセチルコリン（acetylcholine）を投与すると、末梢血管が弛緩するため、血圧は低下する。そこで生体から血管を取り出し、シャーレの中でアセチルコリンを作用させると弛緩するはずが収縮してしまうという矛盾があった。これは、血管を切り出す際に、血管の一番内側にある血管の内皮細胞を傷つけてしまうためとわかった（図38）。すなわち、内皮細胞は普段から強力な血管収縮因子を作っており、内皮細胞が傷つけられたため、それが細胞内から漏れ出し、その結果、アセチルコリンが効かずに収縮してしまったと考えられた。以前から、血管はどのようにして血管の形を保っているか議論の対象となっており、もしかすると、何らかの血管収縮因子が常に放出されて、血管に適度な緊張をもたらしている、というのが答えかもしれないと推察された。実際、それは正しかった。これまで、血管の内皮細胞などは、ホースの内張りのようなもので、赤血球や血小板が流れる時に凹凸がなく平板に敷き詰められたように配列していればそれで良いという考え方から一変してしまったのである。単純計算では、ヒトの血管の内側を占める内皮細胞は、総重量で一・五キログラムあり、それを一層に広げるとテニスコート四面分に相当する。したがって内皮細胞は生理的に相当重要な働きをしていると想像される。そこで一九八八年に筑波大学の基礎医学系の大学院生が中心となって実験を始めた。彼らは、ブタの大動脈の内皮細胞を培養し、同じくブタの冠動脈を試験管内で培養し、そ

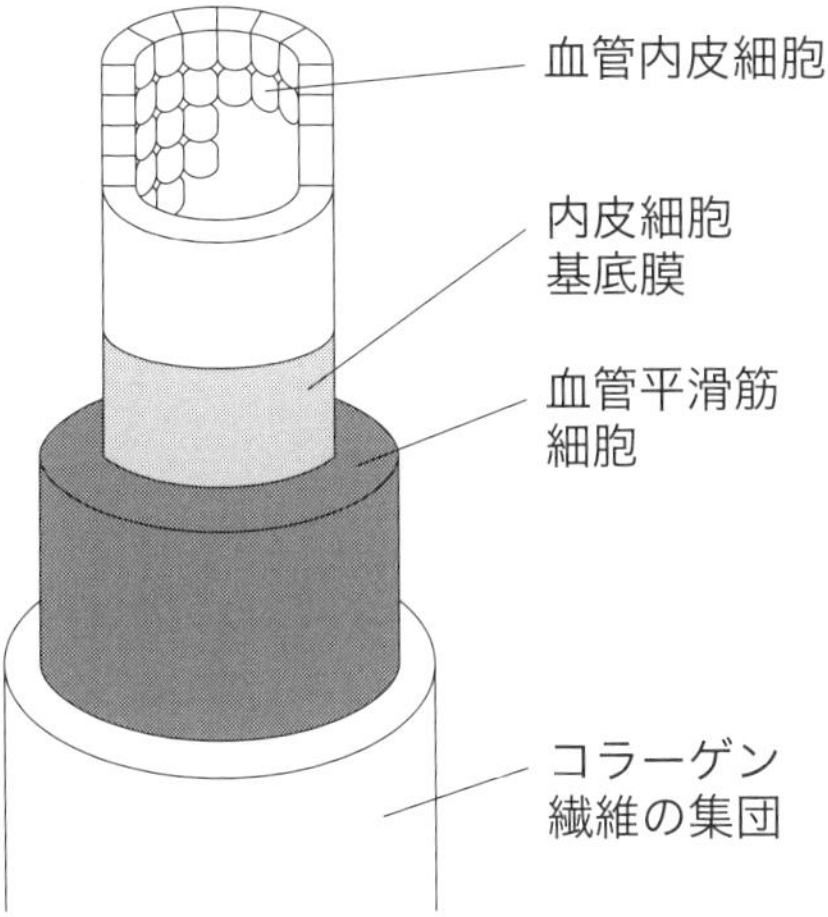

図38　血管の構造
血管収縮因子を作っている内皮細胞。

こに内皮細胞の培養液を添加することによって冠動脈の収縮の度合いから内皮細胞が産生する物質の純度をみるというバイオアッセイの手法を用いて、純化を進めた。その結果、培養液の上清一二・八リットルより、アミノ酸二一個よりなるペプチドにたどりついた。これは内皮細胞（endothelium）に由来するという意味で、エンドセリン（endothelin：ET）と名づけられた。[69] エンドセリンは、アミノ酸の配列を塩基配列に演繹すると（アミノ酸は三つの塩基の配列によって、どんなアミノ酸になるかが決まっている。これをコドンという。暗号の意味である。例えばアルギニンは、CGAという配列によって規定される。しかしアルギニンを指定する塩基配列はもう三種類ある。ただし、それら四つの塩基配列のうちどの配列を用いるかは、その生物によってだいたい決まっている。したがって、ある動物である分子のアミノ酸の配列がわかると、その遺伝子の塩基配列もわかることになる。この作業を演繹するという）、遺伝子の塩基配列も決定された。その結果、このホルモンは、この遺伝子がどのように転写され翻訳されて作られるかが明らかになった。彼らは試みに、そのペプチドを合成し、ラットの静脈に投与してみると、血管の収縮の効果は一時間以上も続き、極めて強力であると判定された。エンドセリンは、血管の平滑筋を収縮させ続けたのである。そこで、このペプチドこそ、原因がわからない、いわゆる〝本態性高血圧〟の原因物質であろうと推察され、色々な研究が行われたが、現在では、本態性高血圧とは関係が無いことがわかっている。

エンドセリンはアミノ酸二一二個よりなるプレプロエンドセリンとしてまず作られるが、それは蛋白分解酵素によって二つに分解され、三九個のアミノ酸よりなる部分がプロエンドセリンになる。この分子もまだ生理作用を持たない。この後、エンドセリン変換酵素によって二一個と一八個のアミノ酸よりなるペプチドに切り離され、そのうち、二一個からなる方がエンドセリンである。研究が進むにつれて、エンドセリンは、腸、肺、腎臓、脳など色々な組織で作られ、本来の作用である血管平滑筋の収縮に加えて、消化管、子宮、膀胱、気管支などの平滑筋にも作用することがわかった。また、心臓のホルモンであるＡＮＰの分泌の促進にも働くことが知られた。これらの内皮細胞以外のところで作られるエンドセリンはアミノ酸配列が幾つか異なっており、三種類が見出されている（エンドセリン一〜三）。これらはエンドセリン遺伝子が重複し、多重遺伝子になって作り出した結果であることがわかっている。

二〇〇一年に、この遺伝子の起源は相当古いことが明らかになった[70]。それはエンドセリン変換酵素の遺伝子が、無脊椎動物の中でも古い動物であるヒドラでクローニングされたからである。このことは、ヒドラでエンドセリンそのものの存在を証明するものではないが、かなり似たメカニズムで、同じような分子が作られることを示唆している。ヒドラは体の再生能力に優れた動物であるが、血管はない。したがって、エンドセリン様の分子は、脊椎動物とは全く異なる働きをしていると考えられる。そこで、この酵素がどこで作られているかが調べられた結果、ヒドラの体の中で再生しつつある部分に特異的に発現していることが報告された。したがって、ヒトでも、例えば器官が作られる発生の過程において、この遺伝子が重要な働きをすることが容易に想像された。マウスでエンドセリン一と三をノックアウトした実験があり、一を欠くと顎と大きな血管が形成されず、肺が未発達となる。したがって、生後、呼吸不全を引き起こし死ぬ。三を欠くと、大腸の大部分とそれを取り巻く神経が発達しない。ヒトでヒルシュスプルング（Hirschsprung：デンマークの医師の名）病が小児科で知られており、これは、大腸の神経を欠くために、腸の蠕動運動が起こらず、慢性の腸閉塞の状態を示す。神経の形成が、本来は、食道から始まり肛門まで続くのが、途中で止まってしまうためであることがわかっている。この病気の基本的治療は、神経が来ているところまでを残して、後は切除してつなぐということになる。結局、エンドセリンの働きの本質については、まだ研究の途中である。

一方、まるで話が変わるが、これまでイスラエルの砂漠に棲む穴ヘビの一種が持つ毒が知られており、サラフォトキシン（sarafotoxin）と名づけられていた。ところがこの分子構造が調べられた結果、興味深いことに、エンドセリンによく似ていることが明らかになった。作用メカニズムも同じであった。すなわち、この毒の作用は、獲物の心臓の冠動脈に強い収縮をもたらし、心臓の拍動を止めるというものである。しかもこの毒にはアミノ酸配列の異なる分子が複数あり、それは多数回の遺伝子重複によって作り出されたものであるとわかった。すなわち、この遺伝子は少なくとも爬虫類までは遡ることができるのだ。ヘビの毒腺は哺乳類では唾液腺に相当し、このヘビでは、哺乳類のエンドセリンをコードしている遺伝子がその唾液腺で発現し、毒を作っていると考えられる。余談であるが哺乳類で、毒を持つ種は極めて少ない。哺乳類として最も下等なカモノハシは、蹴爪に毒腺を持つ。また、北米産のトガリネズミの一種も唾液腺に毒を持つ。どちらもその成分は蛋白質で神経に作用する。しかし、考えてみると、人が最も危険な動物かもしれない。言葉に毒を持つ場合がある。米国のビアス（Ambrose Bierce 1842~不明）の『悪魔の辞典』にその典型がある。「幸福：人の不幸について考えることで生じる感情」。

■血管の緊張をほぐす分子

下記するニトログリセリンを初めて狭心症（心臓の筋肉に栄養や酸素を運ぶ冠動脈という血管が動脈硬化で詰まりそうになった状態）の治療に使ったのは、一八七〇年代の終わり頃の英国のミュレル（William Murell：1853~1912）であった。それまでは亜硝酸アミルという気化しやすい薬品を吸入させて狭心症を治療していた。亜硝酸アミルが使われだした理由は、化学者がこの分子を実験中に誤って吸った時に、心臓の鼓動に影響があり、また、この分子が筋肉の収縮を抑制し、カエルの足の毛細血管を拡張させることが報告されたからである。さらに、別の研究者が、動物でもヒトでも動脈の圧力が低下することを発見している。ニトログリセリンが使われる十五年ほど前のことである。ニトログリセリンは、一八四六年にイタリアの化学者が濃硫酸と濃硝酸とグリセリンから合成した時に、何気なくなめたところ、甘みを感じた後に頭の血管が拡張してひどい頭痛に襲われたとの報告から、血管拡張作用が注目された物質である。ミュレルはニトログリセリンのアルコール溶液を口に滴下した時に、亜硝酸アミルの吸入時と同じ症状を起こしたことから、ニトログリセリンの医薬効果を思いついたという[71]。

前述したように、アセチルコリンは血管の弛緩に働く。現在、その仕組みが調べられた結果、実際の弛緩因子は、内皮細胞から分泌される一酸化窒素（nitric oxide：NO）であることがわかっている[17]。これまでその作用までの時間が三〜六秒と短かったため、研究が難しかったが、狭心症の発作を起こした時に、ニトログリセリンの舌下錠（舌の下に含む錠剤で、これを集めても爆発しないように成分は加工されている）が効果があるが、それがなぜ冠動脈の拡張に効くのかが、これで解明された。すなわち、ニトログリセリンは体内では分解してNOを放出していたのである。さらに亜硝酸アミルも分子内にNOを持つのである。ニトロは毛細血管の拡張に働き血流を増やすので、現在、この分子を修飾して（NOができるだけ速やかに分子の中から切り出されるように分子の構造を変えること）直接あるいは間接的に血管に薬理作用をもつ薬が販売されている。たとえば、回春効果があると期待されるシルデナフィルや発毛剤ミノキシジルなどである。血管に対する作用があるため、どちらも医師あるいは薬剤師の説明を受けて購入する必要がある。後者には、興味深い実話がある[72]。

ミノキシジルは血管を弛緩させて血圧を下げることから、米国の医師が高血圧の患者に投与していた。この患者は、三十八歳の男性で若い頃から禿頭（とくとう）であった。ところが、投薬を続けているうちに頭髪が生えたので、このことを『The New England Journal of Medicine』という専門誌に投稿した。それを読んだ皮膚科の医師が、ミノキシジルの錠剤を砕いて液状にして、患部に一日二回塗ったのである。その後、色々な研究がされたが、結論は、その人のそれまでの状態にもよるので、全ての男性に完璧に効くというわけではないが、治療を始める時期が良ければ、効果がある場合もあるというので〝養毛剤〟として売り出すことを国が認めた、というところであろうか。

ただし、上記のニトログリセリンが狭心症などの治療に認められるまでには二十年も年月がかかっている。

ドイツの生理学者でヘリング（Konstantin Hering：1834～1918）は、ニトログリセリンを角砂糖に浸み込ませて、舌の下に入れるという治療法を考え出した。舌の下面は毛細血管が豊富でニトロはすぐに吸収されて効果を表すというものであった。ところが、ニトロは無効と主張する学者も大勢おり、決着がつかなかった。なぜか？ 反対者は、ニトログリセリンをそのまま一気に飲み込んでいたのである。ニトロは肝臓で分解され、効力を失う。処方の仕方が間違っていたのである。

■ノーベルの哀しい事情

上記のニトログリセリンであるが、ノーベル（Alfred Nobel：1833～1896）も服用していた。彼は、元来が虚弱体質で心臓も悪かった。そのせいか結婚もしていない。以下は文献72に詳しい。一家はスウェーデン出身で、父は発明家で技術者であったが、母国で事業に失敗し破産してロシアへ渡り、ヨーロッパとロシアがオスマン帝国を巡るクリミア戦争に入ったのに乗じて、機雷を製造して富を得た。ノーベルもロシアへ行き、ペテルスブルグで教育を受けている。しかし、戦争終結と共に再び破産。父は再びスウェーデンへ戻るが、ノーベルは米国へ渡り機械学を学んで帰郷する。その後パリへ行き、父のために借金をしようと奔走したが、失敗。父親はイタリアの化学者が発明したニトログリセリンを火薬として使うことを思いつき、その量産化を始めて再起を図る。しかし、この物質は、加熱する、あるいは衝撃を与えると簡単に爆発してしまうため、工場で爆発事故を繰り返すことになる。その間、弟も爆死してしまい、父親もそのショックから脳卒中を起こし、八年後に死亡する。それでもニトログリセリンは、トンネル工事等を含む土木工事に欠かすことができなかったため、企業はそのまま成立していた。その他にも戦争時に使用する武器として、高い需要があった。工場で誤爆が起きる度に、周辺住民から立ち退きを迫られていたのは言うまでもない。

ノーベルは、そのような事情の下、ニトログリセリンを珪藻土に浸み込ませた〝ダイナマイト〟（ギリシャ語でpower の意味）を発明した。これは雷管を挿入しないと爆発しないので、土木工事にも、いやそれよりも戦争に便利であったためと言うべきか、これにより巨万の富を得た。これが後のノーベル賞の資金となったが、彼は最初から賞を想定していたわけではなかった。彼の兄が病死した時にフランスの新聞が、彼と間違って「死の商人死ぬ！」という見出しで報道したのである。彼はそれにショックを受け、自分の社会的評価が最低であると認識した。身内の人間は誰も生きていなかったので、全ての富をスウェーデン王立協会へ寄付することにした。そんな彼にも結婚を考えた女性が三人いたと言われている。一人は、パリで出会った女性であったが、突然、病死してしまったため、結婚はできなかった。二人目は、秘書を募集した時に現れたベルタ・キンスキーという伯爵の家系出の女性で、美人で聡明であり語学も堪能であった。ノーベル自身は、スウェーデン語、ドイツ語、英語、フランス語、ロシア語を解したので、同じ能力の女性を求めたのである。彼女に結婚を申し込んだが、すでに彼女は婚約しており、その夢はかなわなかった。ただし、友人として彼女とは生涯付き合うことになった。彼女は熱心な世界平和運動主義者であったため、その功績があった人には賞を贈るべきだと提言した。これは後にノーベル平和賞になり、彼女はこの賞の五番目の受賞者となった。三人目は花屋の店員で二十歳であった。ノーベルは四十三歳。彼女は小柄で美人だったが無教養で快楽を好み、ノーベルからお金を引き出しては遊んでいた。この関係は二十年も続き、その間、彼女は浮気をして妊娠している。ノーベルとの手紙のやり取りが二一六通もあり、彼女はそれを使ってノーベル財団をゆすり、財団からお金をせしめている。ノーベルはこの他に、ロシアの初の大学教授で美人のソニア・コワレフスカヤという女性に好意を持っていたらしく、彼女にノーベル数学賞を贈ろうとしたが、彼女の指導者が受賞しそうになったため、数学賞は作らなかったといわれている。

■詰まった血管との戦い

血管の内腔が詰まると、そこより先の組織は必要な酸素や栄養分を取ることができなくなり壊死する。これを梗塞(こうそく)という。脳梗塞とは脳の血管が詰まった場合をいい、他の部位でできた血栓が脳へ行きそこで詰まった場合を脳塞栓症(のうそくせんしょう)という。肺で詰まると肺塞栓症である。どちらも命に関わる重篤な病気である。ただし、小さい血栓が脳に詰まって、片腕や片足がしびれても、それが溶けてしまうと、数時間ないし一日以内で元に戻ることがある。このような時は、放置するとさらに病変が大きくなる場合があるので、すぐに病院へ行くべきである。

偶然の発見から、血管の詰まりを防止しようと開発された薬もある。一九二〇年代にカナダと米国でウシやヒツジの奇病が発生した。これはウシやヒツジがわずかの傷でも出血が止まらず、三十~五十日の経過を経て出血多量で死亡するというものであった。原因が調べられた結果、マメ科植物のスイートクローバーが飼料の中にかびた状態で混入し、これを食べたためであるとわかった。原因物質は、クマリンという有機化合物で、日本では塩漬けの桜の葉の匂い成分として知られている。クマリン自体は苦い物質で、動物の食害から守るため葉が生成していると考えられるが、カビによって生成されたその誘導体は、血液凝固に働くビタミンKと似た形をしているため多量に摂取すると肝臓で血液凝固に働く複数の他の因子に影響を与え、血液凝固系が混乱してしまうのが出血の止まらない理由であった。この結果は、逆に考えると、血液の凝固を防ぐ飲み薬の開発につながると判断され、ビタミンKの作用を抑制するワルファリンという薬が開発され長らく使用されてきた。(71) 現在では、〝経口投与〟という観点を重要視して、これとは全く異なる仕組みで作用する新薬が開発されている。著者が子供の頃、殺鼠剤(さっそざい)(ネズミの駆除剤)にクマリン誘導体が使われていた。これをネズミのエサに混ぜておくと網膜から出血し、視界が利かなくなるため、暗闇からネズミが出てきて明るい所で死ぬ、すなわち死んだネズミを容易に除去できるという利点を売り物にしたものであった。なお、春に桜餅として、季節の味覚を楽しませてくれる桜の葉は、草食動物のように毎日大量に食べない限り、体に影響は全くない。

■出血を止める因子と固まった血を溶かす因子

血友病の患者の出血を止めるためには、医師は何でも試みたらしい。記録によると一九三五年にドイツの医者が血友病の患者の血液を試験管に取り、少量の尿を加えたところ血液凝固が起きたとある。[73] これは、尿道は常に尿が通過するところなので、そこに出血が起きると止血しづらくなるため、出血した血液が少量の内にそれを素早く固めるように働く組織因子が尿中にあるだろう、という推測に基づく実験であった。そこで実際に一九四七年に出血を起こした血友病患者に尿を注射してみた。その結果、一時的に出血は改善したがあちこちで血液凝固が起きるなど副作用が強く、この治療法は中止となった。この組織因子（tissue factor：TF）はトロンボプラスチンあるいは第Ⅷ因子ともいわれ、血管内皮細胞が作っており、万一、血管が破れると血液凝固に関わる第Ⅶ因子と結合して血液凝固の一連の流れの引き金を引くことがわかった。一方、逆転の発想でそれなら万一、尿中で血栓ができた時にそれを溶かす酵素もあるのではないかと考え研究された結果、一九五二年に実際に発見された。それは尿（urine）に由来する酵素なのでウロキナーゼ（urokinase）と名付けられた。さらに、旧ソビエト連邦の時代には、亡くなった人からの輸血が行われていたことがあった。輸血に関しては第6章で説明するが、事故で亡くなった人の血液が、胸腔などに溜まっている場合は凝血しているが、血管内の血液は凝血していないことが多かった。この事は、血管から何かが出てフィブリンを溶解させたのだと解釈され研究が進められた。その結果、血漿中にはプラスミノーゲンという蛋白質分解酵素の前駆体（本当に働く酵素に至る一つ手前の大きな分子で、この分子から酵素が切り離される）があり、これは組織でつくられたプラスミノーゲン・アクティベーター（tissue plasminogen activator：tPA）によって活性化してプラスミンとなり、凝血しているフィブリンを溶かす作用があるとわかった。凝血系が働いている時は、アクティベーターの阻害剤によってプラスミノーゲンは不活性化のままである。現在、tPAは、遺伝子組み替え体の大腸菌によって大量につくられ、治療に使われている。

■新しい止血剤

防衛大学、早稲田大学、慶應義塾大学の研究者たちが、最近、ナノ粒子を用いた新しい止血法を考案した。通常の輸血では赤血球が輸血されるが、止血に働く血小板は入っていない。輸血と止血を同時にするためには、血小板輸血という方法をとる必要がある。しかしながら、血小板は一週間程度の保存しかきかない。一方、これまで細胞膜が脂質の二重膜であることを利用し、数十ナノメートルから数百ナノメートルの脂質でできた微小なカプセルが作られ、リポソームと名付けられていた。この発明では、その表面に、血液凝固に重要な働きをするフィブリノーゲンY鎖修飾アデノシン二リン酸を付着させた。このナノ粒子を、大出血時に静脈より投与すると傷口にある血小板を凝集させ血栓をつくり、速やかな止血作用をもたらす。このリポソームは血液型を問わないため生体適合性に優れ、また、元々細胞膜の成分であるため、生分解性にも優れている。加えて、人工の粒子であるため、輸血に伴うエイズや肝炎のウイルスなどの感染症の危険もない。しかもこの止血剤は六カ月保存が可能である。したがって、震災などの大災害時に、止血に大いに役立つと考えられている。

■血管をつなぐ

一八九四年、フランスのリヨンで博覧会に出席していたフランス大統領が、暴漢に腹を刺された。血管が切り裂かれたため、出血多量で死亡した。大統領が運ばれた病院にはカレル（Alexis Carrel：1873～1944）という研修医がおり、彼は血管さえ縫合できれば助かったはずだと考えた。リヨンは絹織物と刺繍・レース編みで

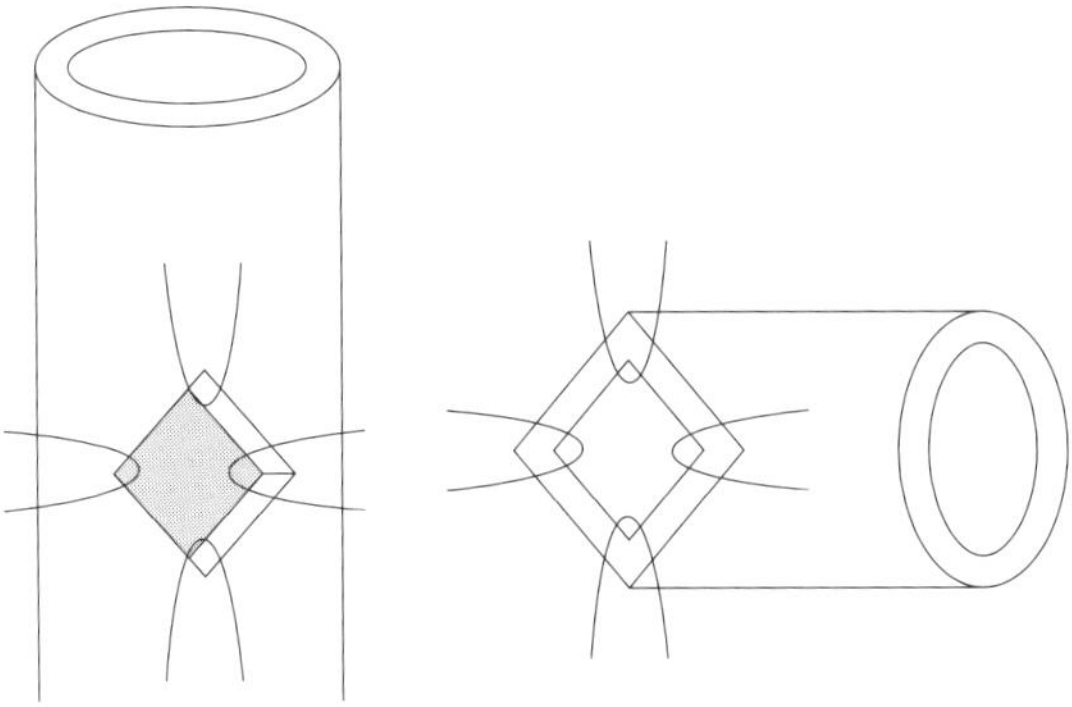

図39 三角法を用いた血管吻合法
直線どうしで縫合が容易になる。

有名な町であり、彼はレース編みの女性らに技術指導を受けることにした。針と糸は細くて凸凹がないものを選んで使用する。糸には予めワセリンを塗っておくなどがレース編みの時には必要である。彼はこの技術を血管の縫合に応用し、自分でも工夫を重ねてその方法を編み出していった。切れた動脈をつなぐのに短すぎる場合は、途中に静脈を入れてつないだ。他にも動脈の途中に静脈をつないで枝分かれさせるなど、現代の血管縫合術の基礎を築いた。また、糸や針の無菌化にも細心の注意を払った。彼の技術を用いて腎臓や甲状腺の移植が試みられ、今日の臓器移植の道が開かれていった。彼は一九一二年に三十九歳の若さでノーベル医学・生理学賞を受賞している。その受賞理由は、「血管縫合と血管・臓器の移植に対して」と極めてわかりやすい[74]。なぜ、彼の血管縫合法が誰にでもできるようになったかというと、彼が三角法というやり方を発明したからである。これは、縫合すべき部分を三角形に引っ張り、その辺どうしを直線にして縫合する。したがって、縫合は、丸く行う必要がなく、直線どうしで容易になるのである（図39）。

後に、彼は、大西洋（ニューヨーク・パリ）の単独飛行に成功したリンドバーグ（Charles Lindbergh：1902～1974）と共に人工心臓の開発にも着手した。リンドバーグの妻の姉がリウマチ熱の後遺症で、心臓弁膜症を患っていたのだ。カレルの知識とリンドバーグの工学の知識が開発に活かされた。リンドバーグは大陸間横断の賞金を提供し、ロックフェラー財団もまた彼らに協力を惜しまなかった。[75]

現在、開発が望まれているのは、移植に使う細い人工血管である。内径二センチメートル程度なら血流が活発であれば問題が起きないが、二ミリメートルとなると血液凝固による血栓の問題等が生じる。すでにいくつもの材料を用いて太い人工血管は作られているが、内径の小さいものについては、全く成功していない。

【コラム4】

ホモ・サピエンスは純血か？

ネアンデルタール人は、ホモ・サピエンスと同時代に生きており、ヨーロッパのイベリア半島南端のジブラルタル沿岸にある洞窟から発見された二万八千年前から二万四千年前の集団を最後に消えてしまった。その理由は、現生人類に滅ぼされたのか、自然消滅したのか明確ではなかった。以前、もしネアンデルタール人が服を着て帽子をかぶり、ニューヨークの地下鉄に乗っていても、それとわからないのではなかろうかという話まであった。現在は、多分、区別が付くと結論されているが、混血が事実であれば議論は蒸し返されるかもしれない。それにしても、そのような論議がでるほど似ているのである。

一方、二〇一〇年五月七日の『Science』に、ネアンデルタール人は、現生人類と混血して吸収されてしまったのではなかろうか、という説が発表された。これはクロアチアのヴィンディア洞窟から発掘された彼らの骨の断片二一個からDNAが抽出され、そのゲノム解析の結果から推論されたものである。現生人類は、アフリカを五万～七万年前に出た直後に、中東にいたネアンデルタール人と混血し、やがてヨーロッパへ向かった集団はいわゆる白人へ、アジアへ向かった集団はやがて黄色人へ分化したとするものである。ただし、人口は現生人類が圧倒的に多かったあるいは混血した人数は少数であったため、現生人類のゲノムの中に残っている彼らの遺伝子は、一～四％程度であるという。したがって、混血した人々がアフリカ大陸へ戻らぬうちにアフリカで分化した黒人だけが、純粋なホモ・サピエンスという理屈になる(63)。

さらに二〇一〇年十二月二十三日の『Nature』に、シベリア南部のアルタイ地方にあるデニソワ洞窟から四万一千年前の五～七歳の少女の小指と思われる骨だけが発見されたが、そこからDNAが採られ、解析された結果が発表された。便宜上、デニソワ人と呼ばれている。彼らは、ネアンデルタール人によく似た集団でシベリアにいたという。その論文では、やがてその地方に現れた現生人類がデニソワ人と混血した後、ゆっくりと中国南部へ広がり、さらにポリネシアからメラネシアへ拡散していったと説明されている。したがって、現在、南洋に住む彼らのゲノムには四～六％の割合でデニソワ人の遺伝子が存在するという。

形態学的な研究では、ネアンデルタール人を別種とするか、現生人類の亜種とするか議論のあるところであったが、分子生物学のデータを入れると、形態学的な差の重要性は薄れてしまうことになる。ヨーロッパ人とアジア人がホモ・サピエンスとして純血か否かは、さらに研究の進展を待つ必要がある。

第6章　血液

■ドバッと出るのが血

〝血〟という漢字は象形文字で、〝いけにえ〟の血を皿に盛った形である。漢音で〝ケツ〟で、訓読みで〝ち〟であるが、いつから〝血〟を〝ち〟と発音するようになったかは明らかでない。英語では〝blood〟であるが、これもかなり古い言葉らしくギリシャ語に遡っても似た発音の言葉が出てくるだけである。ただし、この単語の含む意味は、英語の語源辞典によるとthat which bursts outとあるので、ジワジワではなく〝ドバッと出る〟ということらしい。血液の量が病気の原因になるとする体液病理学が、二十世紀初頭のヨーロッパで主張されたことがあった。血管に血液が過剰に流れると、子供では鼻血が出る、中年だと肺の出血と炎症が起きる、老年だと腹部に血が溜まって痔になるというのであるが、今となっては信じ難い話である。

■素人科学者が発見した赤血球

人の体に流れる血の中に赤血球を記載したのは、間違いなく、オランダの市井の科学者のレーヴェンフック(Antoni van Leeuwenhoek：1632~1723)である。[76] 同時代に生き、毛細血管を発見したイタリアのマルピーギ(Marcello Malpighi：1628~1694)も赤血球を見ていたはずだが、その役割に気づいていなかったと言われている。さらに、ほぼ同時代のオランダのスワンメルダム（Jan Swammerdam：1637~1680）も、赤血球のイラストを残しているが、機能には言及していない。以下の記述は文献60に詳しい。レーヴェンフックは、毛細血管の中を黄色い球（globe）が流れると書いている。二日酔いの原因は、非常に細い管の中を小さな丸い球が流れなくなったからで、これは血が濃くなりすぎたせいであろう。したがって、コーヒーを何杯も飲んで血を元の濃さに戻せば良いと論文には書いてある。このように、彼は観察当初は赤血球を丸い球だと思っていたようである。実際は、球ではなくヒトの赤血球は中央が窪んだ円盤であるが、赤血球という〝球〟として言葉は残った。さらに対になる言葉として白血球という言葉も生じた。レーヴェンフックは大学とは無縁の人で、デルフトという町で服地の販売商人であったが、趣味が高じて顕微鏡にのめり込んだらしい。父を早く亡くしたため、アムステルダムの織物店に徒弟に入り六年修業したあと独立したと履歴にある。二度結婚し、何人もの子供がいたがその多くは病死したらしい。娘のマリアが最後まで彼の面倒を見たと記録にある。そもそも彼とレンズとの関係は、布地の織り方をチェックする実用的な面があったからに違いない。商人としては才覚があったらしく、デルフト市の公会堂にも自由に出入りすることができるある程度有名人だったらしい。ただし、相当の変人と思われていたのは間違いない。

彼は九十一歳まで生きたが、八十歳を過ぎて歯が抜けた後の歯根の中に棲む微生物を顕微鏡で見ている。ある時は、歯を一度も磨いていない乞食を嬉々として連れてきて、歯の表面の細菌を観察している。身の回りにあるものは、ハエの頭、シラミの肢、ノミの針、雨水、クジラの肉、牛の眼、羊の角、自分の皮膚の垢、毛髪など全てに興味を持って顕微鏡をのぞいている。観察した対象の大きさも比較的正しく計算で導き出している。赤血球の大きさについてもほぼ正しく計算している。液体は、ガラス管を細く引いてその中に密封して観察したとある。コショウがなぜ辛いか、もしかしたらコショウの粒に棘が生えているのではないかと思い水に溶かしたら、その中に小さな生き物がいて、その数は一滴の中に二七〇万個見出すことができると書いて、イギリスの王立協会へ論文を送った。王立協会では計算の根拠が問題となり、フックの法則（バネの弾性の法則）で有名な、ロバート・フック（Robert Hooke：1635～1703）が追試を頼まれて、正しい結果であることを証明している。余談であるが、フックが『顕微鏡図譜』という本を出版し、その中でコルクの細胞壁を小部屋：cellと名付けた話は有名である。当時、『顕微鏡図譜』は上流階級の人々に驚きと興味をもって迎えられた。それを見ることは、社交界の話題に必須であったらしい。英国王立協会への論文と言ってもラテン語で書く必要があったのだが、レーヴェンフックは、当然それはできないので、手助けが必要であった。助けてくれたのは、同国人で当時、すでに哺乳類の卵巣内の卵胞（グラーフ濾胞）（第15章の卵巣の項を参照）の研究で有名であったグラーフ（Reinier de Graaf：1641～1673）であった。論文では、口に棲む細菌に及ぶ前に、自分が如何に清潔好きで、歯磨きをどのようにするかが長々と書かれていたので、王立協会も手を焼いたに違いない。しかも、最初の論文の題名からして『皮膚、肉その他における汚れ、ミツバチその他の針に関して自己の考案になる顕微鏡なるものによってなされたレーヴェンフック氏の二、三の観察例』という具合であるから、内容も推して知るべしである。しかし、どの論文もその中にキラリと光る部分があるので、無視はできない。結局、彼はグラーフの推薦で王立協会の会員になっている。鼻高々であったことは間違いない。

ただし、彼の作ったのは本当の意味の顕微鏡ではない（図40）。自分でレンズを磨いて、高性能の虫眼鏡を作っただけである。彼の顕微鏡は手の中に入る小型のもので、上の穴に直径数ミリメートルのレンズをはめ込み、観察したい対象を針の先に載せ、レンズの所へ持ってくる。これをろうそくなどの光源に近づけ、眼をレンズにくっつけるようにして観察する。レンズをうまく磨くと二五〇倍位までは見えたという。彼は生涯に数十台の顕微鏡を作ったが、イギリスのアン女王が見に来ても、ロシアのピョートル大帝が見に来ても、それらの顕微鏡を進呈していない。彼らを嬉しがらせるよりも、自分で作った顕微鏡の方が大事だったに違いない。

ところで、赤血球は骨髄で作られる。若い人は手足の長骨で作られるが、加齢とともに、作られる場所が変わり、老人になると首の骨で作られる。赤血球はヘモグロビンを作り細胞の中に貯めていく。貯めるスペースを広く確保するために、作るのに必要な細胞内小器官は、作り終わったら分解してしまう。さらに、作るよう

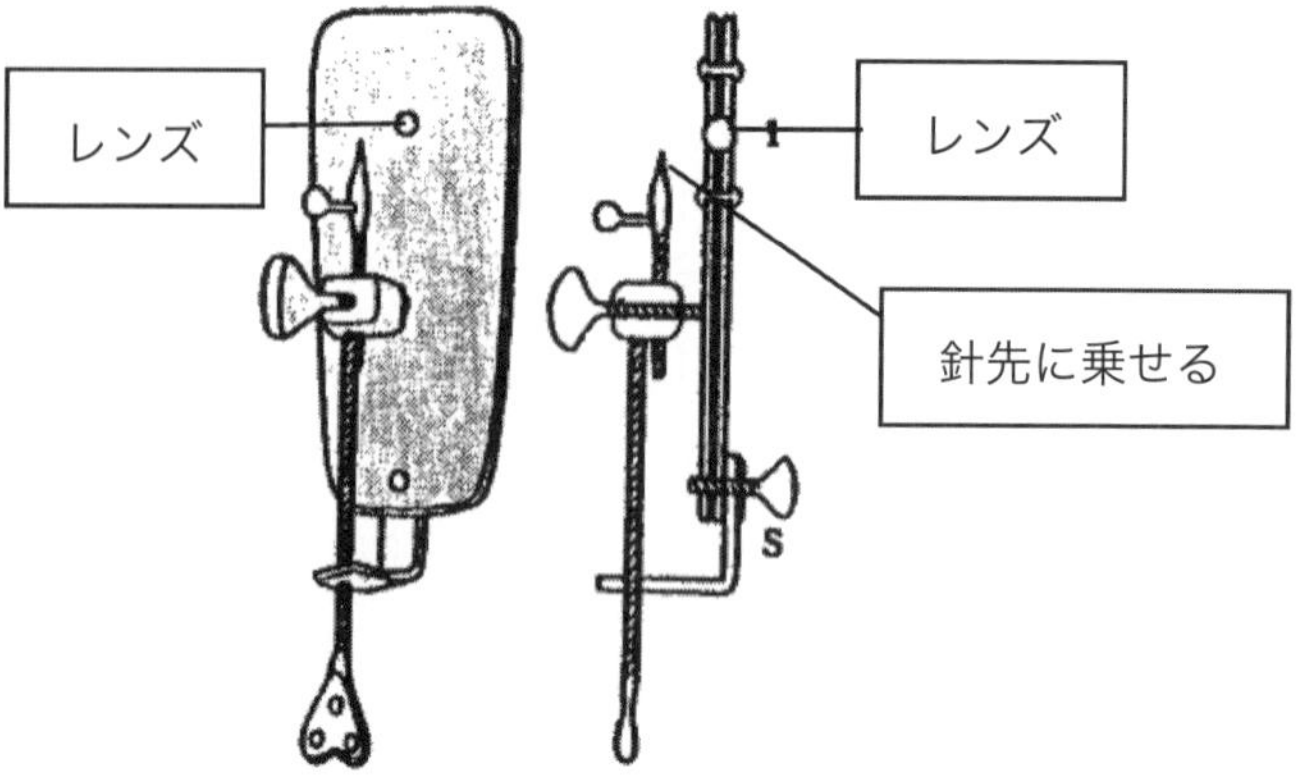

図 40　レーヴェンフックの顕微鏡
『シングル・レンズ　単式顕微鏡の歴史』ブライアン・J. フォード著　伊藤智夫訳（法政大学出版局）より

に指令を出した核さえも、細胞外へ放出してしまう。それゆえ赤血球は本当の細胞とは少し異なる。赤血球の中央が凹んだ形をしているのは、核があった名残である。ただし、物理的にはこの形の方が、球体よりも表面積が大きく、ガス交換に有利である。この形を保つことができるのは、赤血球の細胞膜の裏側にワイヤーフェンスのような繊維状の蛋白質分子が手をつないでいるからである。[77] 赤血球の大きさ（平均八〜九マイクロメートル）より細い毛細血管を通る時には、形は変形するが元に戻れるのである。形状記憶合金みたいなものである。ちなみに核がない赤血球の寿命は百二十日程度で、脾臓で壊される。このようにして作られた赤血球はどうやって血管に入るのであろうか。赤血球には白血球のように自走性はないので、新しい血管を骨髄に作り、そこに転がり込むことになる。この時、血管の内側にマクロファージ（大食細胞）がきて、内皮細胞の間に隙間を作ってくれることがわかっている。ただし、これを手助けしてくれるマクロファージは、非常時は別として、核を失った、つまり成熟一歩手前の赤血球だけを助けるのであって、核が残っている未熟な赤血球は血管内に入ることはできない。

■アメーバみたいな白血球

白血球にはいくつかの種類があるが、その解説は他の書籍にまかせるとして、一般には、『ミクロの決死圏』（一九六六年作のハリウッド映画なので、もはや覚えている人は少ないかも）に出てくる、人を外敵とみなすアメーバ状の細胞というイメージがあるのではなかろうか。この作用を初めて見たのは、後にノーベル医学・生理学賞を貰うことになるロシアのメチニコフ（Ilya Mechnikov：1845～1916）である。彼は、種々の無脊椎動物の幼生を研究しており、ある時いたずら心で、ヒトデの幼生（一説ではミジンコ）にバラの棘を刺してみた。翌朝、顕微鏡で見ると、棘はそれを食べようとする細胞で囲まれていたという。そこで彼は、免疫現象は外敵を食作用がある細胞が食べることだと主張した。すなわち、今日で言う細胞性免疫である。一方、今で言う抗体が免疫現象の本質だとする、液性免疫を主張する研究者と対立するのだが、どちらも正しいのだから、結局はどちらの研究者もノーベル賞を貰うことになる。

白血球は、基本的には血管から抜け出て、侵入してきた細菌などの異物を食べることができる。どうやって血管を抜けるのであろうか？　通常は、リンパ節に入っている静脈から抜け出るとされているが、炎症がある部位では、そこにある血管からでも抜け出て働くことができる（図41）。白血球の表面には、特異的な糖鎖がある。これは糖でできた鎖で、血管の中で何かの異変が起きていないかを常に探っていると考えても良い。仮に、血管内皮細胞の近くで炎症が起きた場合、内皮細胞はセレクチンという分子を発現させる。すると糖鎖はそのセレクチンに結合するとともに、白血球表面にインテグリンという分子を発現させる。これに対応して内皮細胞はインテグリンと結合させる分子を発現させて白血球としっかりと結合し、その後、白血球自体は内皮細胞の間をすり抜けて外へ出て、機能を発揮する。ちなみに普通の白血球の寿命は、一～二週間だが、白血球

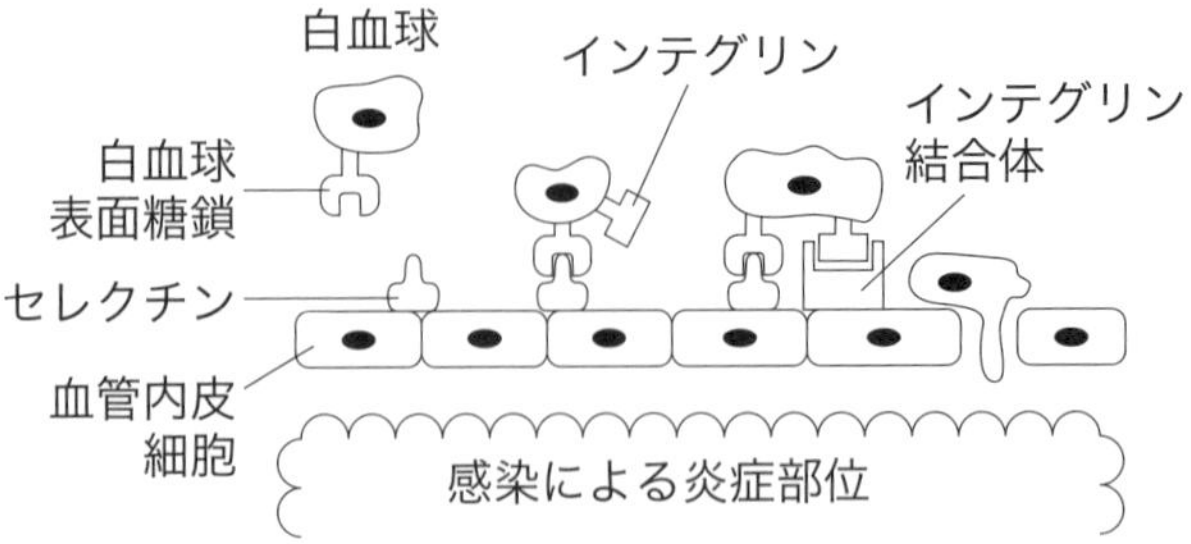

図41　白血球が血管から抜け出す仕組み
インテグリンとインテグリン結合体との結合の後、内皮細胞をすり抜ける白血球。

と同じ幹細胞に起源をもつ大食細胞、いわゆるマクロファージとなると数カ月と言われる。さらに起源が同じであるが、免疫に関係する記憶リンパ球の場合は、数十年ということがある。

■血小板　産みの親の末路

血小板は細胞の破片である。元は巨核球という、細胞分裂に際して細胞質は増えるが実際に分裂はしない特殊な細胞分裂様式をとる細胞から作られる[77]（写真5）。したがって、核相は極めて倍数性が高い。この細胞は、血管内皮細胞の間から自分の細胞質の一部を血管の中に紐状にして突出させ、そこから細胞質がちぎれて血流に入る。ちぎれる部分には予め、細胞膜ができているので、ずるずると細胞質が出てゆくわけではない。これらの細胞質の断片は二〇〇〇個にも上る。その後、細胞質を出し尽くしたこの細胞はマクロファージに食べられて一生を終わる。何となく身につまされる細胞ではないか。

血小板は、ちぎれるとすぐに微小管が断片内部を取り巻き、碁石のような形になる。中には、ミトコンドリアと血液凝固に必要な分子が入っている。血管が障害を受

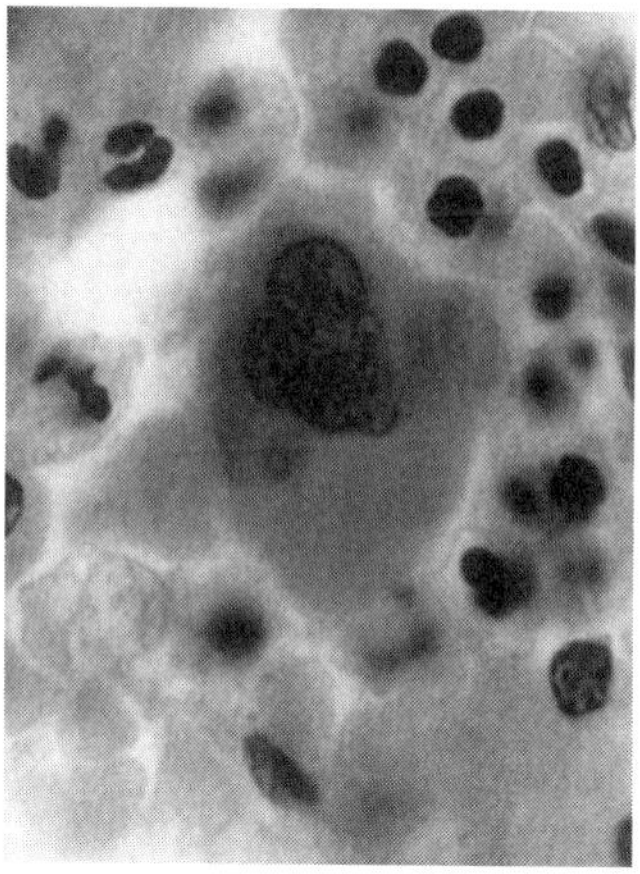

写真5 巨核球
出典：『カラー版　細胞紳士録』
藤田恒夫、牛木辰男著（岩波新書）

けた時は、血小板は突起を出して傷口に張り付き止血に働く。ただし、普段はそのような変化が起きないような仕組みが複数の段階にわたってあり、血液の流れを保証している。その仕組みとは、一二の過程が連続的に起きないと血液凝固が起きないのであるが、そのうち、第Ⅷ因子あるいは第Ⅸ因子が欠損しているか、分子構造が変化して活性が低すぎると、出血が止まらなくなる。これらの因子の遺伝子は、X染色体上にあって伴性遺伝するが、女性はX染色体を二本持つため、片方に問題があってももう一方が正常であるなら、血液の凝固は起きる。ただし、健常者に比べてわずかであるが時間が掛かるという報告もある。このような女性を保因者という。男性はX染色体が一本なので、当然、強い影響を受ける。いわゆる血友病［hemophilia：hemo（血）+philia（好き）］である。この病気は、最も古くから知られている遺伝病であり、六世紀のユダヤ教の聖典に記述があるという[7,8]。当時、男子には〝割礼〟の習慣があったが、大出血を起こした兄弟の割礼は免除されており、また、その母親の姉妹の男子にも割礼はしないものとするという記述があるという。祭司が長い経験の積み重ねから、そのような法則を読み取っていたことになる。割礼とは、陰茎の先端周囲が皮膚で囲まれている子供の時に、その一部を切り取ることをいう。割礼の始まりは、陰茎の皮膚の下に垢が溜まり易いので、衛生上の目的があったのかもしれない。

過去のヨーロッパでは、王室同士が婚姻関係を結び、国の安定を図ったことが知られている。昔の日本の大名と同じである。記録によるとロシア皇帝のニコライⅡ世の王子は、〝出血素質〟を持っていたとある。スペイン国王アルフォンソⅩⅢ世の王子も同様であった。それらの王は、ロシアの場合はアリス王女を女王に、スペインの場合はベアトリス王女を女王に迎えている。どちらも、イギリスのビクトリア女王の娘である。ビクトリア女王に突然変異が起きたことは、想像に難くない。[79] 血友病の出血は、単に怪我の際に血が止まらないというのではなく、筋肉内や関節に不定期に出血するのである。ただし、現代の医学は、血友病の人でも健常者に近い生活ができるまでに治療が進んでいる。もちろん専門医との間の常に緊密な連絡が不可欠である。

手術の時に血小板は止血のため絶対必要な要素である。しかし、血小板は小さく細胞内小器官が豊富にはないため、凍結保存すると中に含まれている水分が解凍の時に元の水分の分布状態に戻らない。浸透圧の調整がうまく行かないのである。しかも、前記したように凍結状態では一週間程度しかもたない。二〇一一年に京大と東大の研究者がｉＰＳ細胞から巨核球を作るのに成功した。この細胞は大きいので凍結保存可能で、解凍後も無限に増えることがわかった。そこから血小板を大量に作れるのである。ｉＰＳ細胞の作製にはガン関連遺伝子も組み込まねばならないが、血小板は核を持たないので、自分の体にガンが植えつけられる心配は皆無である。現在、マウスでこの血小板は止血作用を示すことがわかっており、ヒトの臨床に使える日は近いように思える。ちなみに血小板の寿命は十日ほどで、赤血球と同じく、やはり脾臓で分解される。

■血液は循環する

古代ギリシャの学者ガレノス（Claudius Galenus：129～200?）は血液は肝臓で作られて、体の各部へ配られるが、そこで消費されてなくなってしまうと述べている。彼は、コロセウムで傷ついた瀕死の剣闘士の傷口から体の内部を見て、肺循環を発見しているが、肺でガス交換をしているとの理解には至らなかった。ガレノスはあまりに偉大な足跡を残した故に、後世の解剖学者も彼の間違いを指摘するのをはばかったほどである。しかし、ハーヴェイ（William Harvey：1578～1657）は、理屈からして、それはおかしいと考えた。[60] 彼は、ヘビ、カタツムリ、ガチョウ、カメ、魚、ノミ、シカなど一二八種の動物を解剖し、死の直前の心臓がゆっくりとしか動けなくなった時の状態を観察した。特にヘビの心臓を実験に用い、大動脈をつまむと心臓に血が溜まり膨れる、これはガレノスの説ではやがて、その現場で消費されて血液は無くなるはずであるが、無くならない。心臓の手前の静脈をつまんでも同じ結果である。さらに、ヒトの心臓では、左心室から一回の拍動で出る血液量を三〇ミリリットルとすると（本当の値は、一回の拍出量七〇ミリリットル）、十五分で約一五リットルの血液が出て、一日では一トンもの血液が出ることになる。そのような大量の血液を肝臓が作れるとはとても考えられないとしたのである。結論はただ一つ、数リットルの血液が循環しているのだ！　として彼は『動物の心臓ならびに血液の運動に関する解剖学的研究』という本を一六二八年に出版して世に問うた。しかし彼は、同著で、信じてもいないのに血液は肺で空気の中に含まれるプネウマ（pneuma：霊気や精気）を取り入れて体に廻すのだと書いている。当時、この一文を書かねば神の存在を否定することになり、火あぶりの刑になる世の中であった。実際に、その時代、ヨーロッパでは各地で戦争が起こっており、社会的にも乱れていた。それを反映してか、彼の著書には多数の誤植があるが、それを直すような時代ではなかった。しかも本当の所は、彼の発見は一六一六年の時点で、講演会において発表されているが、一般大衆は彼が狂っていると考えていたようである。本の出版後、彼の診療所には患者は誰も訪れなくなった。[80] なお、彼は血管が心臓を出てしだいに細くなり、その後、組織の間を通ると静脈に戻ると書いている。どうやって静脈に戻るかは、書いていない。わからなかったのである。さらに、ハーヴェイのもう一つの発見は、ガレノス以来、拡張こそその主体だと思われていた心臓の機能の主体は〝収縮すること〟であり、拡張することではないと見出したことである。実際のハーヴェイは、黒髪で身長が低く、常に懐に短剣を隠し持つような男で、情緒不安定で、激論となれば短剣を抜きかねず、極めて非情な男であったと文献81に出てくる。さらに彼は積極的に魔女狩りに参加していたとも書いてある別の文献もあった。

毛細血管の発見は、上述したマルピーギのカエルの肺を観察した一六六一年まで待たねばならなかった。マルピーギは〝医学と顕微鏡を結びつけた人〟で、カエルの肺動脈に水を注入しても水は肺の中に漏れないことから、肺の中には目には見えないほどの細い血管があるとし、これを毛細血管とした(74)。

病院へ行くと血圧が測られる。これは血液が大動脈を流れる時の圧力を測っており、心臓の収縮期血圧が一〇〇～一三〇 mmHg で、拡張期血圧が六〇～八五 mmHg を正常血圧と言っている。血液はその後、次第に細い動脈を流れているうちに収縮期血圧と拡張期血圧の差がなくなり、毛細血管では圧力は〇になる。しかも静脈では圧力は全く掛からないために、血液は筋肉の圧迫で血管が押し付けられた時にだけ流れる。静脈には弁があり、心臓の方向から逆に流れないようになっている。そもそも mmHg とは何であろうか？ これは、一七二〇年に英国の極めて知識欲に富んだ牧師の実験に由来する(8)。彼は、樹木が地中から水を吸い上げる力はどれくらいあるか興味を持った。次に、植物の樹液は動物の血液と同じであるとの発想から、ウマの血圧を測ろうとした。ウマの足を縛って動かなくしてから後ろ足の動脈に真鍮の管を挿入して、さらにアヒルの気管を使ってガラス管にピッタリとつないで、そのガラス管を地面に垂直に保つようにした。すると、ウマの血液はガラス管を上って二メートル七〇センチメートルに達した。しかし、これでは動物の血圧を測るたびに長いガラス管を必要とする。また、多量の出血をみる。牧師は実験を止めてしまった。その後、百年以上経って、フランスの医師が流れる管の先にあらかじめ重たい液体を入れておくと、血液の圧力はより小さい範囲で観察できるであろうというアイディアを考え付いた。その重い液体とは水銀（Hg）である。水銀の比重は水の一三倍以上あるので、血液の圧力は一〇分の一以下に表現できる。これが mmHg という単位を使う理由である。なお、現在では血管に血圧測定用のカニューレを挿入しない血圧の測定法（非観血式）が一般的であるが、重体の患者の場合、血管に直接カニューレを挿入して血圧を測ることがある。

■輸血の歴史

古代エジプト人、ローマ人等は、血液こそ命の根源と考え、病気の治療のため、また若返りの妙薬として捕虜の血を飲む習慣があったらしい。以下は文献71に詳しい。一四九二年にローマ法王のイノセント八世(Innocent VIII)が危篤になった時、法王に血を飲ませるため、三人の若者が選ばれて彼らが死ぬまで血を取られたという記録がある。その後、上述したハーヴェイの血液循環説が出たので、それなら失血したら足せば良いという考えが生まれた。英国の医師は一六六五年にイヌどうしの頸動脈をトリの羽根の軸の空洞部分を使って、後に銀製の管を使ってつなぎ、血を移動させるのに成功したとある。一方、フランスのルイ四世(Louis IV)の侍医は、貧血で衰弱した若者に二二五ミリリットルの仔ヒツジの血を輸血して、顕著な回復を見たという。さらに、痩せ衰えた男に今度は四五〇ミリリットルを輸血したところ、腕や脇の下が熱くなり、脈拍の亢進、多汗、嘔吐、四肢の痛みが出て、尿は黒色となったとある。血液型不適合の典型的症状である。この男は死には至らなかったが、次に行った治療で死者が出た。その結果、この医者は「患者にヒツジの角が生える危険性と殺人罪」で起訴されてしまった。人を助けるためだったとして有罪とはならなかったが、ローマ法王庁から輸血が禁止されてしまう。その後長い間、輸血は行われなかったが、一八二七年から二九年にかけて、ロンドンの病院の産科に勤務する医師が、分娩の時の出血で、そのまま放置すれば確実に死に至る患者にヒトの血を輸血している。その対象者は一〇人おり、そのうち五人は輸血で助かっている。ただし、その後の輸血の記録は定かでない。医師たちは、輸血には何かの知識が足りないと感じていたのかもしれない。こうして、輸血の禁止は、リンゲル液などの血液に代わる種々の〝輸液〟の発達をもたらした。

■血液型の発見

英国の医者が、肺炎患者の血球と健常者の血清を混ぜ合わせると血球が凝集すると発表した。それを聞いたオーストリアの医師ランドシュタイナー（Karl Landsteiner：1868～1943）は、ウイーン大学で所属していた研究室が免疫の研究を進めていたこともあり、血球の凝集反応を肺炎患者の診断に利用できないかと考え、実験を進めた。二二人の健常者の血液を調べた結果、肺炎と血液凝固とは関係はないが、血液は、A、B、Cの三つのグループに分けられるとし、一九〇一年に「正常人血液の凝集反応について」という論文を発表した(71)。しかし、彼は自分で大きな発見をしたとは思っていなかった可能性が高い。大学において講師への昇任の時に、主論文は別な論文を提出し、この論文を副論文としている。それでも、彼の発見は他の研究者の興味を引いたようで、翌年の一九〇二年にはその三つの範疇に入らない血液型があることが報告されている。これは今でいうAB型である。その後、輸血による事故は血液型の違いに起因するのではないかという論文が一九一一年に米国のオッテンバーグ（Reuben Ottenberg：1882～1959）によって提出され、これが世界中に反響を及ぼした。これによりランドシュタイナーの発見は、見直されるに至った。血液型は、単にアルファベットによる命名ではなく、赤血球の表面にその抗原（凝集原）があるかないかで決まることに基づき、Cは、AやBの抗原となる凝集原を持たないことから、O型と改名されるに至った（図42）。これは一九二八年（昭和三年）に国際連盟が決めたことである。ABO式血液型は、典型的なメンデル性の遺伝様式で、子孫に伝わる。親子鑑定の有力な手段の一つである。

しかし、この知識はすぐに誰もが理解したわけではない。一九四六年、チャーリー・チャップリンは、ある女性からチャップリンの子を産んだとして裁判を起こされた。彼は自分の子ではないと主張して、その証拠として血液型の違いをあげた。自分の血液型からそのような子供が生まれるはずがないと論じたのである。なぜなら、彼女はA型で、子供はB型だったが、彼はO型であったからである。理論上、父親はB型あるいはAB型でなければならない。ただし、同時に行ったMN式では親子の矛盾は出なかった。陪審員の判断の結果に基づいて、裁判官は、その子はチャップリンの子であるとして、養育費を払うように命じた。明らかに陪審員の

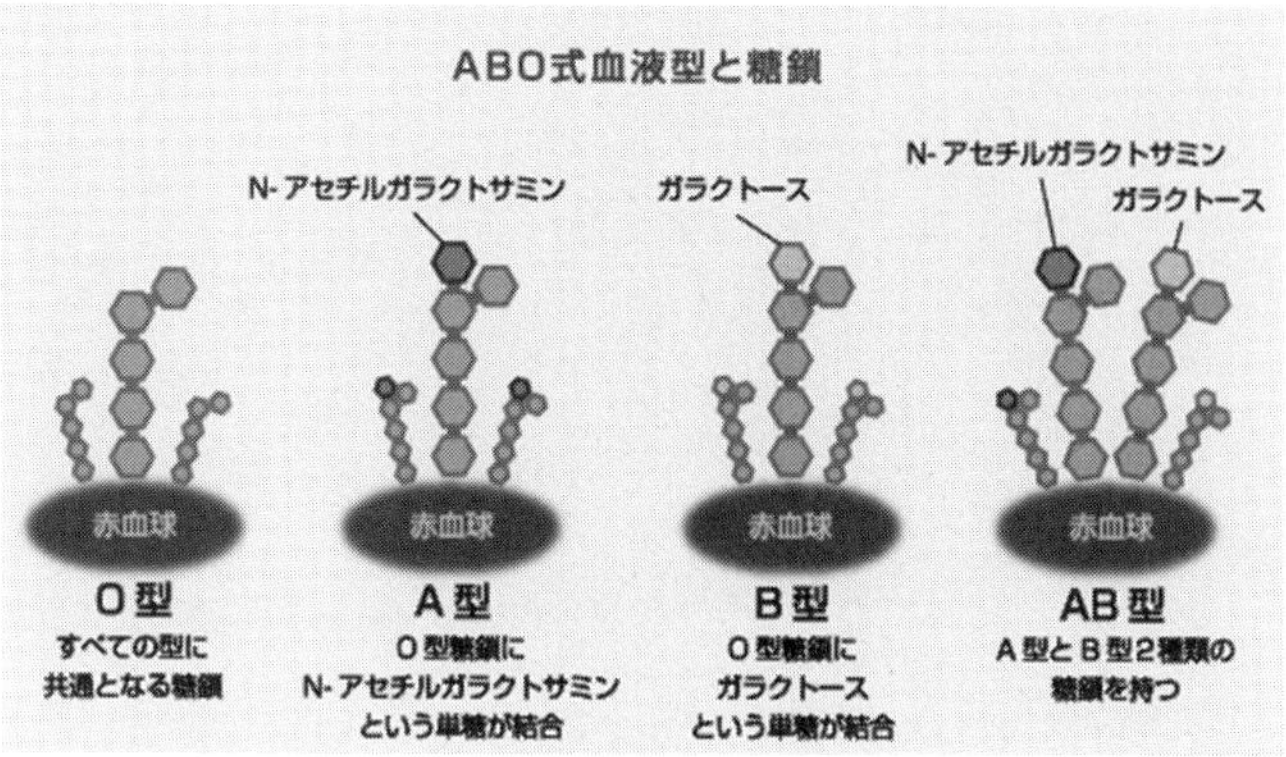

図 42　ABO 式血液型の違いの理由
出典：新エネルギー・産業技術総合開発機構（NEDO）

無知の結果である。チャップリンは、その他、色々なスキャンダルに巻き込まれ、自虐的に「人生はクローズアップで見れば悲劇。だがロングショットで見れば喜劇だ！」と言っている。

現在、裁判が行われたとしたら、もう少し、慎重な裁判になったかもしれない。ABO式の血液型が合わないという理由だけでは、子供の認定の有無を論じない可能性があるのだ。ABO式血液型の基本はA型であり、その遺伝子は第九番染色体上にあって七つのエクソン（蛋白質として発現される遺伝子の一部分）からなっている。B型は、A型と七カ所の塩基置換があるにすぎない。また、O型はこのA型の遺伝子の一カ所に塩基欠失があるだけである。このような変異は、一生、変わることは無いのが原則であるが、白血病などで血液型を示すのに必要な酵素の活性が落ちていると、全てO型のような判定になってしまうことがある。[79] 治療すると元の血液型に戻る。骨髄移植をした場合はドナーの血液型に転換する。したがって、精査が必要なのである。また、英国で二つの血液型を持つ女性が見つかった例がある。実は、彼女は二卵性双生児であり、胎児の時にたまたま血液が行き交っており、その時期が体内で免疫系が確立する前であったので、それを受け入れたまま成長し生まれてきた。免疫学的寛容が成立していたのである。彼女は兄弟はいないと言ったが、調べてみるともう一人は胎児の時に亡くなっていた。

話が逸れたが、その後、第一次世界大戦が始まり、ラントスタイナーは結局は米国へ移住し、ロックフェラー研究所に籍をおく米国人となった。彼は、世界で最初に血液型を発見していながら、輸血の時の血液型の重要性を他の研究者に指摘されたことに、忸怩たる思いを抱いていたに違いない。ＡＢＯ式血液型がメンデル性の遺伝をすることを発見したのも他の研究者である。そこで、彼は、今度は意識して血液型を研究し、ウサギにヒトの赤血球を投与した時の反応によるＭＮ式やウマやブタに投与した時の反応によるＰＱ式などの血液型を発見した。これらの凝集素を血中に持つ人はいないので、輸血には関係がないが、メンデル性の遺伝をするので、親子鑑定等には重要である。結局、一九三〇年には、彼はノーベル医学・生理学賞を与えられた。しかし、彼はまだ自分で納得していなかったのか、さらに精進し、一九三七年には胎児と母親の血液不適合の原因因子を発見し、それはアカゲザルと共通の因子であったため、サルの英名である rhesus macaque よりとってRh因子と名付けた。これはＡＢＯ式血液型に匹敵する大発見であり、おかげで今日では胎児を救う手段が整っている。彼は、研究には「撃ちてし止まん！」の覚悟で臨んでいたのか、研究室において心臓発作を起こし二日後に亡くなっている。

血液型の存在の発見によって、これまで多くの人が救われていることは、論を俟たない。日本において血液型が一般の人にも知られるようになったのは、一九三〇年に時の総理大臣浜口雄幸が、東京駅で暴漢に拳銃で撃たれ、腹腔内出血を起こしたのがきっかけだった。その際、血液型が問題となり、結局は自分の息子と秘書官が合うとなり、輸血により命をとりとめた。このことが新聞で大々的に報じられたのである[71]。一九三六年にはシカゴの病院で、常時、血液を保存して、手術に際して必要な量を供給する制度を作った。これは後に、血液バンクとして世界中に普及することになった。著者が小学生の時は、O型の血液を持つ人は万能輸血者として、他のどの型の人へも輸血可能であるとされていたが、実際は、O型のヒトの血漿には、抗A抗体と抗B抗体が含まれているため、小規模ではあるが、血液の凝集が起きるので、今は同じ血液型どうししか輸血はされない。ちなみに白血球型が発見されたのは、一九五四年のことで、これは輸血の際というよりも臓器移植に極めて重要である。

血液型と性格は、いつも話題となるところであるが、全くの根拠のない理論である。昔、血液型が発見された初期には、血液型によって勇猛さが決まってくるのなら、該当する血液型の人間だけで軍隊を作れば良いという考えがあった。もちろん、関係がないとわかった。TVメディア等が、いかにも客観性があるようなデータを見せる場合もあると聞くが、そのような論文は出版されていない。ヒトの〝性格〟は、赤血球の表面の糖鎖によって決まってしまうほど単純ではない。性格は幾つもの神経細胞が分泌する神経修飾物質や、神経細胞どうしの連絡の仕方、例えば、平均で脳の神経細胞一個は、一〇万個の神経細胞からシナプスを受けている。性格は、それらが複雑に統合されて形成されるもので、しかも、私は遺伝子の上では、AOであるが私個人で見ても、ある時は勇猛であり、ある時は極端に臆病であり、親切であり、残忍であったりする。誰でも、その状況により情緒的な反応が異なるのが普通である。性格は多くの遺伝子の発現の結果である。ただし、意志が強いとか頑固であるとか協調性に富む、あるいは欠けるなどの性格の傾向はあるかもしれない。それらは、少なくとも、その人が育った環境の影響もかなり大きいと考えられる。

■免疫の発見

白血球が細胞性免疫に関わると主張したのは、前出のメチニコフであるが、免疫とはそもそもどういう意味であろう。古代ローマ帝国では、国家に対する義務を munia と呼んでおり、すなわち税金や、それができない時は、使役に出て道路の整備や橋の構築などの肉体労働を提供していた。しかし、一部の貴族などの特権階級はそれを免れていた。これを im- という否定を表す接頭語を付けて immunia と言っていた。これは後年、疫病から免れるという意味で、日本語では一八八七年（明治二十年）にフランスのパスツール研究所へ留学した矢部辰三郎という海軍軍医が「免疫」と訳したとされる。

紀元前四三〇年にアテネとスパルタとの間にペロポネソス戦争が起きた。これは二十七年間も続くのであるが、途中、アテネでペストが発生し、それが原因でアテネが結局は負けてしまう。この戦いでは、あのソクラテスも一兵士として参戦していたというが、多少、年月日が合わない。ペストは、元々ネズミの病気で、病原菌に侵されたネズミの血を吸ったノミが人間の血を吸った時に病原菌に感染する。別名〝黒死病〟とも言い、皮膚に出血斑ができて、全身が黒いアザになることがある。その時に、この病気から快復した人間は二度とこの病気に罹らない、ということをその時代の歴史家が記録している。ただし、この時の疫病はペストではなく天然痘か発疹チフスではないか、という説もある。

紀元後のペストの大流行は、一三四〇年にその記録があり、ヨーロッパの人口の三分の一が失われた。この時は中国北部まで感染が広まり、「元」が滅亡して「明」に変わったので、歴史にまで影響を与えたことになる。

疫病に対抗する治療法は、一七九八年のジェンナー（Edward Jenner：1749～1823）の種痘法の開発まで待たねばならない。これはウシが感染する牛痘は、ヒトにも感染するが悪性の度合いは著しく低く免疫系を賦活できるので、予め牛痘に感染させておくとヒトの天然痘に罹らないという原理に基づくものである。一度感染した疫病には二度と罹らないという経験的な知識は、ペロポネソス戦争の時代より受け継がれており、六世紀のインドでは天然痘に罹った人の体表からわざとカサブタを取って、それを人に感染させていたと言われている。人痘である。死亡率は、二～一〇％程度であり、一〇人に一人は本当に感染して死ぬ計算となる。後述するパスツール（Luis Pasteur：1822～1895）は、狂犬病ワクチンを作った時に、ジェンナーに敬意を表し、メスウシを意味するラテン語の Vacca（ワッカ）からワクチン（Vaccine）という言葉を作り出している。言葉の意味を広げ、種々の病原体に対抗する意味を持たせたのである。

私が子供の頃は、ジェンナーは自分の子供を犠牲にしてワクチンの接種を行ったという美談が知られていたが、実際は、使用人の子供に植えたのである。自分の子供にはすでに何回も同様の実験を繰り返しており、もはや人体実験には適さなくなっていた。ジェンナーが使用人の子供に終生感謝していたのは事実らしい。

液性免疫の方は、後述する北里柴三郎の破傷風菌の毒素をウサギに少量ずつ投与し続けた後、最終的には大量に投与しても死なくなるという自分の実験結果から、彼は、血液の中に毒に対抗する物質（抗毒素）ができると主張した。これが現代で言う抗体である。同じ手法を用いて、ベーリング（Emil von Behring：1854～1917）は、ジフテリアの毒素で血清療法を確立した。これに対して第一回目のノーベル医学・生理学賞を与えられている。この時の選考では、北里は実験的事実を提供したとしかみなされなかったらしい。受賞を逃したのは、当時の日本の国力の問題もあったかもしれない。昨今は、日本人が多く受賞しているが、これからもそうであってほしい。パスツールは、「科学に国境は無いが、科学者には祖国がある」と言っている。

再び、天然痘の話で恐縮であるが、この病気はDNAウイルスが引き起こすもので、最悪の場合、死亡率は八〇％に達する。生き残ってもカサブタの後が残る。日本でも当然、恐れられた病気であり、伊達政宗は子供の頃にこれに罹り、生き残ったがカサブタが右目に生じて視力を失った。また、ある程度のご年輩の人は、『右門捕物帖』という小説を覚えておいでかもしれない。その主人公は南町同心の近藤右門であるが、言葉数が少ないので通称、むっつり右門で通っている。彼にいつも敵愾心を燃やしているのが、彼の同僚の筆頭同心、通称あばたの敬四郎である。すなわち、天然痘による〝あばた〟は、昔の日本では普通で、あだ名がつくほどだったのである。「あばたもえくぼ」という言葉もできている。日本における最初の天然痘の記録は、七三五年の聖武天皇の時のものである。当時の筑紫の国（現在の福岡県あたり）の人が朝鮮半島の新羅で感染して帰国し、それが拡がった。当時、干ばつやそれに伴う大飢饉、天然痘流行などがあり、聖武天皇は、厄災の折伏（しゃくぶく）のために大仏を建立されたとある。天然痘などの流行病は、貴賤等しく罹患するため、神仏に祈るより方法がなかったのである。

ジェンナーのワクチン療法の発明は、日本へもその五十数年後に伝えられている。しかし、実際は一八一四年と一八二四年の二度にわたって日本へその方法が持ち込まれたが、種々の偶然が悪い方に重なって広まらなかったのを小説家の吉村昭氏は、『歴史の影絵』（文春文庫）の中で〝種痘伝来記〟として書いている。実に興味深いので、一読をお勧めする。

日本で天然痘患者は一九五五年の発生が最後で、それ以降、罹患した人はいない。世界では、一九八〇年にWHOが、天然痘の撲滅に成功したと発表している。もはや地球上に天然痘に罹っている人は一人もいない。ただし、このウイルスは、将来万が一の流行に備えて、米国とロシアの研究機関に非公開で厳重に保存されている。それにもかかわらず、一九七八年に、英国のバーミンガムにある研究機関で、実験用の天然痘ウイルスが研究者の不注意によって漏れ出て、女性一人が亡くなった。その研究者は、自殺している。この事件は、偶発的とは言え、このウイルスがテロの道具になり得ることを物語っている。

第7章　骨

■骨の名を覚えるまでの格闘

日本語の古語で骨は、〝ポネ〟と発音していたらしい。沖縄諸島に残る発音は〝フニ〟や〝ブニ〟だという。これは台湾諸島の言葉の〝バニ〟と関係あるのではないか、とも言われるが、私の知識の範囲を超える。興味深いのはアイヌのヒトたちも〝ポネ〟と発音したらしいのだが、和人の音を取り入れたとする説もある。骨という漢字は、会意文字である。この漢字の上の部分は、骨の中に穴がある関節を意味し、下の月は、骨に肉がついている、その肉を意味するということである。英語の bone は、ギリシャ語の足（の骨）を意味する言葉に由来するらしい。ちなみに骨格を意味する skelton は、ギリシャ語の「乾かす」に由来し、〝乾いた骨〟を指す。[82] 透かして見える骨格は、少し意味を変えて、時計のスケルトンという言葉を作り出した。ヒトの成人では、約二〇六個の骨が骨格を形成している。約とは、ヒトによって骨の数が異なるからで、新生児の時は約三五〇個の骨が成長とともに融合するのだが、その状態がヒトによって異なる。特に骨盤にある尾骨は、三～五個の幅がある。体の骨には、やたらと名がついている。なかでも鎖骨は奇妙な名称で、俗説によると、古代中国では、ここに鎖を通して奴隷が逃げないようにしたことに由来すると言われている。しかし、鎖骨の解剖学的用語は clavicle で、これはラテン語の鍵やかんぬきが元になっている単語で、その形がローマ時代に門を閉じる時の横棒に使うかんぬきに形が似ているからと説明されている。

近代学的解剖学の祖は、ベザリウス（Andreas Vesalius：1514～1564）であると言われている。彼は、それまで続いてきたガレノスの解剖学的知見の重要な幾つかの点を事実に基づき否定し、一五四三年に『ファブリカ（Fabrica）』と呼ばれるラテン語で書かれた通称『人体の構造』を出版した。その中で、ガレノスによると、心臓隔壁には穴が開いており、そこから隣の心室へ血液が移動するとしたが、ベザリウスはこれを否定している。彼はジャン・ステファニ・バン・カルカルという当時、著名な画家と組んで解剖図を芸術的にあらわし、高く評価された。解剖図はしばしば寓意に満ちたポーズをとっている（図43）。

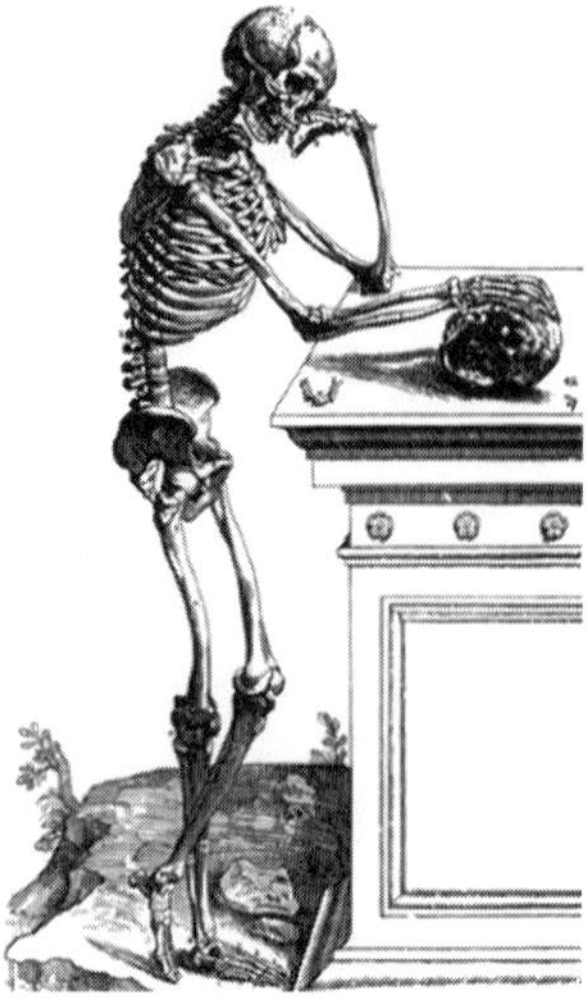

図43　ファブリカの挿絵

彼は、骨の名称を覚えるために、実際の人骨を必要とした。それを得るために、夜にこっそり共同墓地の墓を掘り返し、野犬と争ってまで骨を入手した[81]。彼は、それらの骨を目をつぶって触ってみて、それがどの骨かを言い当てるまで修練を積んだ。他の学生とどちらが早く骨の名を言い当てるか賭けをして、ということになっている。当時、女性の遺体を入手するのは困難で、彼は男性の遺体は数多く解剖したが、女性は六体に過ぎなかった。三体は解剖実習のために正規に入手しているが、他は、弟子が盗んできた子供が一体、殺人にあったものが一体、もう一体は、自殺した人のものであったという。これらの骨を自分の寝室に運び入れ、完全に腐りきる前に解剖しなければならなかったのである。防腐技術がなかった頃の話であるから、普通の神経の持ち主ではない。

普通、骨あるいはboneという言葉は、硬骨を意味する。軟骨（cartilage）という言葉は、『解体新書』に初めて出てくる杉田玄白の造語で解剖学的用語として使われるようになった。それまでは、日本語で軟骨というと軟弱な〝精神〟の方を意味していたらしい。そこで、中国では古代に何と言っていたか調べてみると同じく軟骨と言うらしい。時代的におかしいので、中国からの留学生に尋ねたところ、親切に調べてくれたのだが、総称は〝筋骨〟と言うが、体にある軟骨の場所によってそれぞれ名称が異なっていた、ということがわかった。

なお、解剖図では、レオナルド・ダ・ヴィンチを避けて通れない。彼は、全身像よりももっぱら、機械を見るように体の〝つくり〟にこだわった。図44にあるように、筋肉がどのようについているか等に関心を持ったのである。解剖したのは三〇体程度といわれている。その際、彼はあらかじめ溶けたパラフィンを腹腔に流し込み、固まったのち解剖した。これは臓器の位置関係を正しく理解するためであった。

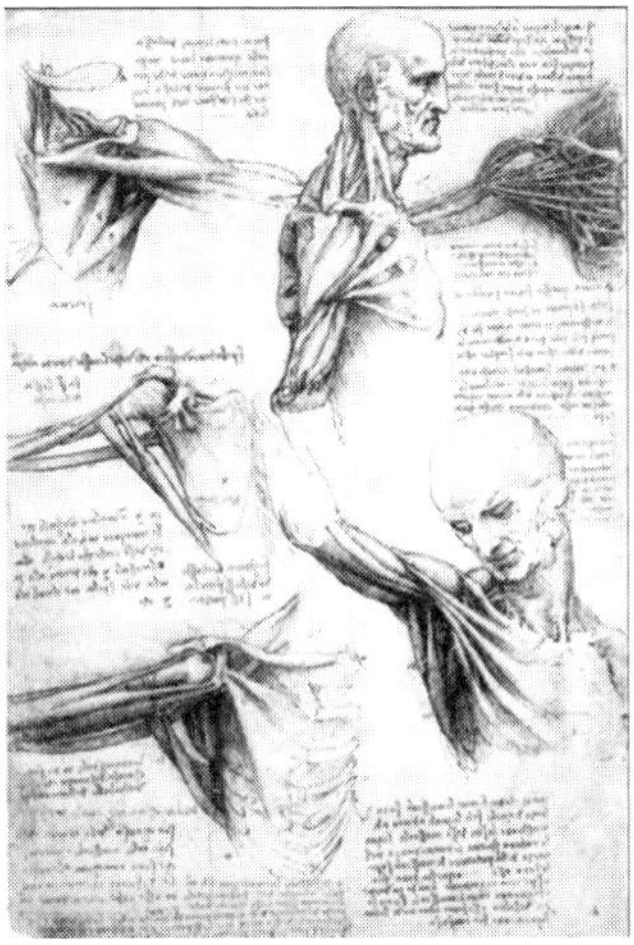

図44　レオナルド・ダ・ヴィンチの筋肉のスケッチ

■鎧から背骨へ

初期の脊椎動物は、無顎類の甲皮類に属するもので、古生代のオルドビス紀からデボン紀（およそ五億年から三億六七〇〇万年前）に棲息していたと考えられている。河川の入り口の白い砂の中に生息し、体の前半は厚い甲羅で固められ、後半は鎖かたびらのようなウロコで

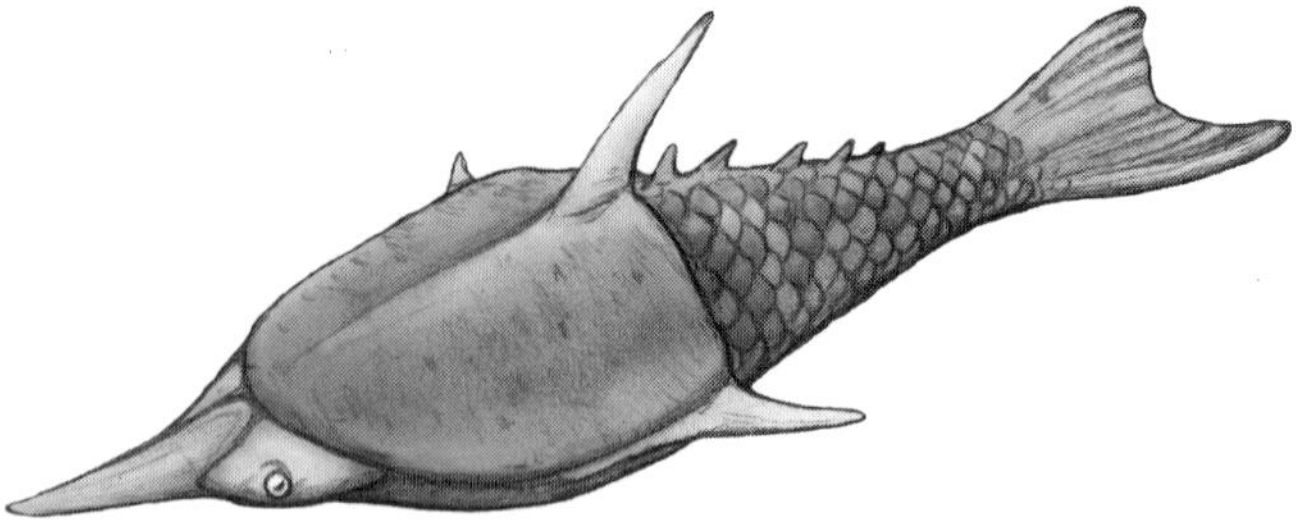

図 45　プテラスピス
イラスト：川崎悟司
体の前半分は厚い甲羅、後ろ半分は頑丈なウロコで覆われていた。

覆われていた（図45）。ヒレも発達しておらず、対になってもいない。ほとんどが体長三〇センチメートル以下の動物で、頭の腹面にある口から、海底の砂泥を飲み込み、その中の有機物を得ていたと思われる。泳ぎは極めてぎこちなく、よたよたと泳いでいたと考えられている。体色も、白い砂に紛らわしいような色で、当時の生態系の頂点にいたオウムガイの眼から逃れていたと想像される。これは白い砂岩から、このような魚の化石が見つかっているので、そこからの推測である。甲皮類の甲羅は、まさしく鎧の意味を持ち、オウムガイが噛み付いても簡単には噛み切れなかったのではないかと想像される。オウムガイは他に三葉虫などもエサにしていた。甲羅が外骨格の役割を果たすので、この動物の内骨格は未発達で、脊椎骨は無く脊索が残っており、それらの周囲に軟骨ができていた程度らしい。体の前半を被う甲羅は、皮膚の中に直接、形成される。このような骨の形成の仕方を膜性骨化という。現在でも、カメやアルマジロにこのやり方が残っている。実は、ヒトの頭蓋骨も膜性骨化によって作られる。したがって、頭蓋骨は外骨格ということもできる。さらに、不思議かもしれないが、鎖骨も外骨格の名残である。これは、古代魚の甲冑である頭蓋骨の後端部が鎖骨として残ったからである。ただし、鎖骨は単なる過去の残存ではないことを後述する。頭蓋骨は、成長にしたがって大きくなる。頭蓋骨の内側は、破骨細胞によって壊されつつ骨芽細胞が骨を作っていくのに対して、外側は骨芽細胞から骨細胞が作られ、頭蓋骨に付加されるのである。内側と外側の関係は当然、調和をもってなされる。

そもそも始原の脊椎動物である甲皮類は、その先祖は海に出現したが、子孫は競争相手の少ない河川の河口付近に移動せざるをえなかったと考えられる。海から淡水へ移行するには、まず、浸透圧の問題をクリアしなければならない。そのため、腎臓を発達させ、体内に浸入してきた水を大量の薄い尿として出すことになった。余分な水を原尿としてまず濾過してしまい、その後で、必要な成分を再吸収するというやり方は、脊椎動物が淡水条件下で進化したことを意味している。さらに、エラの細胞の一部を塩類細胞として発達させ、不足するNaイオン等を取り込む方式を作り上げることに成功した。海と違って淡水はカルシウムCaが少なく、それは外骨格の鎧にCaを蓄積するのではなく、体をすばやく動かすことができる内骨格の発達を導いた。骨は、Caと同時に、エネルギー通貨として絶対に必要なリン（P）の貯蔵庫としても意味を持つことになった。現代に生きる魚でも、系統的に古い魚類ほど、ウロコが昔の名残をとどめて頑丈である。歯は、そのウロコが口に入り顎ができた時に、噛み付く機能を持ったと考えられている。歯はウロコの変化したものなので、何回でも生え変わる。ヒトでは乳歯から永久歯へ一回だけであるが、永久歯の下には、それが抜け落ちた時のために次の原基だけは作られるが退化する。私たちの皮膚が、毎日、垢となって落ちるのと同じである。淡水の環境は、時として乾燥を強いられることがある。乾燥にはウロコが水の蒸発の防止に役立ったはずである。淡水に進出した魚は、エラは持っていたが、肺を発達させて空気呼吸もできるようにした。乾燥に耐えるのを根本から嫌って元の海へ戻った魚は、かつての肺を鰾（浮き袋）に変化させた。浮き袋から肺へ進化したのではないのだ。

一方、現代の脊椎動物の脊椎骨や四肢骨は、形成される部位にまず軟骨が形成され、その後、そこが石灰化する。石灰化した軟骨には、血管が侵入してその部分を破壊しながら硬骨を形成する。この方式は、軟骨性骨

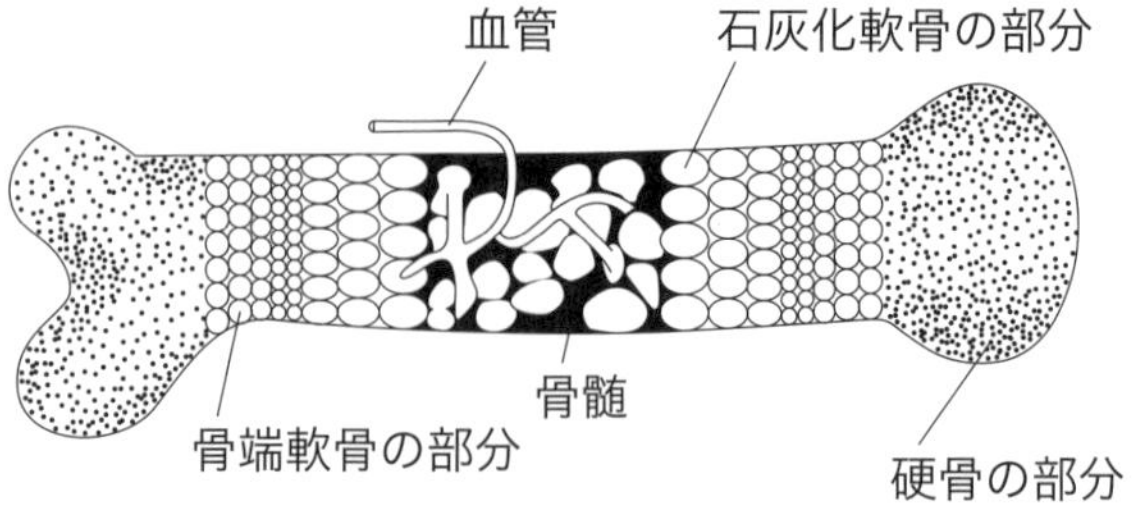

図46　軟骨性骨化
軟骨が石灰化した後、それが壊されて硬骨が形成される。

化という（図46）。骨の成長は、骨端軟骨と言われる部分でのみ起こる。ただし、骨端軟骨は成長期にのみ存在するので、成人では全て硬骨になってしまう。そのため、大人になってからいくら身長を高くしようとしてもそれはできない。成長ホルモンを使っても骨端軟骨が無いので、ホルモンの受容体が無く無効である。成長ホルモン分泌が足りず、すでに不自然な身長にしか達しなかった人や軟骨無形成症の人には、大腿骨を手術で切り離し、わざと隙間を作ってギプスで固め、骨の成長を待つ。その部分が成長して骨化し、身長が伸びるようにしていた。この方法では、九センチメートル伸びるのに一年弱を要していた。しかし、二〇一一年、名古屋大学医学部で切り離した部分から骨髄の細胞を取り出して培養したのち、その部分に注入すると回復が早まり九カ月で九センチメートル伸びる骨延長術が開発され、厚生労働省の高度医療評価会議で承認された。この手術は、事故などで片足の長さが極端に違ってしまったヒトにも適用される。小人症のヒトは、成長ホルモン自体が分泌されないので、そう診断された場合は子供のうちから、大腸菌にヒトの成長ホルモン遺伝子を組み替えて作られた成長ホルモンで治療するので、自然な大きさに成長できる。

上述したように、頭蓋骨・鎖骨の骨と脊椎骨・四肢骨の骨は発生学的に異なる。これまでヒトの遺伝性骨疾患として、鎖骨頭蓋異形成症という病気が知られていた。これは、頭蓋骨に異常があると鎖骨にも異常があるが、脊椎骨や四肢骨には異常が無いという臨床知見を示す。これはその進化・発生学的見地から見れば理解できる。図47に、その患者さんを示す。髪に隠れてわからないのだが、実は頭蓋骨の一部が形成されていない。また、鎖骨も形成されていないため、左の肩と右の肩をくっつけることが可能である。では、ヒトでは鎖骨が骨格を形成する上で意味を持たないかというとそうではない。鎖骨は、肩を形成する骨の主要部分である肩甲骨と胸にある胸骨とをつないでおり、がっちりとした肩と腕を作る。ただ、その細長い形状から無理をすると折れやすくしかも、くせになる。二〇一二年度ノーベル医学・生理学賞の山中伸弥教授は、若い時にラグビーに熱中し、鎖骨を一一回も骨折している。一方、木から木へ腕を使って移り歩くオランウータンでは、鎖骨が見事に発達している。しかしながら、多くの四足の哺乳類において、イヌ、ウマ、ウシ、シカなどの動物では鎖骨は退化しており、無い。肩は筋肉でがっちりと固められているので鎖骨がなくとも全く支障がない[83]。確かに、これらの動物では片方の前肢だけで体重を支える状況など、あり得ないであろう。

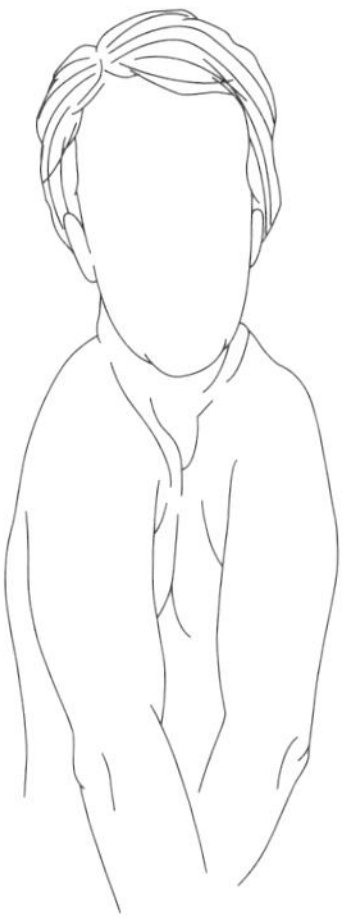

図47　鎖骨頭蓋異形成症
左右の肩をくっつけることができる。

　手足の骨、脊椎骨全体、肋骨から形成される胸部全体、どれを見ても円柱型をしている。これは、生物の機能的で優れたデザインで、〝平たい〟から〝丸い〟への変形は、力学的に最も強い形への進化を表しているという[58]。

■クラゲにもある軟骨

軟骨の軟とは軟弱の〝軟〟であるが、英語のcartilageは、ギリシャ語の「枝で編んだカゴ」に由来するらしい。このカゴはきっと弾力に富んでいたのであろう。軟骨は系統発生学的に極めて古いもので、クラゲにまで遡ることができる。クラゲの傘の中味は中膠（ちゅうこう）というゼリー状の物質でできている。食用のクラゲはこの傘の部分のみを塩とミョウバンで漬けたものである。クラゲの種類によって、この部分がより弾力に富んだ軟骨状の結合組織に変わっているものがある。このような組織は、環形動物のゴカイの一種の鰓冠（さいかん）の基部、節足動物のカブトガニの外骨格の内側にあるクチクラ性の内突起（ないとっき）、腕足動物の触手冠（しょくしゅかん）、他にも半索動物のギボシムシでも知られている。半索動物は、口の背側にある軟骨様の口盲管（こうもうかん）が脊索の一歩手前であるとして、名づけられた動物門であるが、この部分に脊索が発生する時には必ず発現する*T*遺伝子が発現しないので、名前との直接の関連は否定されている。ただし、その系統的位置は変わらない。軟体動物のイカを解剖すると、〝トンビ〟といわれる口の周りに軟骨様の組織が見つかる。それらの組織は、脊椎動物がもつ軟骨と完全に一致するかというと、微妙に異なる。例えば、脊椎動物の軟骨は、typeⅡコラーゲンを持つが、無脊椎動物は持たない。しかし、組織学・細胞学的には非常に似ているので、両動物群において、力学的な支えが必要になった部分に、結合組織から軟骨細胞が分化してきて、現在に至ったというところであろう。また、骨組織を特異的に染色する抗体を用いて無脊椎動物の上記の部分を染色すると、それらの軟骨様組織も染まるので、無脊椎動物の軟骨は脊椎動物の硬骨と軟骨の両方の中間にあるという論文もある。[84]

加齢に伴う種々の病気の中に膝関節軟骨変形症という病気がある。これは、膝の関節のクッションとなっている軟骨と半月板がすり減り、炎症を起こして変形するものである。クラゲは体の九〇％以上を水が占めるが、軟骨の成分を多く含む種も存在する。近年、海洋汚染と海水温の上昇に伴って、日本海を中心に大型クラゲの漁業への被害が多く報告されている。そこで、二〇〇九年に東海大学と理化学研究所の共同チームが、この大型クラゲを用いて軟骨の病気に役立つ試薬を開発した。軟骨にはムチンという糖蛋白質が含まれているが、それをクラゲから抽出し、人工的に膝関節変形症を引き起こさせたウサギの膝関節に、このムチンをヒアルロン酸と併用して注入すると明らかに軟骨の治療に効果が見られた。将来、この研究が発展し、ヒトへの応用が望まれている。ちなみに、大型クラゲの和名はエチゼンクラゲである。これは、一九二一年に福井県水産試験所で、この大型クラゲが従来のビゼンクラゲと異なる種ではないかと考えられ、当時の農商務省へ標本が送られそこでこのクラゲが同定された結果、新種であるとしてエチゼンクラゲと命名されたことに由来するので、発生源が福井県であることを指しているわけではない。学名は *Neomopilema nomurai* であり、種名は当時の水産試験所場長、野村貫一氏に献名されたものである。

二〇一二年、神戸大学医学部附属病院が、膝の軟骨の欠けている部分の治療を自分の細胞を使って簡便に行う方法を開発し、近々、臨床試験を申請する。自分の膝に残っている軟骨から容積にして数ミリリットル程度の液に含まれる細胞を採取し、約十日間培養して患部の形に合うように細胞を増殖させてから、それを欠損部分に移植する。これまでは、他の部位の軟骨を採取して、それを移植する方法はあったが、四平方センチメートルが限界であった。新しい方法では九平方センチメートルまで可能である。この方法が認可されると保険が利く。

さらに、最近、広島大学医学部整形外科で鉄粉と磁石を用いた画期的な軟骨の治療法が開発された。この方法は手術の必要が無いため、患者への負担も小さい。三年後の臨床研究を目指している。膝や肘などの関節軟骨は、硬骨どうしがぶつからない様にクッションの役割を担っている。しかしながら、加齢やスポーツなどで使いすぎると、摩耗し変形して治らないという欠点がある。患者の骨髄細胞から幹細胞を取り出し、コラーゲンの中で培養する。この時に、磁気共鳴画像診断法（Magnetic Resonance Imaging：MRI）の造影剤として用いる直径一〇ナノメートルのマグネティックビーズを一緒に培養すると一晩で幹細胞に取り込まれる。この状態の幹細胞を患部に注入し、体外から強力な磁石で一～三時間の間、患部に誘導する。三週間程度で軟骨細胞として定着し、治療効果が得られるという。

■骨を作らせる遺伝子

急性骨髄性白血病という病気には色々なタイプの病態がある。どの年代でも起こる、子供や若い人において発症するとタイプによっては予後が良くないことがある。一方、寛解という完治一歩前まで回復することもある。急性骨髄性白血病は、骨髄の造血細胞が腫瘍化して分化・成熟能を失う。その結果、未熟な白血球が異常に増加し、血液凝固に重要な血小板が減少する。症状としては、出血が止まらなくなり紫斑ができる、風邪などを引きやすくなり発熱する、全身の倦怠感などがある。この病気の原因の大部分は不明であるが、原因がわかっている症例もある。それは、造血細胞が分裂した時に染色体の一部が千切れて、他の染色体に結合してしまう、いわゆる遺伝子の転座を起こしてしまった細胞が暴走する結果、発病してしまう場合である。幾つかの染色体で、転座が見つかっているが、最も頻度が高いのは二一番目の染色体であった。この染色体のq22に存在する遺伝子がこの病気に関連するとわかっている。ちなみにqとは染色体の長腕を意味し、pはプチ(petite)で短腕を意味する。qはpの後のletterという意味しかないらしいが、その遺伝子にはcore binding factor a-1（*CBFA1*）という名前がついていた。ただし、この遺伝子はpair-rule遺伝子で、マウスなどでは*Cbfa-1*だけでは機能せず、*Cbfb*という遺伝子と対になった時に働くことがわかっていた。そのような状況にある時、大阪大学医学部に、白血病を発症した子供が亡くなっていくのを何とか助けようとしていた医師がいた。彼は、*Cbfa-1*をノックアウトしてみたらどうなるかと考え、染色体は一対で、同じ遺伝子がもう一個あるので、二個ともノックアウトしたマウスを作った。その結果は、まったく想像しないものであった。この遺伝子を二個とも欠いた個体は、軟骨しか形成されず、硬骨の形成が全く見られなかったのである。(85) 体のどこかにでも硬骨が形成されていないかを確かめるため、アリザリンレッドという硬骨が赤く染まる色素で調べた。しかし、ノックアウトマウスでは、染まるはずの硬骨がどこにもなかったのである。なぜ硬骨ができなかったかが調べられた結果、*Cbfa-1*は、未分化間葉系細胞から硬骨を作るための骨芽細胞を分化させる転写因子だったのである。すなわち、*Cbfa-1*遺伝子が作る蛋白質は、DNA上にある骨芽細胞を作る遺伝子に結合し、RNAへの転写の開始を指示する役割を担っていたのである。前述した鎖骨頭蓋異形成症の人は、この*CBFA1*が一本だけ壊れていた、すなわち、片親からのこの遺伝子は壊れていたが、片親からの遺伝子は正常であったので、中途半端で骨格の形成が止まってしまったということもわかった。

では、なぜ*CBFA1*が白血病と関係があるのか、という疑問が残る。正常な硬骨は軟骨が出来た後、そこに血管と共に骨芽細胞と破骨細胞が侵入し、軟骨が硬骨に置き換えられ、骨髄が形成されて行く過程で作られる。すなわち、正常な骨髄ができないと、正常な赤血球、白血球、血小板などを生み出す血球幹細胞が分化できないのである。したがって、異常な白血球ばかりが作られてしまうということになる。恐らく、健常者においても、年齢に関係なく、ある時、血球幹細胞が骨髄の中で細胞分裂を繰り返す過程で、染色体が千切れて他の染色体にくっ付いてしまうことが偶然に起こると、この病気になるのであろう。

*Cbfa-1*には、同じグループに*Cbfa-2*と*Cbfa-3*があることがわかっている。*Cbfa-2*はインディアンヘッジホッグ（indian hedehog）という蛋白質の発現を調節し、この蛋白質は、軟骨の分化、軟骨内骨化、四肢の成長、歯の形成に関与していることが知られている。*Cbfa-3*は、神経の形成、血球の形成に必須な遺伝子である。これまで硬骨を作る*Cbfa-1*は、円口類、軟骨魚類、またナメクジウオでは、発現していないことが知られている。しかし、*Cbfa-1*から*Cbfa-3*までの原型である遺伝子が見つかっており、それは*runt*と名づけられている。これは何かの略語ではなく、元来の英語の意味は〝矮小〟を意味し、ショウジョウバエでは体節の形成に関与し、この遺伝子が壊れると、胚発生の過程で体は矮小のままで孵化できない。*runt*は線虫にすでに存在し、ウ

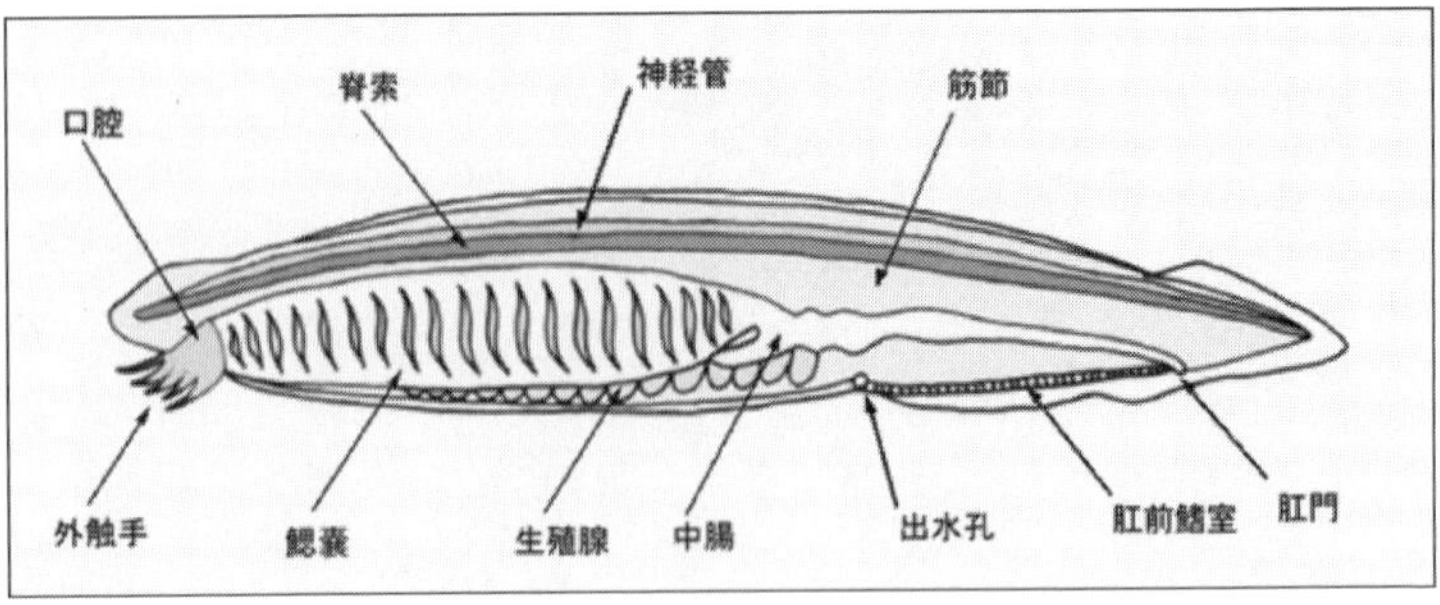

図48　ナメクジウオの体制
出典：環境省『せとうちネット』

ニ、ホヤ、ナメクジウオを含む脊索動物にもある。これらの動物では骨格など無い。では、どこでこの遺伝子が発現しているかを調べると、例えば、ナメクジウオでは、図48に見られるエラを支える軟骨様の嚢（鰓嚢）で発現していることがわかった。この嚢は体節構造のように見える。つまり、脊椎骨は *runt* から派生した *Cbfa* 遺伝子により、鰓嚢の軟骨様組織を体軸にそって発現させて作り出されたものかもしれないのだ。遺伝子の使いまわしによって脊椎骨を作り出したらしい。

■女性はご用心　骨粗鬆症

骨粗鬆症は女性ホルモンが関係しているので、女性に多い病気であるが、男性に皆無というわけではない。成人女性では、当然、卵巣から分泌された女性ホルモンが体を巡っている。これは、骨芽細胞に作用して骨密度を増加させる働きを持つ。一方、破骨細胞は骨を壊して、カルシウムを血中に流して、血中のカルシウム濃度が一定以下に下がらないようにしている。ただし、骨が壊され過ぎると困るので、それに対抗するためにカルシトニン（calcitonin）というペプチドホルモンが甲状腺より分泌されて、破骨細胞の活性を抑制する。しかし、抑制し過ぎると、血中カルシウム濃度が低下し過ぎてしまうので、副甲状腺より副甲状腺ホルモン（parathyroid hormone）が分泌されて、破骨細胞の活性を高める。これらの働きで通常は骨の代謝のバランスと血中カルシウム濃度は一定に保たれている。しかし、閉経期を迎えると女性ホルモンは急激に減少し、骨への働き掛けが無くなってしまう。すると、これまで分泌されていたホルモンのバランスがくずれ、骨へのカルシウムの供給よりも減少の方が上回り、骨からカルシウムが抜けてスカスカになってしまう。骨粗鬆症になると骨折しやすくなり、しかも治りにくいので生活の質が落ちてしまう。これまでは、女性ホルモンを投与したり、破骨細胞の活性を抑制するカルシトニンを投与するのが有効であったが、完全ではない。そのため、女性は若い時から将来の骨密度の低下に備えて、カルシウムを多く含む食品を摂ることが勧められている。

宇宙の無重力に曝されると、体を骨で支える必要が無くなるため、骨からカルシウムが抜けてしまう。これまで国際宇宙ステーションに長期滞在した人は、一日二時間、運動して骨に負荷をかけて地上の状態を模擬することで骨からのカルシウムの脱落を防いでいたが、それでも腰や足の骨密度は、五〜七％減少していた。しかし、日本人宇宙飛行士二人を含む五人に骨粗鬆症の薬であるビスフォスフォネートを滞在期間中投与したところ、五人の平均で骨密度の減少はほぼゼロであった。しかし、この薬は骨粗鬆症には確かに有効であるが、ゼロはあくまで平均の値であることに注意しなければならない。さらに、ビスフォスフォネートには、多くの種類があり、副作用にも注意が必要なので、専門医への相談が不可欠である。

二〇一一年東京医科歯科大学のチームが破骨細胞が骨芽細胞の活性を抑える蛋白質、セマフォリン４D（semaphorin 4D）を分泌していることを見出した。その蛋白質に対する抗体を作成して働きを抑制すると、骨形成の割合が一・五〜二倍に増えることがわかった。将来は、骨粗鬆症は現在よりもうまく治療できる薬が作られる見込みが出てきた。

第8章　肝臓

■生きるための臓器

昔の漢方の世界では、内臓は五臓六腑でなり立っていると説明されていた。五臓とは、肝臓、心臓、脾臓、肺臓、腎臓である。六腑とは、大腸、小腸、胆嚢、胃、膀胱、三焦（架空の臓器らしい）である。肝臓は、古代より重要な臓器という認識があり、食用として解剖された動物の肝臓において、血管の走り方や皺のより具合、また、肝臓の各部分の大きさなどを見てその年の豊作や未来を占う神具としても使われた。古代バビロニアでは、そのために使われた青銅や粘土で作られた肝臓の模型がみつかっている（写真6）。

和菓子として知られる羊羹は、元々は中国で食べられていたヒツジの肝臓の料理であり、ヒツジの羹（あつもの：この場合は羊の肝臓と肉が入っている熱い肉汁）である。鎌倉時代に日本へ禅宗とともに伝わったため、中身は随分と変わってしまった。大塚滋氏の『カレーライスがやって来た』（朝日文庫）によると、唐の時代ではヒツジの肝臓と黒砂糖を練ったものであったという。仏教の戒律では肝臓は食べることができないので、小豆の粉、山の芋、砂糖、小麦粉、葛などをまぜて蒸し、見ようによっては羊の肝臓に似た色と形にしたとある。ここで話は飛ぶが、与謝野晶子の実家は駿河屋という和菓子の老舗で宮内庁御用達であった。名物の一つが「夜の梅」という羊羹で、現在も「羊羹の中に小豆が散りばめられており、その切り口が夜に咲く梅の花に似て……」と書いてある。私事で恐縮だが富山県に砺波（となみ）高等学校という優秀な高校がある。私は毎年この高校の臨海実習を担当していた。高校からは、「夜の梅」といういうきんつば（羊羹の一種）を毎年お土産に頂

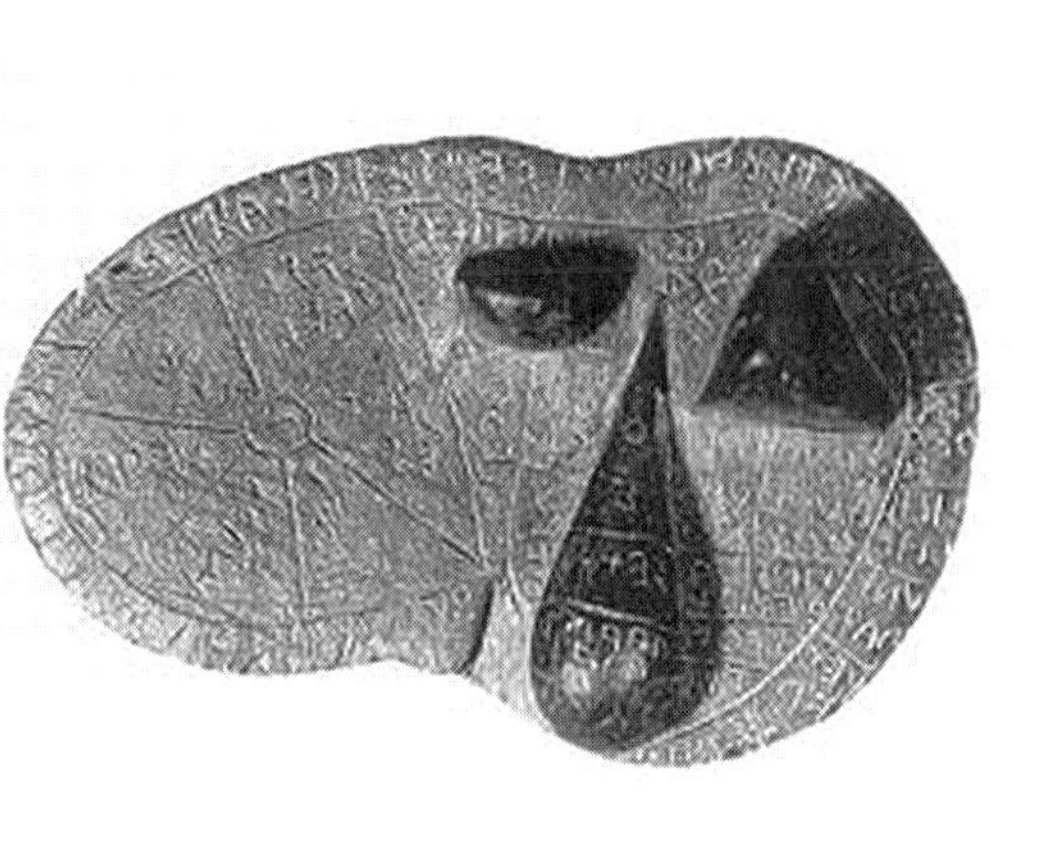

写真6　青銅製の肝臓模型
ロベルト・マルゴッタ『図説　医学の歴史』岩本淳訳（講談社）より

いていた。砺波市の嶋倉屋という百年余にわたる老舗のお菓子である。しかも「夜の梅」の命名の由来は、駿河屋のそれと一字一句同じである。ところが、羊羹で有名な虎屋にも「夜の梅」があり、その命名のフレーズも、まったく同じなのである。調べると虎屋が大正十二年に商標登録をしており、有効期間は一応十年であるが更新可能である。虎屋は、京都から江戸に出た名だたる老舗である。ここでもしやと思い調べると「夜の梅」という名とそのキャッチコピーは、たくさんの和菓子屋さんで使われていることがわかった。事情はわからない。与謝野晶子の反戦歌「君死にたまふことなかれ」の君は、晶子の弟で、駿河屋の跡継ぎなのである。彼は、当時、難しい字が読めて書くことができることを買われて、日露戦争において、司令部の書記官を務め、第一線に出なかったため生還した。その結果、駿河屋の「夜の梅」は、受け継がれたのである。第二次世界大戦では、甘いものは社会から一切消えた。砂糖が統制品になったからである。一方、羊羹は兵隊が簡単に高エネルギーを補給できる食物として好まれた。虎屋は、海軍には「海の勲」、陸軍には「陸の誉」と命名した羊羹を納め続けた。

日本語では肝臓は〝キモ〟と言うが、この言葉は、肝臓のみならず内臓一般を表す場合がある。また、心根（こころね）の大きさを「キモが太い」ということがあるので、古代の日本人にも重要な器官であるという認識はあったに違いない。漢和辞典では、肝とは形声文字で肉付きの月に発音が同じ〝幹〟の意味で〝干〟が合わせられたとある。英語でliver、ドイツ語でLeber、オランダ語でlever、スウェーデン語でも同じ綴りである。

意味は、「生命の宿るところ」である。当然、live「生きる」という言葉は、ここに起源を持つ。

これらはゲルマン語系の言葉で、ギリシャ語系では肝臓を意味するhepar のhepa-から、色々な肝臓の修飾語が出てくる。例えば、肝臓では抗血液凝固剤であるへパリン（heparin）を作っている。肝臓は内臓の中では最も重量がある臓器で、ヒトで体重の三％前後である。ヘブライ語で肝臓は〝重い〟という意味の〝カーヴェード〟という言葉だそうである。(59) 内臓の機能がよくわかっていない時代の記録によると、肝臓を摘出された動物は、十二時間程度しか生きられない。腎臓の摘出では四十八時間が限界である。消化管の摘出後では一週間から十数日と判断されている。膵臓の摘出は、直ちに死に結びつかないが、やがて、死に至るはずである。

肝臓を食べる文化は、洋の東西を問わない。フランスのフォアグラ（foiegras）は、世界三大珍味の一つと言われ、フォアは肝臓を、グラは〝脂肪に富んだ〟を意味する。フォアグラはガチョウやカモに強制的にエサを食べさせて作る、脂肪肝である。近年、この強制的にというのが、動物虐待ではないかとクレームがつき、欧州の国々ではフォアグラを作ることが禁止された。ただしフランスでは、これは文化であるとして、この職業が定着している地域を保護している。日本では、アンコウの肝（きも）が有名である。フグのキモは、それこそ命がけになるほどおいしいと言われるが、死んでは何もならない。フグ刺しを〝てっさ〟というが、その〝て〟は鉄で鉄砲を意味し、〝さ〟は刺身で、当たると死ぬというシャレである。フグの調理には免許が必要である。フグの仲間のカワハギ、特に大型のウマズラハギの肝臓は毒が無く、身はお造りにして、肝臓を溶いたものと一緒に食べると美味である。富山県の魚津市が、この魚のブランド化を図っている。

肝臓の細胞は通常の細胞より大きく、直径で数十マイクロメートルに達する。ヒトの肝臓は、この細胞が二五〇〇億個程度集まったもので、細胞は、その活性の高さを表すように多核であり、二〇〇〇種類以上の化学反応を行っている。機能の主なものは、栄養物の貯蔵、合成、代謝、分解、解毒、胆汁の生産などで、肝臓の七割が損傷してもこの機能が果たせる。また、全血液の五分の一が常に流れ込む。つまり毎分一五〇〇立方センチメートルの血液が流れているのだ。

ギリシャ神話では、人間に火を教えたプロメテウスは、神の罰を受けてコーカサス山に鎖でつながれ、昼の間にハゲワシがやってきて彼の肝臓を食い荒らすのだが、彼は半神半人で不死身なので夜の間に肝臓は元に再生するということになっている。実は、この話は、本当はもっとややこしい。古代ギリシャの人々のずうっと前の先祖は、当時、中央アジアにいた馬を見たことがなかったらしい。ギリシャの東方に騎馬民族の集団があり、馬に乗った人を半人半馬と勘違いしたのがケンタウルス族の始まりのようなのだ。彼らからは狩猟や音楽また医学を学んだらしい。その騎馬民族の中にも優れた人間がおり、名をケイローンと言った。彼は神から不死身を与えられていた。彼はギリシャの英雄ヘラクレスの先生でもあった。ところがこの集団とギリシャが戦争になり、ヘラクレスの射った毒矢が誤ってケイローンに当たってしまったのである。ケイローンは苦しむが死なない。それを哀れに思ったゼウスは、ケイローンの不死身性を人間であるプロメテウスに移してしまい、彼を不死身にして、ケイローンを星座にしてしまう。これが射手座である。一方、プロメテウスは、ゼウスが人間に対してあまりに非情なので、火の使い方を教えてしまい、ゼウスから罰を受ける。しかしながら、プロメテウスの肝臓をついばみに来たワシを今度はヘラクレスが矢で射殺してしまう。このワシは、ゼウスがかわいがっていたものなので、これもワシ座という星座にしてしまったという話なのである。ただし、このストーリーには色々なバージョンがある。ともあれ、肝臓は、確かに再生力が抜群の臓器である。古代人はいかにして、肝臓にこのような機能がある事を知ったのか誠に不思議である。

■ベルナールの功績

肝臓と糖との関係を明らかにしたのは、近代医学の始祖というべきフランスのベルナール（Claude Bernard：1813～1878）である。当時、体内に存在する糖はもっぱら食物に由来し、それは呼吸によって分解されると考えられていた。そこで彼はそれを確認すべく、絶食させた動物や炭水化物を全く含まないエサで飼育した動物を用いて、以下の実験を行った。肝臓に入る前の血液と出た後の血液を採取し、糖の濃度を比較した。すると、出た直後の血液に糖が多いとわかった。また、肝臓を取り出し、生理食塩水の中で肝臓をスライスして、中に含まれる糖を完全に洗い去った。その日は、夜になってしまったので、翌日に同じ実験を開始することにした。ところが確認のため調べてみると、洗い去ったはずの糖が再び検出された。そこで彼は、肝臓が糖を合成し分泌しているのだと結論した。なぜ、肝臓がこのような事をするのか、彼は体の内部環境を一定にするためだと考えた。この内部環境（milieu interieur）という言葉は彼の造語である。彼のこの考え方は、一八五五年の『実験医学序説』にまとめられ、後世の学者に大きな影響を与えた。米国のキャノン（Walter Cannon：1871～1945）は、これを発展させ、内部環境の恒常性の維持（homeostasis）という概念を作り上げた。なお、グリコーゲン（glycogen）という言葉は、ベルナールのこの一連の研究からの造語である。

ベルナールには、医学の研究に邁進するあまり、妻と娘に愛想をつかされていた節がある。彼の先生は南米の狩猟民が使うクラーレ（curare）という毒を研究していた。この毒は神経と筋肉の間にあるシナプスに働き、神経の伝達を筋肉に伝えるのを阻止するため、筋肉が運動しなくなってしまう。しかしながら、痛覚は生きているので解剖してもピクリとも動かないが痛みは感じている。ベルナールはこれを使って麻酔なしに動物の解剖をしていた。実験には多数のイヌが必要だったので、彼は町の中で見つけたイヌを強制的に集めさせてそれを使っていた。ある日、そのイヌの一頭が逃げて主人の元へ帰った。しかも腹に実験用の管をつけたままであった。その飼い主は警察官であった。[26] ベルナールはその言い訳にさぞ大汗をかいたことであろう。彼と妻は一八六九年に離婚しているが、彼の妻は、動物の生体解剖実験にずうっと反対してきたらしい。彼が一八七八年に亡くなった時、フランスで科学者として初の国葬となった。しかし、一八八三年にはビクトル・ユゴー（詩人・小説家・政治家）をリーダーとする動物実験反対連盟が設立されている。ベルナールの妻と娘は、彼の名声を複雑な気持ちで聞いていたのであろう。

余談であるが、エネルギー源は、通常、肝臓にグリコーゲンの形で一一〇g程度が蓄えられている。筋肉に多少あるグリコーゲンと合わせても二〇〇〇カロリー程度しかなく、一日分のエネルギーがやっとである。それ故、私たちは毎日食物を摂取しなければならないのだ。何らかの事故に遭って、食物が得られなければ、脂肪をグルコースに換える。脳はグルコースしかエネルギー源として使えない。脂肪が無くなると蛋白質をグルコースに換える。脂肪組織の九〇%が失われるような飢餓状態では、肝臓の重量は五〇%減少、筋肉の重量は三五%減少、消化管では腸間膜にある脂肪が使われるために重量は二五%減少する。脳はそのような時でも二%の減少に留まる。成長期に脳へのグルコースの供給が滞りがちになると、神経細胞の発達が妨げられ、重度な障害として残る。食事後五時間以上経つと、一時間当たり、八グラムのグルコースが肝臓から供給されエネルギーとなるが、その五〇%を脳が使い残りの二五%ずつを筋肉と赤血球が消費する。赤血球は不測の事態に備えて常に作り続けられている。また、赤血球は血中のグルコースを内部に取り込むなど、血中グルコース濃度を一定させるためにも役立っている。したがって、糖尿病の場合、赤血球にどのくらいグルコースが取り込まれているかが病気の進行度を示す指標となる。グルコースは、日本語ではブドウ糖である。これについて「なぜ、そう言うのか?」と質問を受けたことがある。一七四七年に、干しブドウよりこの分子が抽出されていたが、その百年ほど後の一八三八年に、ギリシャ語のglycos「甘い」に由来してグルコースと名付けられた。

■胎児と肝臓とヘモグロビン

肝臓は、胆嚢や膵臓とともに消化管の一部が膨らんでできる。肝臓原基は、発達しつつある胃の後方で、腸の腹側の壁から中空の突起物として生じる。胎生初期の肝臓の主たる役割の一つは、赤血球を作ることである。ただし、最初は胚の内部ではなく、胚の反対の部分に位置する血島と呼ばれる組織で、胎生二～三週ぐらいに作られるが、しばらくすると、血島の造血幹細胞は肝臓周辺に移動し、やがて肝臓内部に入り赤血球を作り出す。これが胎生八週目くらいである。(79)

生後二、三日の新生児に生理的黄疸が見られる場合がある。これは胎児のヘモグロビンが成体のそれとは、異なった分子であるせいだが、出生後は成人型に切り替わる。この時に肝臓で壊される胎児型のヘモグロビンのせいで、皮膚や白目が黄色く見える。胎児のヘモグロビンは、分解されて黄色のビリルビンになるが、新生児の肝機能がまだ低いため、それ以上の分解が遅れ、血中に溜まり気味になったせいである。普通は、壊されたヘモグロビンは、胆汁成分の一つとして腸に排泄される。それでも一週間前後でこの症状は消失する。しかしながら、症状が深刻な時は治療の対象となる。一九五〇年代の英国で、そのような新生児が入院している部屋で、窓際の子供ほど黄疸が早く消えることに気がついた看護師がいた。この報告を基に医師が研究を進めた結果、紫外線が当たるとビリルビンが分解されることがわかった。元々、胎児のヘモグロビンは、成人のそれと比較して酸素との親和性が高い。これは、母親の胎盤を巡る血液中のヘモグロビンの酸素との親和性より、胎児のそれの親和性が高いため奪うための仕組みである。すなわち親のヘモグロビンから自分のそれへ酸素を、酸素が胎児のヘモグロビンの方へ移ってしまうのである。しかし、出生後は、酸素が豊富な環境へと移り、むしろ、酸素と親和性が高いという性質は、組織において必要とする酸素を解離できないことになってしまうので、胎児型のヘモグロビンではなく、成人型のヘモグロビンに作り変えられるのである。

■持病の癪で……

肝臓の形は、体腔のスペースと一致し、大きく右葉と左葉に鎌状間膜で分けられている（図49）。この膜は、肝臓が発生する過程で肥大し、やがて腹壁に達した時に、体腔を裏打ちしていた腹膜が肝臓組織の中へ入り、左右から合一して出来たもので、肝臓を腹壁に留めておく役割を果たしている。また肝臓の真上にある横隔膜とは三カ所の靭帯で固定されているので、腹式呼吸の時は、肝臓が上下に二〜三センチメートル動くことになる。肝臓には肝細胞に酸素を与えるための肝動脈が入っているが、これに沿って交感神経と副交感神経が入っている。これらは血管の収縮や拡張を制御する結果、間接的に糖の代謝に関与している。

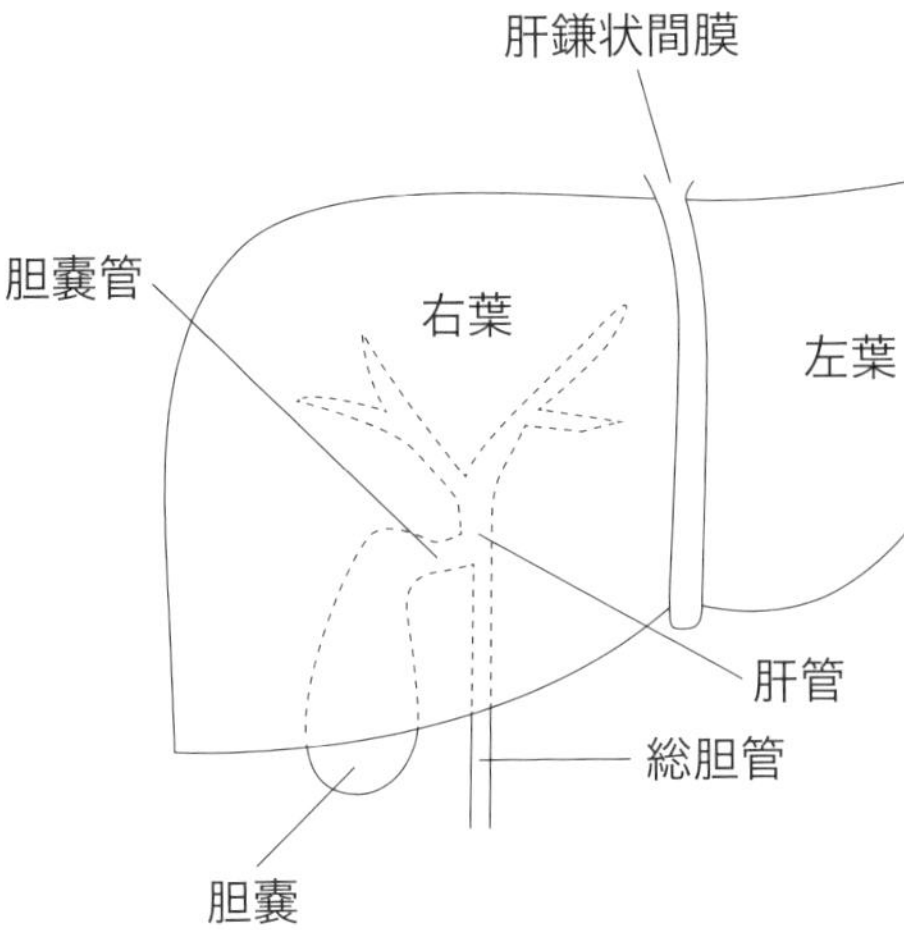

図49　肝臓と胆嚢

　肝臓は糖代謝の他に、胆汁を作るという仕事もしている。毎分、〇・六ミリリットルの割合で胆汁を胆嚢に送る。胆嚢は長さ五〜六センチメートル、幅四センチメートルの嚢である（図49）。胆嚢は胆汁から水分を吸収し、胆汁酸、コレステロール、ビリルビンなどが一〇倍程度に濃縮され、色は暗褐色でねばねばした液となる。最大で一〇〇ミリリットル程度貯まる。[6]昔は、冷静で意志が強い気質を〝胆汁質〟と言っていた。もちろん科学的根拠はない。この胆嚢には、迷走神経（妙な名であるが、最初に記載した人がこの神経が、頚部、胸部そして腹部にまで広がっており、脳から出た神経の中で最も分布が広くどこへ行くかよくわからなかったので、やけで、このような名をつけたのかも?）の枝が分布し、胆汁の分泌を刺激する。胆嚢も肝臓原基とともに前腸より突出してできるが、動物によっては生じない。ヤツメウナギ、ハト、オウム、ダチョウ、ラット、ウマ、ラクダ、ゾウ、クジラにはない。ありふれた実験動物のラットに胆嚢が無いことは、その解剖を指導する立場の人は覚えておかねばならない。これらの動物は常にエサを食べている動物が多く、食いだめをしないことが胆嚢の分化を促さなかったかもしれない。ただし、マウスには胆嚢がある。ヒトでも胆嚢を除去しても生存可能であるが、胆汁は脂肪の分解に重要な役割を果たすので、除去後は油っぽい食事は避けなければならない。胆嚢を除去しても胆汁が出なくなるわけではなく、これまでのように天ぷらに対応して、適当量が胆嚢から分泌されるということがなくなり、肝臓から直接、消化管へじわじわと出るようになるということである。また、総胆管には弁があり、胆汁の消化管への分泌を調節している。胆汁は一日に七〇〇〜一〇〇〇ミリリットルの量が消化管に分泌される。〝熊(くま)の胆(い)〟と呼ばれているものは、ツキノワグマやヒグマの胆嚢で、乾燥したものが売買されている。昔の時代劇に、女の人が道にうずくまって腹痛を起こしているようなシーンがあった。大抵、その女性は、「持病の癪(しゃく)で……」とか何とか言う。癪とは後述する胆石の事である。熊の胆には胆石を溶かす特殊な胆汁酸（現在は合成可能）が含まれており、他の動物にはない。[71] 極めて高価で一グラム、五〇〇〇円以上するらしい。コイの〝洗い〟を作る時は、胆嚢を破らないように注意が必要である。胆汁は極めて苦いので、にがだまと呼ばれる。スッポン料理では、体に良いとされる胆嚢を焼酎に入れて、そのまま一息で飲む。噛んで苦味を味わうわけにはいかないからである。スッポンの胆嚢をそのまま飲んで、万一、寄生虫に感染したら、どうしようかと心配する方もいるかもしれないが、爬虫類の寄生虫は、哺乳類の体内では生きていけないということになっている。しかし、爬虫類の寄生虫に関しての研究は進んでいるとは言えないので嫌なら飲まないのが良い。

胆汁の成分がどのくらい苦いかは十年以上、心に決めたことを忘れさせないほど苦いのである。私は高校生の頃、高校別対抗の野球で自校の応援歌の中で「臥薪嘗胆幾年ぞ……!」とがなっていたことがある。〝嘗胆〟とは紀元前九一年に成立した『史記』に出てくる言葉で漢字上の意味は「胆嚢を嘗めて苦さを味わう」ということである。古代中国（紀元前五世紀頃）の話である。越の国の王、勾践はかって戦争に負け恥をかかされた呉の国の王、夫差を倒すべく、食事の時は勿論、立つ時、座る時にも天井から釣り下げられたクマの胆嚢を嘗めて復讐の心を新たにしたという。臥薪はマキの上に寝て、その寝心地の悪さから心に決めたことを忘れないという意味であるが、十四世紀になって嘗胆と一緒になり、四字熟語となった。この話はもっと複雑であるが、これ以上は読者の興味におまかせする。

日本人の二〇人に一人は、胆嚢にコレステロールとビリルビンが固まった石状のものがある。(6) その数は数個から一〇〇個程度まで幅がある。それが胆嚢の中で動かない場合は問題がない。動くと背中と胸に激痛が走る。脂っこいものを食べた夜などに起こることが多い。胆石疝痛という。疝痛の〝疝〟とは、漢方で下腹部や腰などが〝引きつって〟痛む病気をいう。

■肝臓の驚くべき機能的構造

腸で吸収した栄養物を含む血液は、全て肝門脈を通って肝臓へ行く。門脈とは、両端が毛細血管でできた血管を指す。肝門脈は、一方は消化管からの毛細血管で、もう一方は肝臓へ行き類洞といわれる毛細血管に終わる。他には脳下垂体の下垂体門脈などがある。肝臓は、肝小葉（hepatic lobule）という単位から構成され、これは六角形で直径〇・八〜二ミリメートル前後の大きさで、肝細胞が五〇万個から一〇〇万個集まってできている（図50）。ヒトの肝臓は、この小葉が五〇万〜一〇〇万個集まっている。ブタの肝小葉はこの六角形の形を作る結合組織がしっかりしており、熱が通るとその形に縮む。ブタのレバニラ炒めを思い出していただきたい。あのブツブツが嫌いな方もいるかもしれないが、肝臓の構造を理解するには優れた材料である。肝小葉

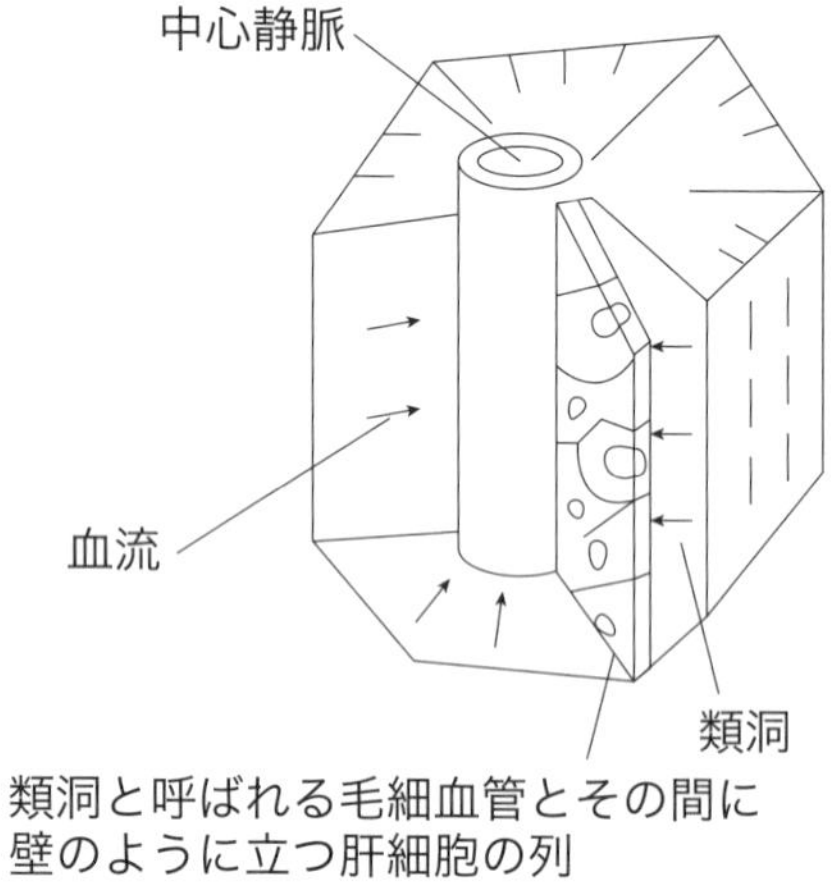

図50　肝小葉
50万〜100万個の肝小葉が肝臓を構成する。

では類洞は、中心に集まって中心静脈になるが、それらはやがて肝静脈に合流し肝臓を出て心臓に至る。

　肝小葉の中の類洞といわれる毛細血管の中で血流は一層の壁のように立っている肝細胞の間を、肝小葉の端から中心に向かって通過する（図51）。肝細胞は、両側を血液が流れることになる。しかも、毛細血管を作っている血管内皮細胞には直径一〇マイクロメートル以下の小孔が開いており、肝細胞はその孔を通して微絨毛を出している。その類洞を血液が流れる時、赤血球がその微絨毛にぶつかって、あたかも微絨毛を揉むように流れるのである。血管と肝細胞の間隙は、赤血球が直接、肝細胞にぶつかるのを避ける意味もある。このような流れ方は、血液が肝細胞に栄養を押し込み、化学的代謝を促すために、物理的にも圧力を掛けているらしいことを意味している。類洞の周囲には大食細胞の一種であるクッパー細胞（Kupffer cell）があり異物を貪食する。また、肝細胞と肝細胞の間には毛細胆管があり、肝細胞が産生した胆汁を胆管に向かって流す。

　血管の内皮細胞と肝細胞との間には、脂肪を貯め込んでいる伊東細胞（Ito cell）がいる。この細胞は、一九五六年に群馬大学の伊東俊夫教授によって見出された細胞で、その形から星状細胞（hepatic stellate cell）とも言われる。伊東細胞の脂肪の中には多量のビタミンAがある。肝細胞にはビタミンDが貯蔵されており、タラ

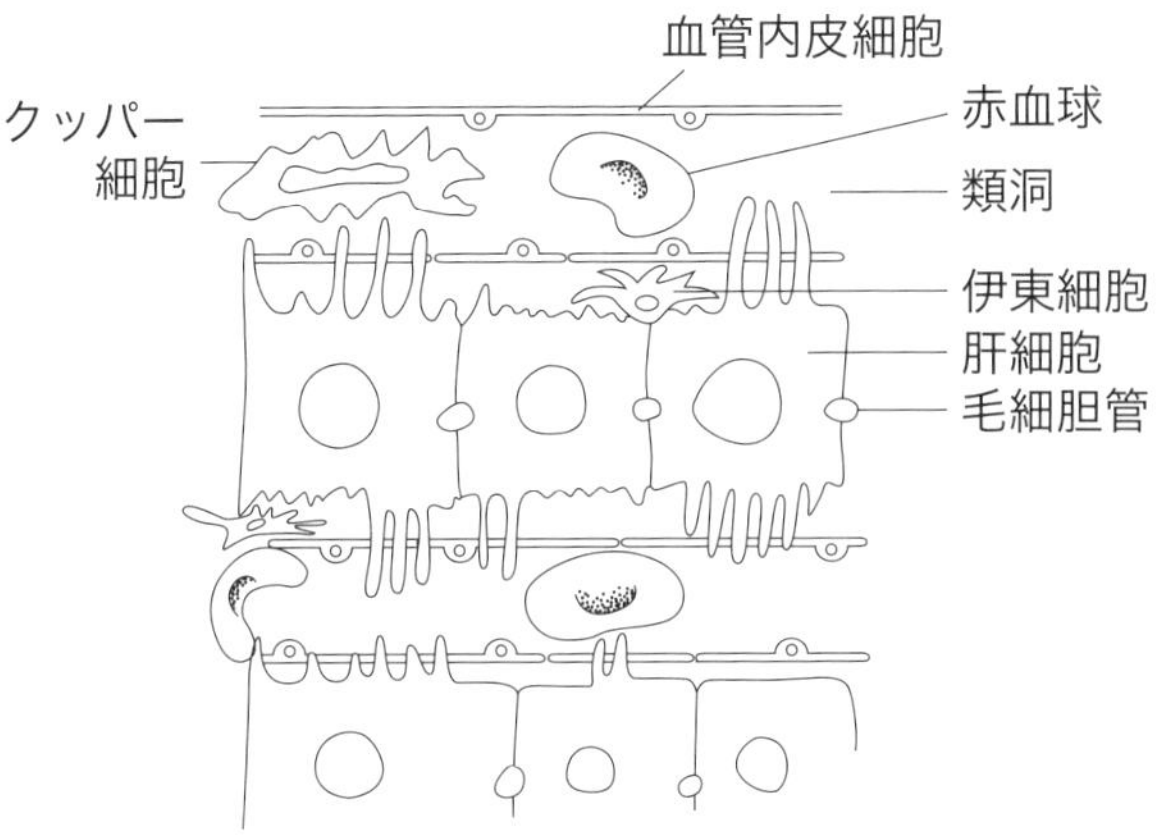

図51　肝細胞と類洞
赤血球が肝細胞の微絨毛を揉むように流れる。

などの魚類の肝臓から肝油が絞られ、ビタミンAとDの補給に当てられる。私は子供の頃、肝油を液体のまま毎日少量ずつ飲まされて、閉口した覚えがある。伊東細胞は、コラーゲンの産生も大量に行っており、肝臓にある結合組織の細胞と共に、繊維を肝臓に張り巡らせることによって、毛細血管と肝細胞でできているやわらかい肝臓の形を保っていると考えられている。近年、伊東細胞は明らかに神経要素である特有の接着因子や神経膠細胞に特有な蛋白質を産生していることが知られ、発生学的には、伊東細胞の遺伝子は神経堤から由来する細胞の発現パターンを示している。このような事実を勘案すると、この細胞は、さらなる未知の機能を有していると考えられる。(86)

肝細胞は薬の分解等に働くため、新たに開発した新薬の安全性や副作用を調べる上で、生きた肝細胞は極めて有用である。これまでも肝細胞はその目的で使われてきたが、それらの細胞は本物の肝細胞を増殖させたものでしかも輸入品であった。二〇一一年の十二月に、医薬基盤研究所（大阪）とベンチャー企業が、ヒトのｉＰＳ細胞から効率よく肝細胞を作り出す技術を開発し、それを用いて大量のヒト肝細胞を作り、研究用に販売すると発表した。したがって、新薬の開発のスピードアップが大いに期待される。

■再生する臓器

肝臓は、ヒトの場合、四分の三を切除しても、大きさは一カ月以内に元に戻り、機能は三カ月以内には完全に回復する。ラットでは、一二分の一の体積があれば、肝機能が正常に行われるという(87)。ただし、何回繰り返し切除しても元に戻るわけではなく、イヌでは三回までは回復するが、四回目では死亡する。再生は無限ではない。

肝臓は、結合組織の細胞が一定数あり、これらが肝臓の形を支えている。肝細胞が何らかの原因により脱落し、結合組織の細胞が多くなってしまうと、肝機能が落ちるのは当然であるが、肝臓自体が結合組織によって硬くなる。これを肝硬変という。これまでは肝臓が傷つくと、肝細胞から肝細胞成長因子(hepatic growth factor：HGF)が出て肝細胞の増殖が促される一方、再生しすぎを防ぐため、血小板から肝細胞増殖抑制因子(platelet-derived growth inhibitor：PDGI)が分泌され、再生した肝細胞どうしが接触することによって、元の形に戻ると説明されていた。しかし、これとは別な機構があることが最近報告された(88)。

胆汁の主成分は、胆汁酸である。化学的にはコール酸などをいう。胆汁は、消化管に分泌された後、水に不溶の脂質を可溶化して腸からの吸収を促す。洗剤と同じように脂質を巻き込む働きをするので、ある意味では毒である。洗剤を使いすぎると手が荒れるのは、細胞膜を造っている脂質二重膜が壊されるからである。

分泌された胆汁の大部分は腸から再吸収されて、血液を経て、また胆嚢へ戻る。一部は吸収されないで排出される。このように胆汁の大部分が循環するので、この機構を腸肝循環(enterohepatic circulation)という。ラットでは、肝臓の七〇%を切除しても一週間程度で元の大きさに回復する。そこで二匹のラットを血管でつないで、血液がお互いに通い合うパラビオーシス(parabiosis)という手術を施したペアをつくる。そのうちの一方の肝臓の一部を切除すると、何もされなかった一方のラットの肝臓も大きくなる。これは、切除したことによって、血液の中に肝臓の再生を促す因子が出現したと考えられた。一方、腸肝循環障害を起こしたラットでは肝臓は再生しないことが知られていた。そこでコール酸に注目して以下の実験を行った。毒性を示さない程度の〇・二%コール酸を含むエサでラットを飼育すると、同条件でただしコール酸は含まないエサを与えた対照群よりも肝臓が三〇%大きくなった。このことから、肝細胞で胆汁すなわちコール酸を作るが、肝細胞の核の中にコール酸に対する受容体があることがわかった。そこで、この受容体の遺伝子をノックアウトしたマウスでは、コール酸を投与しても肝臓は大きくならなかった。したがって、この論文の研究者たちは以下のように考えた。肝細胞は、腸肝循環で血中のコール酸の量は常に一定であるということを核の受容体で検知している。しかしながら、突然、肝臓の一部が切除されると、残存している肝細胞に対するコール酸の量は、過剰となる。これが肝細胞の核受容体に感知されて、肝細胞の分裂へとつながる。その後、肝細胞は増殖し続けるのであるが、肝細胞当たりのコール酸量が、元の比率に戻った時、すなわち、元の大きさに戻った時、コール酸は肝細胞の増殖因子として働かなくなるというのである。しかし、肝臓には肝細胞に加えて、その形を保つための結合組織の細胞やビタミンAの貯蔵や異物を処理する細胞などがあり、それらが調和を保って分裂をして元の大きさに再生しなければならない。さらに研究の必要があろう。

肝小葉中の肝細胞は、血液が中心静脈に向かって流れる一秒ほどの間に、二〇〇〇もの化学反応を処理しなければならない。極めて特殊に分化した細胞であるにもかかわらず、障害が起きた時には速やかに分裂して増殖するという、分化していないような特徴も持つ、矛盾に満ちた細胞でもある。

肝細胞が、例えばアルコール等で傷つき、再生不能になると、肝臓の形を保つ結合組織の細胞が相対的に多くなり、肝硬変になる。日本では肝硬変の患者が四〇万から五〇万人いると推定されている。消化管を巡った血液は、肝臓に大部分入ってから心臓に戻る。肝臓が硬くなり、その中を走る血管に柔軟性がなくなると、肝臓には正常であれば、毎分血液量の五分の一に相当する一・五リットルが流れ込んでいるが、それを肝臓経由で心臓に戻すことが難しくなる。そこで、これまでバイパス的に使っていた、食道にまとわりついている静脈なども使って戻すことになる。もし、その血管の中に弱い部分があるとコブ状になって血液を含んで膨らむ。それが持ちこたえられなくなった時は、食道静脈瘤の破裂ということになる。また、心臓に向かう他の静脈も膨らんで、例えばおへその周りの静脈などが膨らんではっきりと見えるようになる。これが肝硬変の特徴である。この病気が進行するとガンになる可能性がある。二〇一二年一月、山口大学医学部消化器病態内科学講座で肝硬変の患者の骨髄から間葉系幹細胞を採り出し、点滴によって本人に戻してやると、肝臓へ回った幹細胞は肝細胞へ変化する、あるいは残っている肝細胞を刺激して増殖させる、という試験研究が報告された。骨髄液を採取し、これを二週間培養して細胞を数十倍に増やし、それを戻すのである。これまで一九人中一五人の肝機能に改善や悪化の抑制が認められている。自分の細胞であるから副作用は全くない。三年以内に治療法を確立することを目指して研究がされている。

■アルコールに弱いアジア人

アルコールは摂取されると、肝臓でアルコール脱水素酵素（alcohol dehydrogenase：ADH）によって酸化され、アセトアルデヒドになる。ＡＤＨには、三種類ある。ADH1は、個人差がなく人種差もない。ADH2は、日本人に個人差があり、高活性型、活性型、不活性型に分かれる。これは、ＡＤＨを構成するアミノ酸の配列に若干の違いがあるからである。ADH3は、白人に個人差がある。それらの酵素のアミノ酸の違いが、アルコール依存症の原因や、脳梗塞の原因になることがわかっている。そこそこアルコールが飲める人が〝練習〟すれば、さらに飲めるようになる、というのはアルコールを分解する別な酵素が働きだすからである。肝臓にはＰ四五〇という色素の一種ではあるが、酵素として働く分子集団が存在する。Ｐはpigmentを、四五〇はこの色素の吸収波長を意味する。その中に、ミクロソーム・エタノール酸化系（microsomal ethanol oxidizing system：MEOS）がある。これは、本来、毒物の分解に働く酵素であるが、アルコールの処理にも働く。飲酒をやめるとこの酵素群の活性は落ちる。過度な飲酒はこの酵素系に負担をかけ、肝臓病の種を作ってしまう。

アセトアルデヒドは、続いてアルデヒド脱水素酵素（aldehyde dehydrogenase：ALDH）によって酢酸に代謝され、炭酸ガスと水に分解される。炭酸ガスは呼気へ、水は尿へ排泄される。ただし、飲んだアルコールの二％程度は、そのままの形で呼気、尿、汗に出てくるので、酒を飲んでいる人の近くは酒臭い。アセトアルデヒドは毒性の強い分子で、顔が赤くなったり、心臓がドキドキしたり、悪酔い、二日酔いの原因となる。アルコールの代謝では、ＡＬＤＨが重要な役割を果たすことになる。ＡＬＤＨには二つのタイプがあることが知られており、ALDH1とALDH2がある。上記したアルコールの分解の第一段階および以下に述べる第二段階は、肝臓の細胞のミトコンドリア内で起こる。ALDH1は、ミトコンドリア内ではなく細胞質中にあり、血中アルコール濃度が低い時にしか働くことができない。そのため、飲み会のように大量のお酒を飲む時には、あまり役に立たない。重要なのはALDH2である。ALDH2は第一二染色体上にその遺伝子があり、その遺伝子産物である ALDH2は、五一七個のアミノ酸からなっている。このうち、四八七番目のアミノ酸が人によって異なる。したがって、この酵素にも活性型と非活性型の変異がある。非活性型の ALDH2を持つ人は、正常型の人よりもアルコールの分解能力が低い。ただし、染色体は両親より一本ずつ受け継ぐため、その組み合わせでアルコールに対する強さの実態はもっと複雑ではある。両親がどのようなADH2やALDH2を持っており、それを子供がどのように受け継いだかによる。親はまるで飲めないが子供は飲めるなどは社会に普通に見ることができる。

興味深いことに、ALDH2の変異の割合は人種によっても異なる。アルコールに弱い変異型を持つ人は、アフリカ系やヨーロッパ系の人にはいない。ところが、アジア系には、特に中国や日本では、四人に一人くらいの割合で現れる。ホモ・サピエンスはアフリカで生まれ、その後、世界中に広まったが、中国南部へ移住してきた集団にこの突然変異が起こり、それを受け継いだ人々が私たちというわけである。[89] したがって、アメリカ大陸へ渡ったアジア系の集団の一部にもこの変異が伝わっている。

■アルコールは毒か薬か

紀元八二年頃に成立した『漢書』に「酒は百薬の長」とある。アルコールは、胃と小腸上部で吸収されるが、吸収の速度は小腸からの方が早い。したがって、空腹時にアルコールを摂取すると、すぐに小腸へ送られ吸収され、早く酔いが回って悪酔いの原因となる。体重六〇～七〇キログラムの成人男子のアルコール処理能力は、一時間当たり約七グラムである。日本酒で一合、ビールで大一本、ウイスキーならダブルの一杯がこれの三倍、すなわち二一グラムに相当する。これらの量のアルコールを分解するのに、三時間が必要ということになる。脳には、血液・脳関門という通常の薬物を通さない仕組みがあるが、アルコールはその分子の大きさや細胞の脂質二重膜を通過する性質のため、フリーパスで脳に入る。最初は前頭葉に影響を与え、次に古皮質に影響を与え、最終的には小脳に作用し、ふらふらにさせる。そういう時は、必ずや二日酔いである。二日酔いの時は、迎え酒がよいという俗説もあるが、何の効果もないので止めた方が良い。昔から「酒の無い国へ行きたし二日酔い、三日目には帰りたくなり」などという川柳がある。下戸の人（日本では八世紀前後の律令制が確立された時に、税金をいくら多く収めたかによって、その家で祝い事がある時に国から配給される酒の量が決まっていた。下戸とはその最低の量しかもらえない人で、現代では、アルコールが体に合わない人を半ば揶揄していう）からみれば、酒飲みはどうしようもない人種であろう。そのどうしようもない人に、奈良時代初期の貴族であった大伴旅人（六六五～七三一年）がおり「なかなかに人とあらずは酒壺になりにてしかも酒に染みなむ」(何となく暮らしているよりは、いっそ自分が酒壺になると酒が体に染みてよいのではないか?)と詠んで万葉集に収録されている。

さらにアルコールへの嗜好が進むと、アルコール依存症(alchoholic)、いわゆるアルコール中毒となる。一般的には、日本酒に換算して五合以上を週四日以上、二十年飲み続けると発症するといわれている。もちろん、これには個人差がある。女性は、三合で五年続けるとなるという。これは女性が、男性より体が小さく、血液量も男性より少なくてアルコールが早く体内を巡ることと、女性ホルモンがアルコールの分解系に阻害的に働くからであるとされている。アルコール中毒の症状としては、寝ている以外は常に飲酒、飲まないと禁断症状が出てイライラし、不眠、多汗を生じる。また家庭や社会でトラブルを起こすなどが指摘されている。昔は、このような病気になるのは精神が弱いからだと非難されていた。しかしながら、生理的に調べると、アルコール依存のヒトにおいては、精神的な依存と身体的な依存に対する不安への防衛のために、脳においてドーパミンが分泌される。健常人でも不安な時はドーパミンが分泌されて〝やる気〟を起こさせる。このドーパミンがアルコール中毒の人においてはアセトアルデヒドと結合して tetrahydropapaveroline(THP)というモルヒネに似た作用を持つ物質となり、それ故、アルコールを止めることができないのだという説がある。医師と相談しなければ、個人の力ではどうにもならない場合があるのだ。

健康診断で渡される血液検査の結果に、血液中のGOT(グルタミン酸オキサロ酢酸トランスアミナーゼ)や、GPT(グルタミン酸ピルビン酸トランスアミナーゼ)、さらにγ-GTP(γ-グルタミルトランスペプチダーゼ)の値が書いてあり、それらが高いと指摘されたことがあるかもしれない。これらは、いわゆる逸脱酵素で、血中にあるはずがない酵素である。GOTは、肝細胞のほかに、心筋、骨格筋、赤血球にも含まれ、GOTの値が高いと、それらの細胞が壊れていることを意味し、肝臓の病気だけでなく心筋梗塞などにも注意を要する。GPTとγ-GPTは、肝細胞だけが持っている酵素である。したがって、これらが揃って値が上がれば、肝臓病の疑いがあるのだ。酒を全く飲んでいないにもかかわらず、そのような結果が出ることもある。その時は専門医に相談すべきである。

■肝炎とウイルス

パスツールは、狂犬病の原因菌を探している時に、病気に罹った動物の脊髄液が、感染作用を持つことを見出した。しかしながら、脊髄組織そのものにはいくら顕微鏡で見ても、そのような原因菌は見当たらなかった。当時、コッホ（Robert Koch：1843～1910）は、感染性の病気には必ず原因菌があると主張しており、パスツールもそれに賛成していた。したがって、彼は病原菌があまりにも小さいので顕微鏡では見えないのだとした。彼は一八八五年に、狂犬病に感染させたウサギの脊髄を、消毒液であるフェノール液（日本語では石炭酸）に入れて病原体を不活性化させたワクチンを作った。これは予想通り、狂犬病の感染の予防と、感染初期の治療に有効であった。

一方、ロシアの植物学者のイヴァノフスキー（Dmitri Iwanowski：1864～1920）は、一八九二年に、タバコの葉に斑紋が生じる〝モザイク病〟の原因を突き止めようとして、モザイク病の葉をすり潰した液を作って、細菌を絶対通さない素焼の濾過器に通して、その液をタバコの葉に塗ると、やはりモザイク病が起きることを知った。これとは別に、一八九八年にオランダのベイエリンク（Mrtinus Beijerinck：1851～1931）も、同様な試験を行って同じ結果を得た。

結局、この病原体は濾過性病原体として認識され、その本体にはラテン語で〝毒〟を意味するウイルス（virus）という名が付けられた。(90) ただし、その正体がはっきりとするには、電子顕微鏡の発達が必要であった。一九三五年、アメリカの生化学者スタンリー（Wendell Stanley：1904～1971）は、タバコモザイクウイルスを取り出し結晶化して、その形を示すことに成功した。彼はこの業績により一九四六年度のノーベル化学賞を受賞している。

肝臓の病気の原因が明らかになっていく過程で、病原菌の感染によるものではないかと疑われる例が出てきた。まず、注射器による感染、ついで血液を介して感染することが知られた。第二次大戦後、これらはA型肝炎とB型肝炎と呼ばれるようになり、やがて、両方とも病原体はウイルスであることがわかった。A型肝炎は汚染された飲料水や食物から感染するもので、ウイルスは肝細胞内で増殖し、胆汁や血液に出ることが突き止められている。その結果、免疫系が発動し、肝細胞が攻撃されて肝炎が発症する。ほとんどが回復するが、放置すると急性肝炎になりやすいこともわかっている。衛生上好ましくない地域を旅行する時は、生水や生野菜等を取らないように注意が必要である。B型肝炎は、血液を介して感染するものなので、注射器の使い回し、性交渉、出産時の母子感染などに危険性がある。当初、この肝炎の原因が何かわからなかった。米国の医師ブランバーグ（Baruch Blumberg：1925～2011）は、ヒトにおいて病気の罹りやすさと血液蛋白量に関係があるのではないかと考え、自分で世界中を回って血液を集めた。それを用いて、種々の実験を行う過程で、ニューヨークに在住で何度も輸血を受けてきた血友病患者の血清を、たまたまオーストラリア原住民の血清と混ぜた時、ある種の抗原抗体反応が起きることがわかった。このことは、オーストラリア原住民が抗原を持っており、血友病の患者がその抗体を持っていることを意味していた。この抗原はオーストラリア抗原として知られるに至った。ブランバーグは、この抗原が最初は白血病と関係があると考えていたふしがある。しかし、日本の大河内一雄（一九二八～二〇〇七年）らは、血清だけの輸血よりも全血の輸血で肝炎が発症することから、輸血をするドナーから、オーストラリア抗原を持っている人を除くことによって、肝炎の感染を防ぐことができることを示した。結局、オーストラリア抗原とは、B型肝炎を引き起こすウイルスだったのである。これまでにC型、D型、E型、F型、TT型のウイルスが知られている。C型も血液を介して感染するが、ウイルスの血中濃度がB型よりもはるかに低いため、母子感染の危険は少ないと言われている。E型も経口感染である。現在、B型肝炎については予防接種の時の注射器や血液製剤で感染したことが明らかに証明できる場合、国が給付金を出して治療を進めている。B型肝炎は、放置すると劇症肝炎という重篤な症状を引き起こす可能性がある。

■肝臓の進化

肝臓が消化管から派生した器官であることは、前述した。したがって、消化管こそが肝臓を作る能力を潜在的に持っているのだ。環形動物のミミズを解剖すると、消化管の表面に黄色く見える細胞の塊が散在する。これはクロラゴーゲン（chloragogen tissue）という組織で、消化管表面にあって、グリコーゲンや脂肪の合成・貯蔵を行っている。肝臓というまとまった器官を作る前の状態である。黄色く見えるのは細胞内に脂肪滴を蓄えているからで、ある組織が栄養を必要とする場合は、クロラゴーゲンの細胞が消化管壁から離れて、そこへ達する。一方、節足動物や軟体動物では、中腸の部分から膨らみを生じ、そこに栄養を貯める細胞を配している。そこを中腸腺（mid-gut gland）という。カニやエビでは〝ミソ〟と称されている部分だが、肝臓と膵臓の機能を果たしているので、肝膵臓（hepatopancreas）という言い方もある。しっかりとまとまった組織を持つイカの肝臓は〝ワタ〟とか〝ゴロ〟と言われる。この部分を加えるイカの塩辛と加えない塩辛の作り方がある。富山県のイカの塩辛の一種である黒作りは、これに墨袋の墨を加えたものである。

最高の機能を持つのは、脊椎動物の肝臓であろう。これは卵生が発達したため、それに伴って発達したものである。マダカスカルで絶滅したロック鳥の卵は、長径で三〇センチメートル、短径で二三センチメートル、重さ三～四キログラムあったと推定されている。卵は、将来、卵内で成長する胎仔のために大量の卵黄を必要としたはずである。卵黄は肝臓で合成されて、血液に乗って卵巣へ送られ、発達しつつある卵に蓄えられる。それ故、下等脊椎動物では、同じ種でも成熟したメスの肝臓がオスのそれより大きいことがある。卵黄を作らせるホルモンはエストロゲン（estrogen）といわれる女性ホルモンである。したがって、下等脊椎動物のオスにこのホルモンを投与しても卵黄は作られる。ただし、卵がないので血中の卵黄濃度が上がるだけである。哺乳類は胎生なので、女性で生理的に女性ホルモンが卵巣から分泌されても、肝臓で卵黄を作ることはない。

哺乳類では、卵生をやめて胎生に換えてしまった。するとそれまで卵黄の合成のために発達してきた大きな肝臓に、機能的にも余裕ができた。[9-1] それにより、二〇〇〇種類にも上る精密な化学反応を瞬時に行えるようになったといわれている。

第9章　腎臓

■機能の発見まで

日本語の古語で腎臓は〝むらと〟という。『万葉集』に大伴家持（七一八～七八五年）が〝むらと〟という言葉を使って歌を作っており、しかしその歌では〝心〟を意味している。少なくとも当時は、人知を司る心が腎臓にもあると考えていたらしい。しかし、それより少し後の平安中期に成立した（九三一～九三八年頃か）『和妙類聚抄』という辞書では、〝心〟ではなく明確に腎臓のことを指している。[59] その書き方を見ると〝むら〟が語幹らしい。〝むら〟には二つの意味があり、布を数える時の単位に二巻を一つとして〝むら〟と言っていた。またもう一つの意味は、〝同じ種類の物が集まってできたもの〟で、これは〝村〟と同根と言われている。腎臓は二つなので最初の意味が近い可能性がある。腎臓の内部形態を見ると同じ形をした管状の構造が集まってできている。しかし、これをもう一つの意味に取るのは深読みが過ぎるに違いない。いずれにしろ、現代では〝むらと〟の正確な意味はわからない。漢和辞典では、腎は形声文字となっている。肉月の上に、ケン（堅い）という字が乗っており、しっかりしたとか、必要なという意味らしい。英語の kidney の語源ははっきりせず、辞書では〝子ヤギ＋卵〟的な説明がついている。

二〇〇〇年前、アリストテレスは動物を解剖して『Historia Animalium』（日本では『動物誌』と訳されることがある）を書いているが、その中の腎臓の項目では、「動脈と静脈が腎臓へ入っており、それらはやがて元の動脈と静脈に戻る」と記載している。〝元の〟は、〝先にある〟の意味である。ところが、彼のこの記述はルネサンス期まで忘れられてしまった。アリストテレスが執筆したと書いたが、実際に彼自身が書いた部分は少なく、彼の弟子たちが先生は確かこう言っていたという記憶を基に書かれた箇所が多い。したがって、何代も版を重ねるうちに、細部が異なる本ができてしまい、その違いを研究する学問分野もある。

ギリシャやローマの医学が衰退してからは、アラビアの医学が発達した。私たちが化学用語として使っている単語もアラビア語由来のものがたくさんある。アルコール、アルカリ、アルデヒド、ソーダ等、枚挙に暇が無い。ところが、医学が発達していたはずの中世のアラビアで、尿で体を診断する urinoscopy（urino 尿 + scopy 見る）という方法が開発された。[26] これは、患者の尿を透明なフラスコ一杯に蓄え、上が濁っていると頭に病根があり、下が濁っていると肢に病根があるというはなはだ科学的でない方法であった。尿の濁りの原因はリン酸塩であろうから、体に大して害にならない。これは、当時、チュニジアの支配者の主治医であった人が、「全ての病気は、尿を注意深く見ることによって診断が可能である」と主張したからである。ただし、リン酸塩や蓚酸塩は水に溶けないので、ヒトによっては腎臓の中で次第に大きな塊となり、腎臓結石となる。結石が動かないうちは、自覚症状はほとんどない。しかし、動き出すと腎臓の内部や輸尿管を傷つけながら移動するので非常に痛いという。夏ならスイカをたくさん食べ縄跳びをして、石をなるべく尿道口まで落とす。スイカに含まれる蛋白質を構成しないアミノ酸の一種であるシトルリンとKイオンが利尿に効き目がある。ビールも利尿に良いが病院では飲めないし、酔っ払って縄跳びをすると危険である。

医師が多少なりとも腎臓の機能に気がついたのは、十七世紀前後のことと思われる。ベルギーの医師ファン・ヘルモント（Jan Baptista van Helmont：1579～1644）は、物質の状態には〝ガス〟という状態があることを提唱して有名だが、彼が、健常者の尿は雨水と比較して常に重いが、ある頻脈（心拍数が多い）の少女の尿は、雨水と同じ重さしかなかったと記述している。[92] 比重を見るという視点は正しいが、当時の機器で実験値が正しく検出できたかどうか疑問である。現代でも、尿の比重は常に測定項目に入っており、比重一・〇〇八～

一・〇三四が正常値である。

日本で腎臓の機能を確実に検証したのは、杉田玄白とほぼ同じ時代に大阪にいた伏屋素狄（ふせやそてき）（一七四七～一八一一年）である。彼は『解体新書』等を読み、その影響を強く受け、ブタの腎臓の腎動脈に墨汁を注入した時、尿管からは澄んだ水が出てくることを観察し、「腎は小便を濾す役目をしている！」ことを、後に自著の『和蘭医話』（一八〇五年）に書いている。(92)

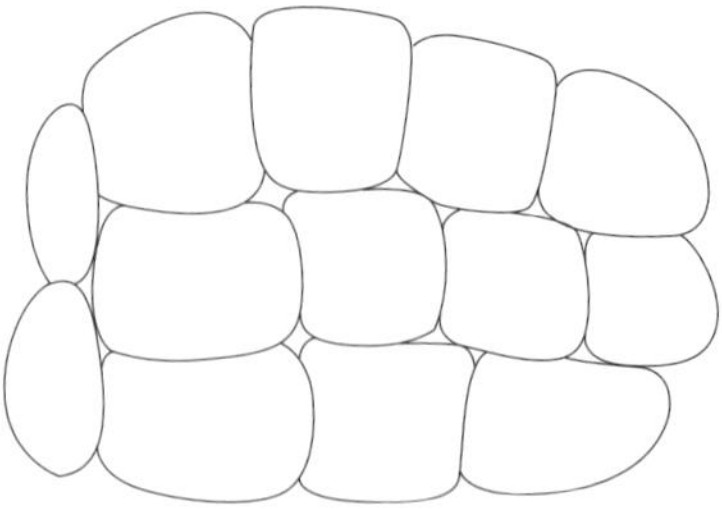

図52 ウシの腎臓
いくつかの区分に分かれている。

焼肉屋のメニューに〝マメ〟とあるのはブタの腎臓のことで、腎臓の形がソラマメに似ているからである。マメは調理に際してはよく洗わないと、臭いが残る。この器官で何が作られているかを考えれば当然であろう。ただし、哺乳類の腎臓全てが、ヒトを含めマメの形をしているかというとそうではない。動物によっては、腎臓が幾つかの区分に分かれているように見える（図52）。特にクジラ、イルカやホッキョクグマなどのように、海中でエサを捕えるような動物では、この区分の数が数十個から二〇〇個以上にも達する。これは、ヒトではまったく見られない形態である。これは、海水を飲んで塩分を排出しなければならない状況で、できるだけ体内の水を節約して排出を抑えるための形態的分化らしい。ゾウもこのタイプの腎臓を持ち、ゾウの先祖は五千万年前の西アジアで、長い鼻をシュノーケル代わりにして暮らしていたとも想像されている。(83) このような腎臓を持つ動物は、先祖がかつて海水に適応したか、海岸近くで生活していたと推論されている。

なお、腎臓は、多くの場合、泌尿・生殖器系として一括りにされることがある。まるで関係ないように見えるが、発生過程を見れば理解できる。どちらも中胚葉性の体壁から分化し、輸尿管と輸精管を取り合うような傾向がある。これについては後述する。

■知っているようで知らない腎臓の働き方

腎臓では、血液量の四分の一が常に流れ込み、その浄化がされている。重要な器官であると同時に巧妙な仕組みを持った器官である。腎臓の後端は肋骨の一番下に一致するかややそこより下に位置し、大きさは片側およそ一三〇グラムで自分の握りこぶしよりやや大きい（図53）。右の腎臓が左よりも下がっているのが普通で、これは肝臓の大きな右葉が上にあるからである。腎臓は、そもそも立ち上がって歩く動物を想定して、その位置が決められたものではなく、四足で歩く動物の腎臓としてその位置が決定された。したがって、背側の腹腔と強いつながりなどはなく、三重の膜で押さえられているだけである。その中央の膜は脂肪組織でできている。内臓は、脂肪組織のパッキングで動かないようにされている。そのため、極度に痩せると脂肪組織が小さくなりすぎて、腎臓が動いてしまう。四足の動物では、腎臓の重力がそのまま腹壁にかかるので問題はないが、立位にあれば、重力の方向は腹腔の下部へ向かい、腎臓に入っているあるいは出てくる血管が下に引っ張られ引きつれて、ひどく痛むということになる。そのような症状を遊走腎という。これは病気というよりは、体質に近いもの

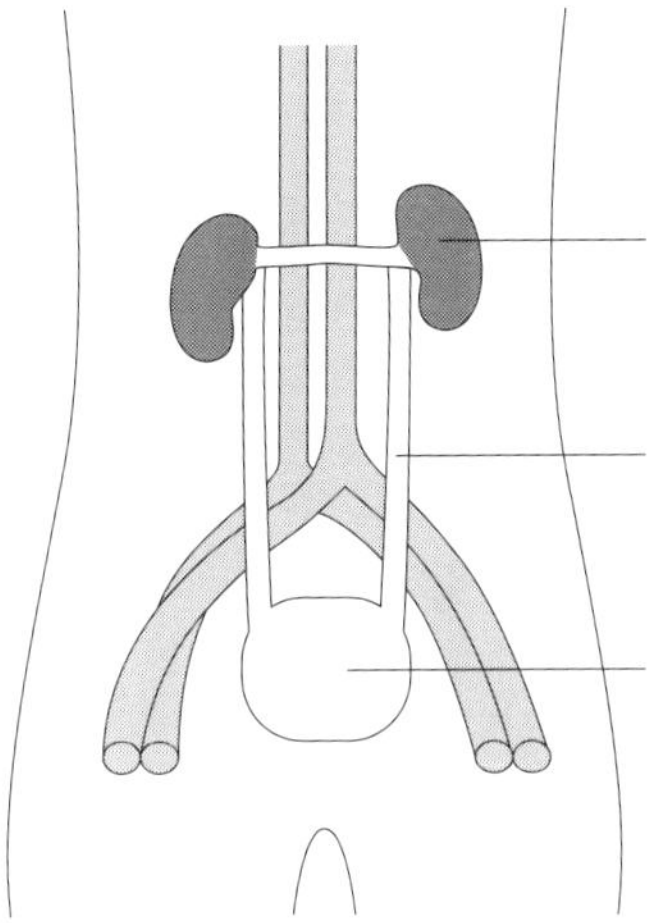

図53　腎臓の位置

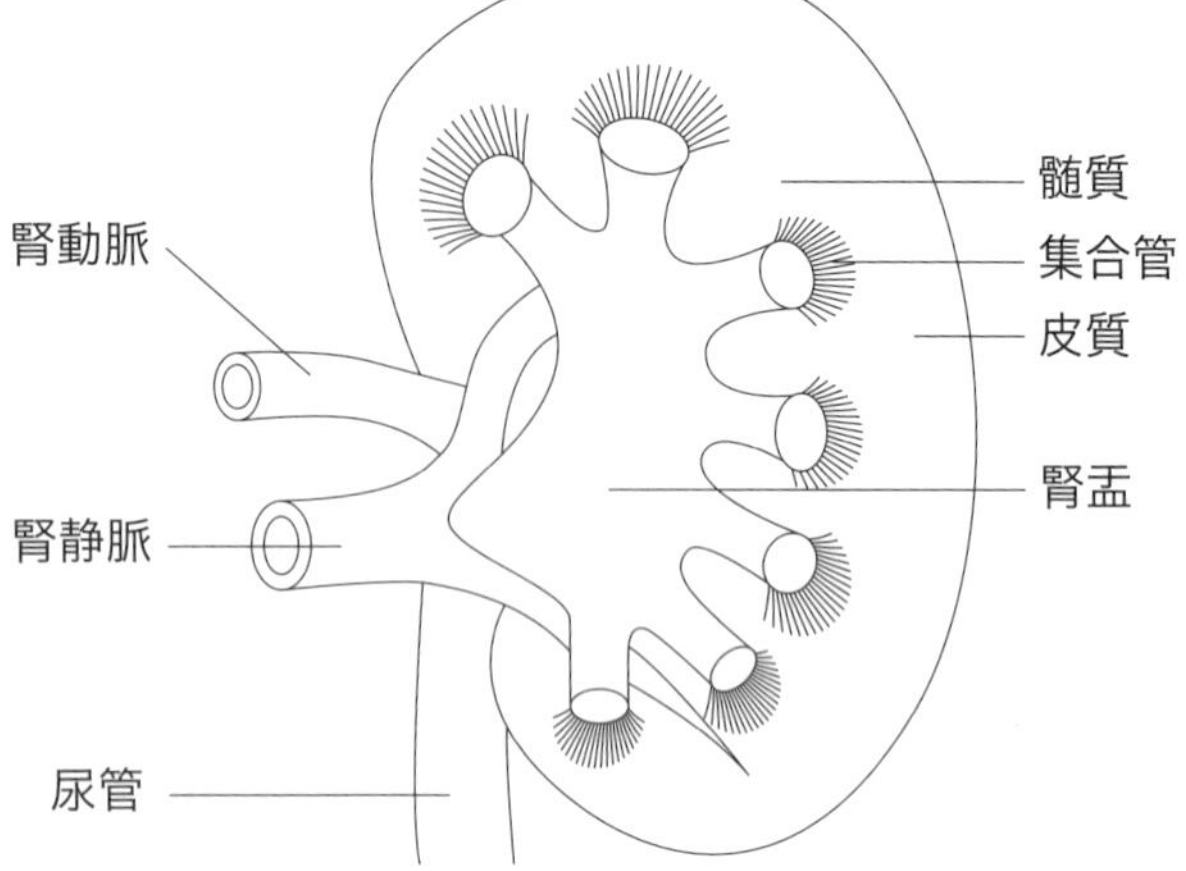

図 54　腎臓縦断面
腎小体がある皮質と長いヘンレのループと集合管がある髄質。

があり、医師に相談し、痩せないように食事を摂る必要がある。痩せた女性が出産後になることもある。一般に、遊走腎は痩せた女性に多いとされるが、男性もこれと診断されることがある。要するに、過度に痩せるのは良くない。

腎臓は、尿管を通る位置で輪切りにすると皮質と髄質があることがわかる（図54）。髄質には、放射状に走る何かが見える。イタリアのピサ大学の物理学専攻の学生であったベリーニ（Lorenzo Bellini：1643～1704）は、その部分を指で押してみると液体が出て来たので、それをなめて尿だと知った。そこで、この放射状のものが管であると判断した。これは、現代でいうと集合管に相当する。彼はこの発見によって十九歳で教授に抜擢されるという快挙をなした。[74] さらに、マルピーギ（Marcello Malpighi：1628～1694）は、顕微鏡を用いて腎臓組織を調べ、皮質部分にリンゴのような構造があることを記述している。これは、今でいう糸球体（glomerulus）である。糸球体は、それを包む構造を発見したボーマン（第1章の角膜の項に出て来た）のボーマン嚢

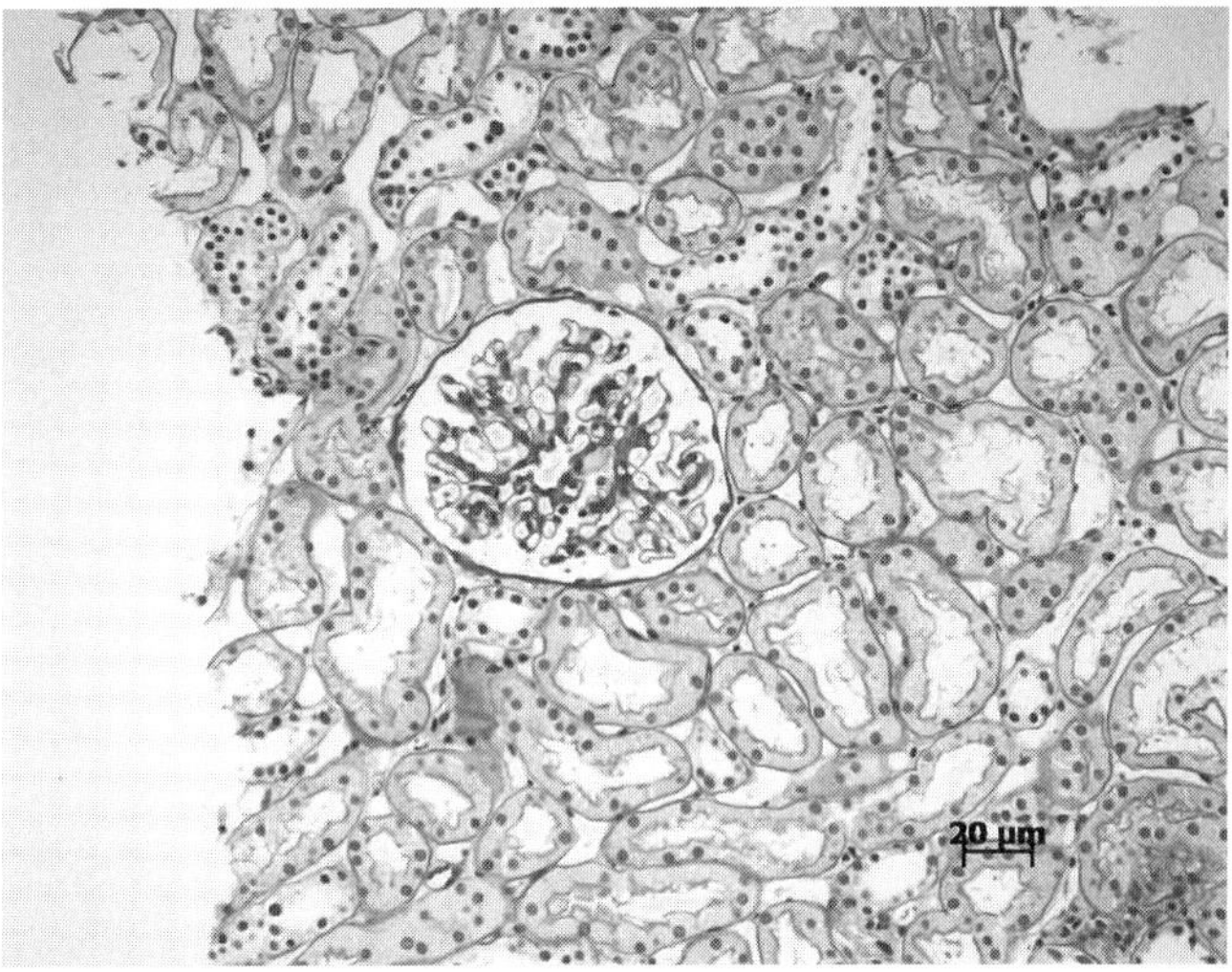

写真7　腎臓の組織
写真提供：名古屋大学大学院医学系研究科　腎臓内科　佐藤和一

(Bowman's capsule)と共に、腎小体(renal corpuscle)といわれる（写真7）。ボーマン嚢は、図55の左にある細尿管という管の先端部分が糸球体を取り囲むように内側に折れ込んで袋状に変化したものである。しかしながら、この図では単なる袋状なので、糸球体から濾過された原尿がどうやって細尿管に流れて行くのかはわからない。実際は、ボーマン嚢の内側の細胞は袋状を呈しているのではなく、それらの細胞は、右側の走査型電子顕微鏡写真にあるように、糸球体の毛細血管にタコの足のように絡みついて、細胞質を細かい糸状の足に作り変え、その足の間から原尿が濾過されるようになっている。この細胞は英語ではpodocyteといい、日本語では、たこ足細胞という。慈恵医科大学の解剖学者がそう呼んだのが始まりという。[77]

　さらにこの腎小体につながる細尿管（uriniferous tubule）を併せて腎単位（ネフロン）（nephron）と呼ぶ。腎単位は、片側の腎臓に一〇〇万個から二〇〇万個あり、一本の細尿管の長さが二～四センチであるから、両側の腎臓の細尿管の長さを足し合わせ

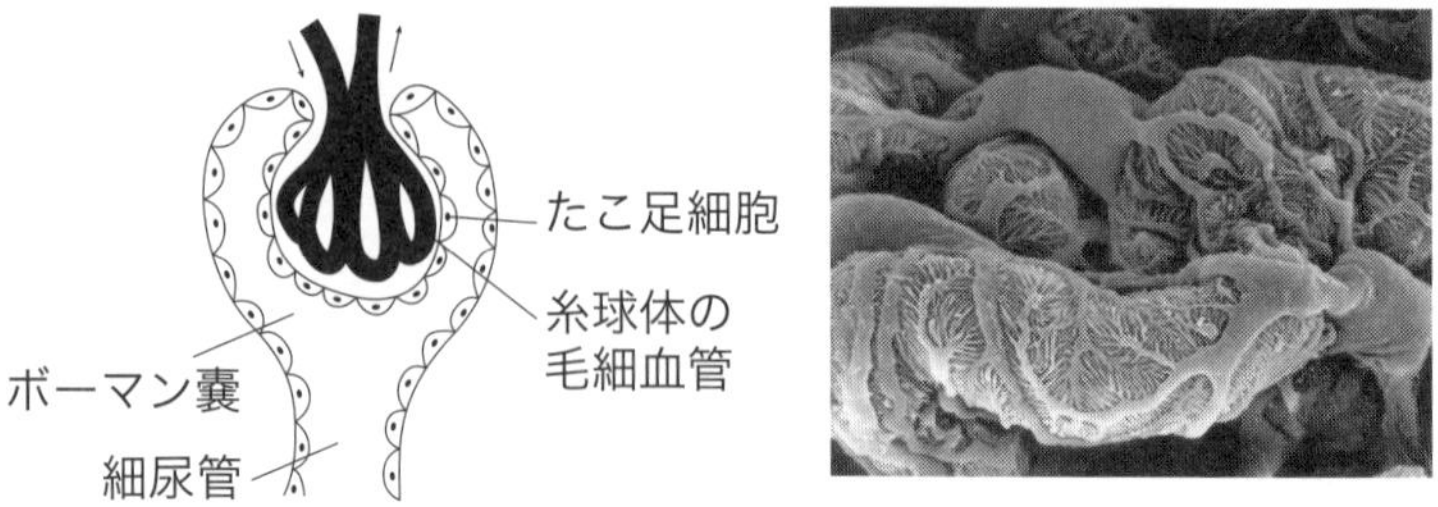

図 55　ボーマン嚢模式図とたこ足細胞
たこ足細胞写真出典：『カラー版　細胞紳士録』藤田恒夫、牛木辰男著（岩波新書）

ると、全長四〇～八〇キロメートルになる（図55）。これだけの長さがあれば、何となく、老廃物が濾過されるような気がする。なお、生物学の分野では細尿管という用語を使うが、医学の分野では尿細管という言い方をする。ただし、この腎単位は実は全部が働いているわけではなく、実労しているのは一割程度だとする計算結果もある。つまり、どこかが働き、どこかが休むを順に繰り返しているというのだ。[93]それ故、腎臓は一個でもヒトは生きていける。腎臓の片側を誰かに移植できる理由もここにある。

血液は、輸入細動脈よりボーマン嚢に入るが、嚢の中で血液は五〇本位の毛細血管に分かれ、ボーマン嚢を出る時には再び一本の輸出細動脈になる（図56）。すなわち、一本の血管が細い毛細血管に分かれて再び一本になるので、途中にある毛細血管には圧力がかかる。小さなドアに多くの人が殺到する感じである。この毛細血管には直径で〇・一マイクロメートル程度の穴が開いており、そこに圧力がかかるのでアルブミンなどの数万の分子量を持つ大きな蛋白質以外の液体成分の多くは、その穴から漉し出されてしまう。これが原尿である。血球は、当然、出てこない。もし蛋白質が出るようなら病気の可能性がある。腎臓と血圧とは、このように大いに関係があるのだ。大手術をして、尿が出るようになると一安心というのは、尿が作れるほど血圧が上昇したことを意味する。

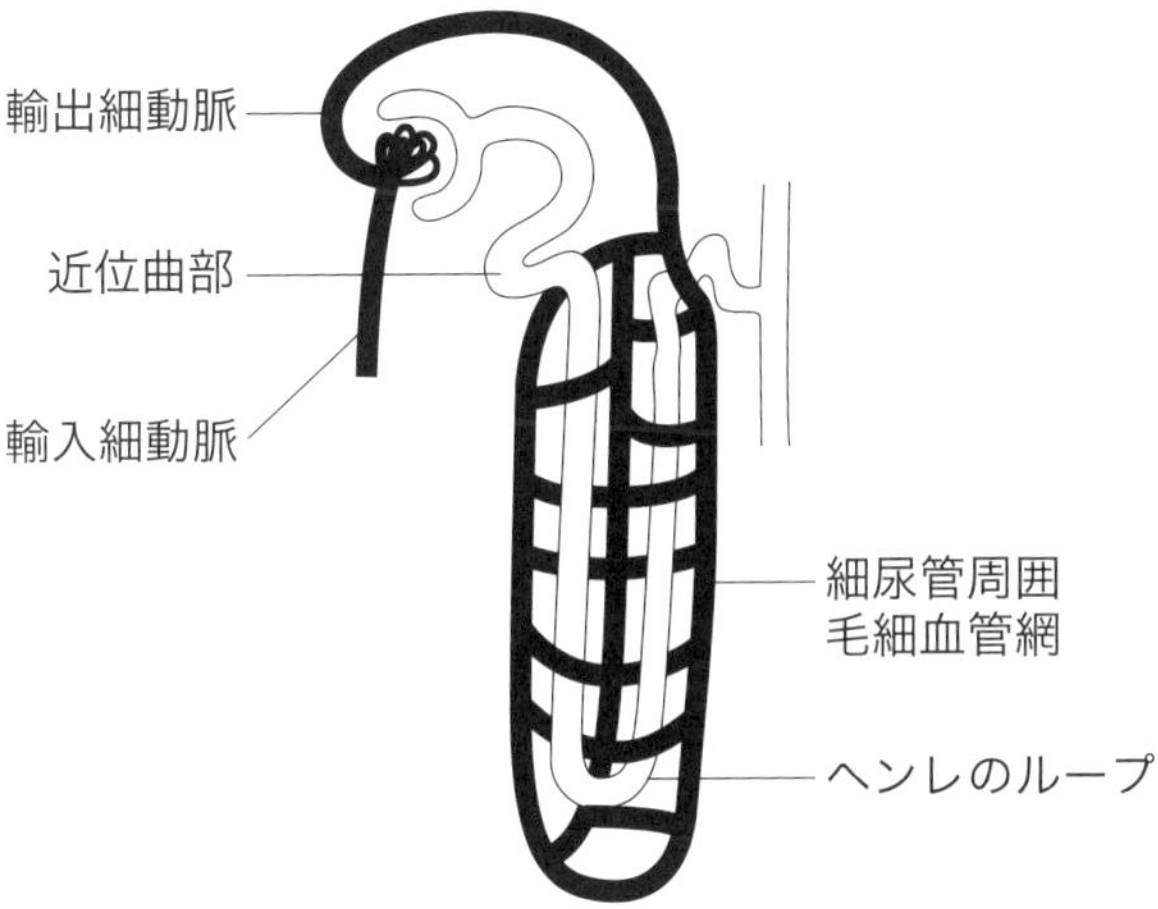

図 56 腎単位
ここで原尿から尿が作られ始める。

■尿はこうして作られる

輸出細動脈は、やがて細尿管に巻きついて再吸収や分泌に関与するのであるが、機能を考えると細尿管は長い方が有利である。すなわち、原尿は水分がほとんどで浸透圧が低いのに対し、巻きついた血管の中は液体成分が減って蛋白質が濃縮されているのだから、当然、浸透圧は高い。したがって、血管の中へ水が再吸収されると考えると理解しやすい。これが事実であるか否かを証明したのは、米国の、極めて器用なガラス職人と研究者による実験からであった。彼らはカエルやイモリの腎臓を研究対象に選んだ。これらの動物の腎臓が平たくて、強い光を顕微鏡を見ながら上から当てると透けて見えるからである。まず、原尿の成分を知るために、直径で〇・二ミリメートルのボーマン嚢の中に、先端の開放部が二〇マイクロメートルのガラスのピペットを差し込み、中の液を吸い出して分析をした。ピペットは手作りである。その結果、原尿の中に蛋白質は含まれていなかったが、糖、アミノ酸、ビタミン等があった。尿にはこのようなものは含まれていないので、原尿は最終的な尿とは違うという結論になった。すなわち、これらの有用な成分は尿になる前に再吸収されているに違いないという訳である。そこで細尿管に注目した彼らは、再びこのお手製の極細のガラスピペットを用いて、細尿管のある部分から既知の成分の液を流し、そこから少し離れた部分からそれを回収して、細尿管を通る間に成分にどのような変化があったかを調べた。その結果、やはり再吸収が起きていることが証明された。その後、ラット、モルモット、オポッサムなどを用いて実験を繰り返し、同じ結果を得た。問題は、原尿に無かった成分、例えば、尿素などは細尿管を流れる間に細尿管から尿の中に分泌されたとしか考えられないことであった。これをどうやって証明するかが問題となった。そこで彼らは、フェノールレッドという腎臓では決して吸収されない色素に注目した。イヌにこの色素を注射した後、腎臓では濾過作用が起きないほどに、わざと血圧を低下させた。こうすれば、この色素が濾過されることはない。それにもかかわらず、それまで腎臓で作られていた尿には赤い色がついたのである。細尿管からこの色素が尿へ分泌された証拠となった。これらの一連の実験は、文献74に詳しい。なお、余談であるがペニシリンも腎臓で再吸収されず細尿管から分泌される。ペニシリンの開発の初期のころは、大量にペニシリンを作ることができなかった。患者に投与して効果を現した後、一部のペニシリンは尿へ排泄される。そこで、尿からこのペニシリンを回収して再使用することを検討したといわれている。[94] これは初期のペニシリンの精製物が茶色で、副作用があるかどうかラットに注射したところ、副作用はなかったが、尿が茶色になったため、調べてみるとペニシリンの作用が失われずそのまま排泄されたことにヒントを得たという。

結局、細尿管は長い方が水の再吸収や濃縮などに有利であり、哺乳類の腎臓の特徴となっている。細尿管の糸球体を出た部分を近位細尿管という。これが次に長いループに続く。このループを発見者の名前にちなんでヘンレ（Friedrich Henle：1809〜1885）のループという。このループから再び糸球体近くへ戻ってくる細尿管を遠位細尿管という。ただし、細尿管のループが全ての細尿管で長いわけではなく、短いのもある。短いものを表在性ネフロン、長いのを深在性ネフロンという。ヒトの場合は両者が混在するが、乳幼児ではまだ発達が悪く、嘔吐や下痢ですぐに脱水状態になるので注意が必要である。細尿管は、それぞれ名称の部分によって役割が異なっている。ヒトでは、このループによって血液の浸透圧よりもおよそ四倍まで浸透圧の高い尿を作ることができる。砂漠に棲む特殊なネズミの一種は二五倍もの高浸透圧の尿を作ることができ、これにより限界まで水を節約している。

原尿は一日に一七〇リットル程度、漉し出されるが、一六八・五リットル程度が再吸収される。つまり一日の尿としての排泄量は一・五リットル、およそ一升瓶一本にすぎない。なぜ、最初から一・五リットルにして捨てないのかというと、代謝の過程で出てくる有毒な物質や食物などに含まれる毒の問題に対処しなければならないからである。有毒なものでもその濃度が低ければ、問題にならないので、大量の原尿の中にどんどん捨てるのである。必要な成分は、後から吸収すればよい。それを最初から捨てる時の尿の量にしてしまうと、有害物質はなかなか捨てることができず、体内に毒が回ってしまうことになる。夏の暑い日のビールは、おいしい。思わず、二リットルも飲んだとする。だが、血中の浸透圧は変わらない。これは最初から一七〇リットルの水を出すことにしており、これが一七二リットルになろうと影響ないからである。逆に、一・五リットルしか捨てないところへ、二リットルのビールを飲むと浸透圧は極端に変化してしまう。ところで尿素は、比較的毒性の低い窒素化合物であるが、それでもこれが排出できないと尿毒症を起こす。ラクダやリャマなどの動物は、長期間、水を飲まないでいることが可能である。本来なら、血中の尿素値が上がって尿毒症を起こすはずだが、彼らは胃の中に微生物を共生させ、その微生物が血中から尿素を得て蛋白質を合成し、自分らの糧にしているからである[95]。そのため、血中の尿素濃度はそれほど上がらない。なお、ヒトの尿に細菌はいないので、遭難して水に困った時は、一回くらいであれば自分の尿を飲むことができる。

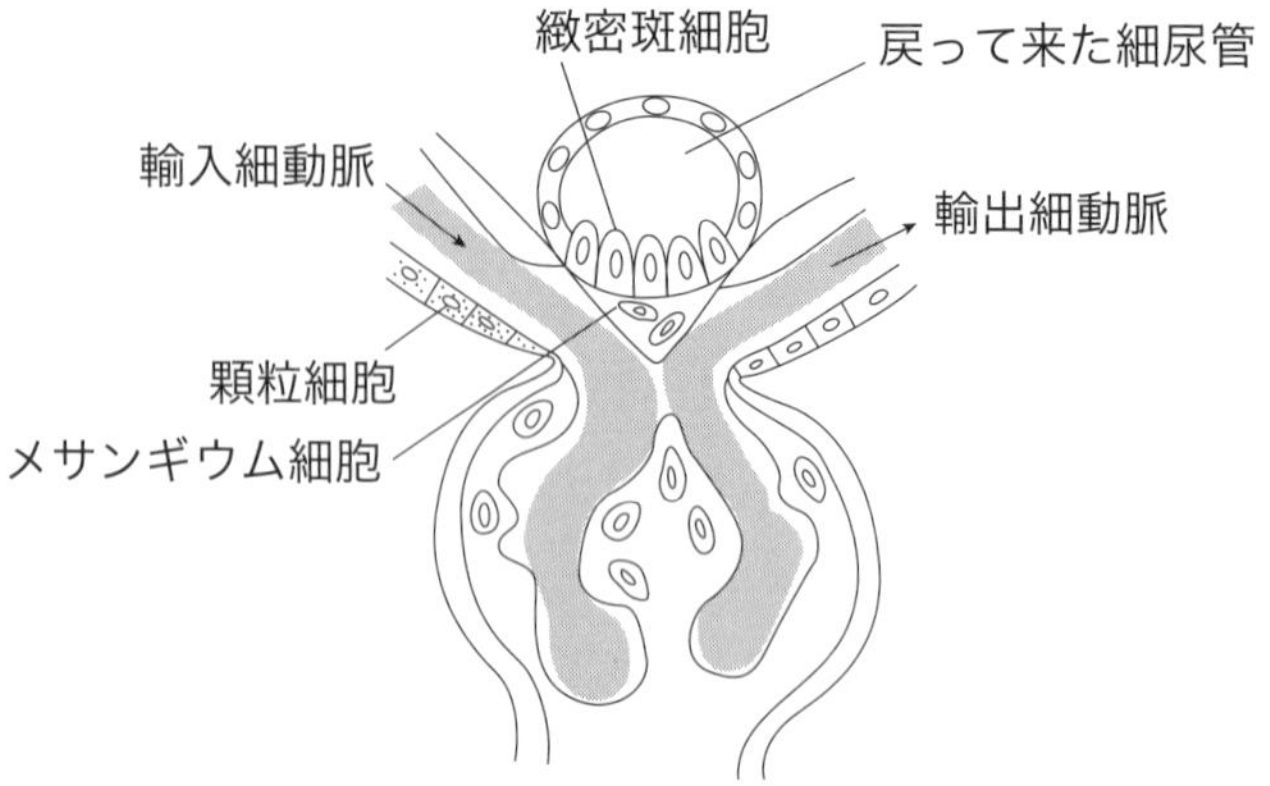

図57　傍糸球体装置
尿量と血圧の調節に働く。

■腎臓で血圧を調節

細尿管は腎臓の中心に向かって下りて行って再び上ってくると書いたが、必ず輸入細動脈と輸出細動脈の間に戻ってきた後、集合管につながることが知られていた（図57）。これを傍糸球体装置（juxtaglomerular apparatus）という。傍とはそばにある、という意味である。この構造を発見したのは、上述したたこ足細胞の発見者のツィンマーマン（Karl Zimmermann：1861〜1935）である。戻ってきた細尿管の血管側には内皮細胞がぎっちりとつまっていて、緻密斑という構造を作っている。この部分で、作られつつある尿のNaイオン濃度やCl（クロライド）イオン濃度を感知しており、これらの濃度が通常のレベルより低いと、アデノシンを使って輸入細動脈に対して、Naイオン濃度やClイオン濃度などが低い、すなわち尿量が少ないことを知らせる。その時、この輸入細動脈の糸球体に近い位置にある血管内皮細胞（顆粒細胞）は、細胞質でレニン（renin）という酵素を作って、これを血中に放出する。肝臓はアンジオテンシノーゲン（angiotensinogen）という分子量六万前後の糖蛋白質を作って血中に分泌している。レニンはこれに働いてアンジオテンシンというペプチドを切り出す。これをアンジオテンシンI

という。この分子は、次に肺などにあるアンジオテンシン転換酵素（angiotensin-converting enzyme：ACE）によってさらにもう二個のアミノ酸が切り取られ八個のアミノ酸からなるペプチドホルモンとなる。これをアンジオテンシンⅡという。これが動脈に働いて収縮させ血圧を上げて、尿量を増やす。

医療の面から考えると、アンジオテンシンⅡという分子は、血管を収縮させて、血圧を上げる作用があり、過度に働くと高血圧を生じて好ましくない。昔より、原因のわからない高血圧を本態性高血圧であるとして、もともとの体質であると片付けられてきた。第5章の、血管が作るホルモンであるエンドセリンが、その原因を作っているのではないかと期待されたが、そのホルモンの遺伝子をノックアウトした動物を調べた結果、高血圧とは関係ないことがわかった。そこで、このアンジオテンシンが疑われた。angio- とはギリシャ語で〝血管〟を意味し、tensin とは tension、〝緊張〟から作った語尾である。研究の結果、このホルモンが血圧を高める原因の一つだとわかり、対策として、ＡＣＥの阻害剤やアンジオテンシンの受容体の拮抗剤が開発された。このホルモンこそ、本態性高血圧の原因因子の一つであり、過剰に作用させてはならない、というわけである。

このＡＣＥに関しては、もう一つストーリーがある。一九九八年の『Nature』に、ＡＣＥの遺伝的変異が運動能力と高い相関があるという論文が発表された[96]。この遺伝子は第一七染色体の長腕に位置し、二六のエクソン（蛋白質に発現されるＤＮＡの塩基配列）と二五のイントロン（蛋白質に発現されないＤＮＡの塩基配列）から成る。この第一六イントロンに二八七個の塩基が挿入されているヒト［Ｉ型：insertion（挿入）のＩ］と挿入されていないヒト［Ｄ型：deficient（欠失）のＤ］の二型があることが発見された。この遺伝子は両親からもらうので、Ｉをホモに持つＩＩ型のヒト、ヘテロに持つＩＤ型のヒト、Ｄをホモに持つＤＤ型のヒトがいることになる。このうち、ＤＤ型のヒトは心臓疾患の割合がＩＩ型のヒトに比べて多いということがわかった。また、酸素ボンベの助けを必要とせず七〇〇〇メートル級の山の登頂に成功した登山家は、ＩＩ型あるいはＩＤ型のヒトであることもわかった。どうもＤＤ型のヒトは、呼吸循環器系の能力において不利らしい。そこで英国の軍隊に協力を仰いで、筋肉の鍛錬とこの遺伝子の関係を調べた。この多型が、〝根性〟と関係があると思われたからである。実験的訓練が行われた結果、ＩＩ型が筋肉の鍛錬に有利であるとわかったが、〝根性〟とは関係がなかった。しかしながら、イントロンは本来、蛋白質に翻訳されない領域である。最近でも、イントロンの役割については議論されているが、イントロンのＡＣＥの多型に、なぜこのような結果をもたらすのか不明である。一方、日本人の持久系競技者を調べるとＩＤ、ＤＤ型が有利だとする報告もある。[97] そもそも『Nature』の論文は、データの集め方に問題があるという指摘もある。オリンピック級の選手を目指すのでなければ、ＡＣＥの多型は、健康のためにスポーツをする私たちに全く関係がない。

メサンギウム細胞について、その役割はあまりわかっていないが、糸球体の毛細血管が圧力で離れ離れになるのを防いでいるという説がある。

■優勝へのホルモン　エリスロポエチン

平地で暮らしているヒトの赤血球数は、一立方ミリメートル当たりおよそ5×10^6個である。一方、五〇〇〇メートルの高地に住むヒトでは、6ないし7×10^6個である。ここには、一体どのようなメカニズムの違いがあるのだろうか。

一九五〇年代に、ウサギを出血させて貧血状態にする実験が行われた。貧血状態になって赤血球数が減少している個体の血漿を正常の個体に投与すると、貧血ではないはずの正常な個体の血中の赤血球数が増加することがわかった。そこで、貧血を起こした個体の血液の中に、赤血球の増加を促す何かが出ていると判断され、その因子にギリシャ語の erythro-（赤血球）＋poie（増殖させる）から、エリスロポエチン（erythropoietin：EPO）という名が付けられた。続いて、低酸素条件下にラットを置き、すなわち、赤血球が少ない擬似条件下に置いたラットでは、赤血球数が増加した。ところが、腎臓を切除したラットでは、このような増加が見られなかった。これにより、腎臓がEPOの産生の場であると判断された。

再生不良性貧血とは、造血幹細胞の異常のために、血液に含まれる種々の細胞が作られなくなってしまう病気である。一九七七年に、日本人の研究者がこの再生不良性貧血患者の尿を二・五トン集め、そこから一〇㎎のEPOを精製してアミノ酸配列を決め、合成への道を拓いた。これを基にして一九八五年には米国のベンチャー企業であるAmgen社がEPOのcDNAのクローニングに成功した。ちなみに、再生不良性貧血は現在では早期に治療を開始すると長生きもできることがわかっている。慢性腎不全のヒトもEPOを作ることができず、貧血の状態にある。これもEPOが有効な場合があり、社会的ニーズが多い医薬品である。そこで、日本のあるビール会社では、これ以上ビールで飛躍的な収益の増加が望めないとして、バイオ薬品の分野に進出しようとしていたのだが、EPOはAmgen社に先を越されてしまった。しかし、このビール会社は、Amgen社を説得して三〇億円の提供を条件に合弁会社を設立した。EPOは、分子量三万四〇〇〇の糖蛋白質で、分子量の三割は糖が占める。糖鎖が付く場所は四箇所で、その部分がEPOにとって重要であった。当初、大腸菌にEPOを作らせようとしたが、大腸菌は糖鎖を付けることができず、できた分子には活性がなかった。そこで、どのようにしてEPOを作るかが問題となった。最終的に、チャイニーズハムスターの卵巣から採った細胞に、ヒトの肝臓から採ったEPO（腎臓に加えて肝臓以外の臓器でも作っているが、ここでは触れない）の遺伝子を組み込んで発現させたものを精製し、いわゆるrecombinant human EPO（ヒト組み替え体EPO）を作った。この細胞は、培養容器に付着して増殖するタイプなので、通常のタンク培養では上手くいかない。ローラーにのせたビンの中で転がしながら培養するという、上述したビール会社が得意な方法で生産を開始し、これは商品として販売されている。もうすでに提供したお金の元はとり返したといわれている。

EPOが腎臓のどこで作られるか、長い間、不明であったが、二〇〇八年に『Blood』に日本人の研究者による発表があった。それによると、細尿管とそれを取り巻く血管の間に存在する樹状突起を持つ神経細胞に似た細胞が作っている。この細胞は細尿管に密着して見つかり、神経細胞特有のマーカーを発現させている。この細胞の数は血中ＥＰＯレベルと相関があり、低酸素状態では増加する。

さらにＥＰＯの作用の仕組みが明らかになるにつれて、ＥＰＯ遺伝子が「チャンピオンの遺伝子」として思いがけず有名になった。[98] クロスカントリースキーの世界的な大会で優勝した人の血液を調べたところ、正常よりもかなり赤血球が多い状態であるとわかったのである。すなわち、この優勝者は赤血球が多いお陰で、酸素不足に耐える超人的な持久力を持っていたのである。しかし、彼はドーピングをした訳ではなかった。なぜ彼に赤血球が多いのかが調べられた結果、ＥＰＯの受容体に異常があるとわかった。健常人では、赤血球は、常に必要量よりも多く作られており、多い分は、プログラムされた細胞死といわれる apoptosis によって壊される。つまり、体は常に不時の出血に備えているというわけである。赤血球が必要な時には、ＥＰＯが働いて、赤血球にあるＥＰＯ受容体と連動している apoptosis のスイッチが切られる結果、赤血球数の増加につながる。その後、血中の酸素分圧の上昇がきっかけとなって、ＥＰＯの受容体は脱リン化されてＥＰＯに反応しなくなり、apoptosis のスイッチが再び入る。ところが、このクロスカントリースキーの優勝者は、受容体と連動している脱リン化のスイッチの部分のアミノ酸配列が壊れており、スイッチが切られたままの状態であった。つまり、多く作られている赤血球が壊されないのである。健常人が〝多血〟の状態になると、心臓や血管に異常を起こすが、彼は生まれつき多血だったため、体の生理がそれに合うような仕組みになってしまったと考えられている。ＥＰＯの生理作用が明らかになると、酸素欠乏に対する耐久性の向上が注目され、一九九八年、自転車ロードレースのツール・ド・フランスの選手が自らＥＰＯを投与、すなわちドーピングをして、増えすぎた赤血球が血液の粘度を上げた結果、心臓発作を起こして多くの選手が死亡するという事故が起きた。現在の科学では、血中の自分のＥＰＯと組み替え体のＥＰＯを区別できる。さらに、自分の赤血球を予め貯えておいて、競技直前に自分に戻すという「血液ドーピング」も、赤血球の寿命を調べると、それが正常に増えたもの

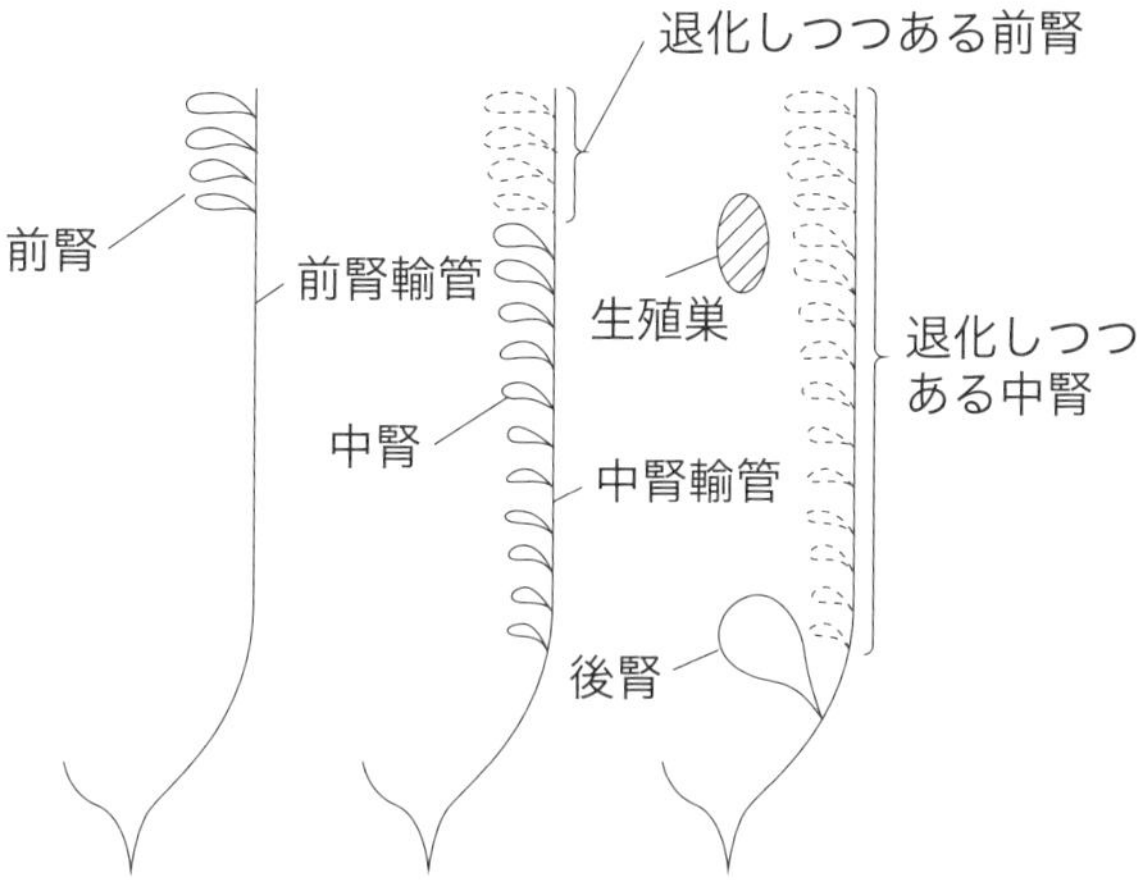

図58 腎臓の発生
前2段階を経ないと腎臓は作れない。

かドーピングしたものかを区別できる。結局、高地トレーニングをして、生理的に正常に赤血球を増やし、耐久性を高める以外に方法はない。

■腎臓は三度作られる

腎臓は、胚が急速に成長する時の代謝に伴って働く必要がある。その一方で、次々とできていく臓器との間では位置関係が変わっていく（図58）。ヒトにおいて妊娠三週半、体長三・五ミリメートルの胎児において、将来、首になる部分に、小さな膨らみが左右それぞれ六〜九個できる。内部にはわずかに蛇行する細い管があるのみで、これを前腎細管といい、全体を前腎（pronephros）という。前腎細管の先端は体腔に開いており、繊毛を持つ。この形態は無脊椎動物が持つ腎管によく似ている。この腎臓は、極めて少量ながら尿をつくる機能を持ち、その尿は膀胱を経て、子宮の羊水の中に染み出す。ただし、実際の老廃物の排出は、胎盤で行うので腎臓が活性化するということはない。この前腎の形を保ったままでいるのが、ヤツメウナギの幼生である。ヒトでは、前腎は一週間後に上部から順に消えるが、下の方の前腎がまだ残っている体長四ミリメートル程度の胎児に、将来は胸になる部分に、左右それぞれ八〇個ほどの膨らみが生じる。その中には、やはり細い管があり、中腎細管という。この膨らみの集団を中腎（mesonephros）という。これが前腎細管と異なるところは、血管が伸びてきてその細管の他端に達すると、それを取り囲むようになって糸球体とボーマン嚢の形になることである。しかし、この中腎も上から順に退化する。この中腎の形を保っているのは、魚類と両生類である。胎児が四週を経て、体長が五ミリメートルになると、尾の方に再び膨らみができ、それが頭の方へ移動し腰の位置に達して、私たちの腎臓（後腎）［metanephros］となる。後腎は、爬虫類以上の脊椎動物が持つ腎臓で、水と縁が切れたために尿をある程度濃縮できる機能が加わった。

前腎の膨らみどうしをつなぐ前腎輪管が後方へ伸長しないようにすると中腎ができず、中腎の膨らみをつなぐ中腎輪管ができないようにすると後腎が作られない。つまり、これらの過程をとばして、いきなり後腎を作ることはできないのだ。カエルなどのメスでは、前腎輪管は輸卵管になるが、オスでは退化する。ヒトにおいて、中腎輪管は、男性においては輸精管［ウォルフ管（Friedrich Wolff：1733〜1794）ともいう］になるが、女性ではこれは退化し、それに沿って新たに作られる中腎傍管［ミュラー管（Johannes Müller：1801〜1858）ともいう］が輸卵管となる。これらの現象は、同じ中胚葉起源である生殖巣が、その産物をどうやって体外へ出そうか模索するうちに腎臓の輸管を利用しようとしたため、生殖巣と腎臓で輸管の取り合いになった結果、三度も作ることになったという見方をすることも可能である。

脊椎動物の腎臓は、無脊椎動物の排泄器官とは何の関係もないと考えられてきた。しかし最近は、以下の理由で起源は同じではないかと推察されている。まず水棲の全ての左右相称動物が濾過性の排泄器官を持っていること、原腎管と後腎管は機能的に同じであること、たこ足細胞と炎細胞は恐らく相同であること、さらにナメクジウオの腎管は脊椎動物の腎単位のモデルとなりうること、それゆえ脊椎動物の糸球体からなる腎臓は、この動物になって発現したのではなく、無脊椎動物から引き継がれたとされるのである。[100]

■我慢し過ぎは禁物　膀胱

膀胱は、日本語の古い言葉では〝ゆばりぶくろ〟といわれていた。[59]〝ゆばり〟とは〝ゆまり（湯放）〟の転で、尿のことである。英語では urinary bladder で尿の袋である。bladder には最初から袋状態なのではなく、〝吹いて膨らます〟、すなわち小さな袋が大きくなるという意味がある。西洋では昔から、動物の膀胱を膨らませてボールにして遊んでいたらしい。[59]魚類において膀胱は、総排泄腔近くの輸尿管が膨らんでできたもので、腎臓は消化管の背面に位置するため、尿管は肛門の後ろに開く。一方、両生類や爬虫類では、膀胱は総排泄腔の腹面が膨らんでできたものなので、腎臓とは関係がない（図59）。これらの動物では、膀胱はいわば肛門に続く部分が膨らんでできたものであるから、本来、尿は消化管に排泄されるので、腎臓から輸尿管が伸びてきて、消化管末端の総排泄腔に開孔部を持つようになる。両生類、特にカエルの膀胱は水を再吸収できる機能を持つことで有名である。爬虫類の中でも、イシガメやクサガメなど淡水に棲み水中に潜ることができる種では、喉の奥に多くの襞を持ち水をそこまで入れてガス交換をする。特にスッポンでは、その部分が細い多くの房状の突起に変化しており、エラのように水中で効率よく酸素を得ることができる。さらに、これらのカメは本来の膀胱の他

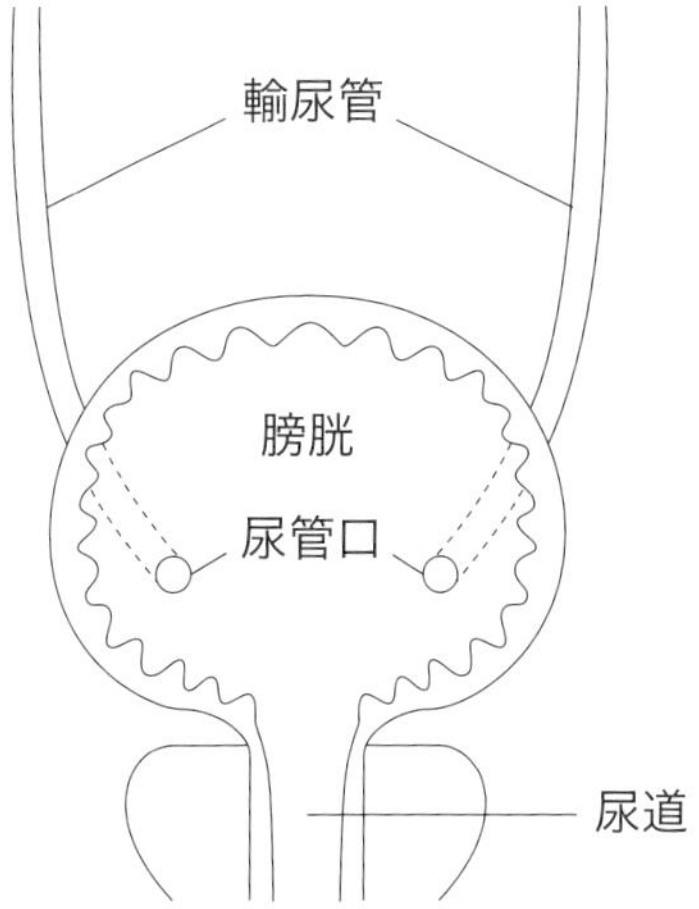

図59　膀胱と輸尿管の開孔位置

にその両脇に続く二つの副膀胱を持ち、そこに水を吸い込んで毛細血管でガス交換をする。したがって、カメは一度水に潜ると水面になかなか出て来ないことがある。

哺乳類でも、膀胱は消化管の末端部分が袋状に切り離されてできたものである。したがって、哺乳類においても、元来膀胱は泌尿系とは直接の関係はない。膀胱の容量は平均すると五〇〇ミリリットルであるが、個人差が大きい。膀胱には自律神経が分布し、尿が無い時は縮んでいるが、尿が容量の半分近くになると、神経の圧力センサーが脳へ信号を送り、脳が膀胱に収縮を命ずる。排尿を我慢するのは危険である。移行上皮という特別な上皮でできている膀胱は、空の時の壁の厚さは一・五センチメートル程度だが、最大に溜まると厚さは数ミリメートルになる。そのような時に、交通事故等で強い衝撃を受けると膀胱は破裂してしまう。男性が(女性でも同じだが)極限近くまで我慢をして、トイレで一気に放尿すると、それまで膀胱が膨らんで消化管の血流を妨げていたのが、急に無くなるため、消化管に血液が流れて急に血圧が下がるので失神したりして、周囲を驚かせるはめになる。[6] ヒトは成長して学齢期になると、脳が膀胱の収縮を我慢することを学ぶ。尿道には二重の括約筋があり、内括約筋は脳からの収縮の指令によって括約筋を緩め、排尿を促す。一方、学習をする外括約筋は、脳が排泄を許した時にだけ、括約筋を緩める。これらの仕組みは、肛門の括約筋の機構と同じであり、膀胱の発生過程からして納得が行く。膀胱から尿が出る通路を尿道というが、男性ではこの周囲を前立腺が取り巻いている。なお、二本の輸尿管には膀胱近くの部位に筋肉がループ状に巻き付いており、輸尿管にある程度、尿が溜まった時にそのループを緩め、膀胱へ尿が移行するようになっている。腎臓が尿を作っても、それがそのまま膀胱へ直行するのではないのだ。一般に、体の中の管は、中に何も無い時はつぶれている。食道しかり、消化管しかり、輸尿管しかりである。それ故、どんなに激しい運動をしようと膀胱に溜まった尿が腎臓へ逆流することはない。

夜、寝ている時は、腎臓は尿を作らない。これは、抗利尿ホルモン(anti-diuretic hormone：ADH)、ヒトの場合は、そのADHをバソプレシン（vasopressin）というが、それが脳下垂体の後葉から夜に分泌され、尿を作らせないからである。おねしょは、ADHの分泌と腎臓の機能の相関が未発達のためであることもあり、単にしつけのせいばかりではない可能性がある。ADHの分泌は、アルコールによっても阻害される。ビールを飲むとやたらと小用に立つが、単に水分が多く入ったせいではない。ADHが出ないと、夜にも二、三時間おきに、小用に立たねばならず睡眠不足に陥る。これを尿崩症という。ただ、尿崩症の場合でも、尿量は一日に一五〜二〇リットルになるだけで、原尿の一七〇リットルが出るわけではない。これは、細尿管にアクアポリン（aquaporin：AQP）という水が通る穴があり、そこから水が自動的に再吸収されるからである。腎臓では幾つかの種類の違うアクアポリンが発現しており、そのうち、AQP2という分子は、ADHに対して感受性があり、このホルモンによって水を多く通過させ、再吸収を促す。余談であるが、ADHは直接脳に働いて、記憶の増強と強い関係がある。その仕組みはわかっていない。アクアポリンは、赤血球が自分のサイズよりも細い毛細血管をどうやって体積を減らして通過するのか、あるいは眼のレンズがなぜ急激に体積を変えて焦点を合わすことができるかなどを研究していた人が、細胞膜にあり選択的に水を通す穴の発想を得て発見した〝水チャネル（water channel）〟である。(99)

■病腎移植は是か非か

上記したように、腎臓は機能的に余裕がある臓器なので、片側のみでも生存に問題はない。私の母は、生まれつき片方の腎臓しか発生しなかった。それでも子供を三人産み、九十歳の天寿を全うした。しかしながら、その極めてタフであるはずの腎臓が機能しなくなってしまうと、命にかかわる。腎臓の代わりをする人工の機械で、血液を浄化する、透析という処置を一生受け続ける必要がある。

新潟大学医学部名誉教授の藤田恒夫先生が主宰しておられた『ミクロスコピア』という雑誌で、病腎移植の特集があった（二十四巻 夏、秋、冬号、二〇〇七年、二十五巻 春号二〇〇八年、二十六巻 冬号二〇〇九年）。それによると、善意の臓器移植の待ち時間は平均で一六年。透析を受けている人の一〇年生存率は、四〇％である。これに対して移植された人の一〇年生存率は、八〇％である。これは、誰が見ても移植が良いに決まっているが、その移植に必要な腎臓が足りないのが現状である。そこで、四国の宇和島徳洲会病院の万波誠医師は、小さなガンが発症している腎臓をガン切除後に、移植待ちの患者に移植した。このような方法は、これまで考えられたことはなかったので、臓器移植学会を始めとして賛否両論の議論を引き起こした。ガンが発症している腎臓を、そのまま体内に放置するとガン細胞が他に転移する可能性は大であり、安全性を考えても、その腎臓を切除する以外になく、これまでそれは捨てられていた。しかしながら、万波医師はこれまで多くの手術を成功させ、病腎が移植された他人の体内でガンを発症した例も無い。少なくとも透析を受けなければならなかった人に、その必要がなくなったのである。厚生労働省は、始めは違法行為であるとしていたが、海外では逆に高く評価されたので、対応に戸惑っているように見える。この方法の保険適用を認めるか否かが議論された結果、適用外と決まった。これには、解決せねばならない数々の問題があるように見える。したがって、拙速な賛否は控えねばならないのかもしれないが、患者本人、またその家族の中には、移植を進めてほしいと思っている人も多いのではなかろうか。

第10章　膵臓

■全て肉

昔の漢方に膵臓という臓器の記述はない。五臓六腑にも入っていない。膵臓は胃の裏側に密着しているので、X線撮影でも見え難い。それ故、膵臓が臓器として認められなかったのかもしれない。蘭方が江戸時代に導入された時、最初のオランダ語の解剖書には、膵臓をkilier（きりいる）と書いてあった。この単語は〝分泌腺〟を意味しており、膵臓はそれの大きいものという意味で、単語の発音に大の字をつけて、『解体新書』では「大機里爾（だいきりいる）」と訳した。その後、新しいオランダ語の解剖書では、その臓器にはalvleeskilier［al（全て）＋vlees（肉）＋腺］という名が付けられていた。宇田川玄真（一七七〇〜一八三五年）は、これを月（肉月）と全てを表す萃という字を併せて膵臓と訳した。すなわち、この字は中国の漢字ではなく国字である。英語のpancreasもギリシャ語のpan（全て）とcreas（肉）に由来する。これらは、膵臓には骨がなく全て食べることができる、という経験に基づいた故の命名である。

■名医も悩む臓器

膵臓の長さは一四〜一六センチメートル、幅は三〜四センチメートル、厚さは二センチメートル程度で、重さは五〇〜六〇グラムである。色は赤みがかった灰色を呈する。胃の裏側にあって（図60　胃は描いていない）、十二指腸に密着し、実際に十二指腸に外分泌管を持つのであるが、とにかく目立たない。東京大学医学

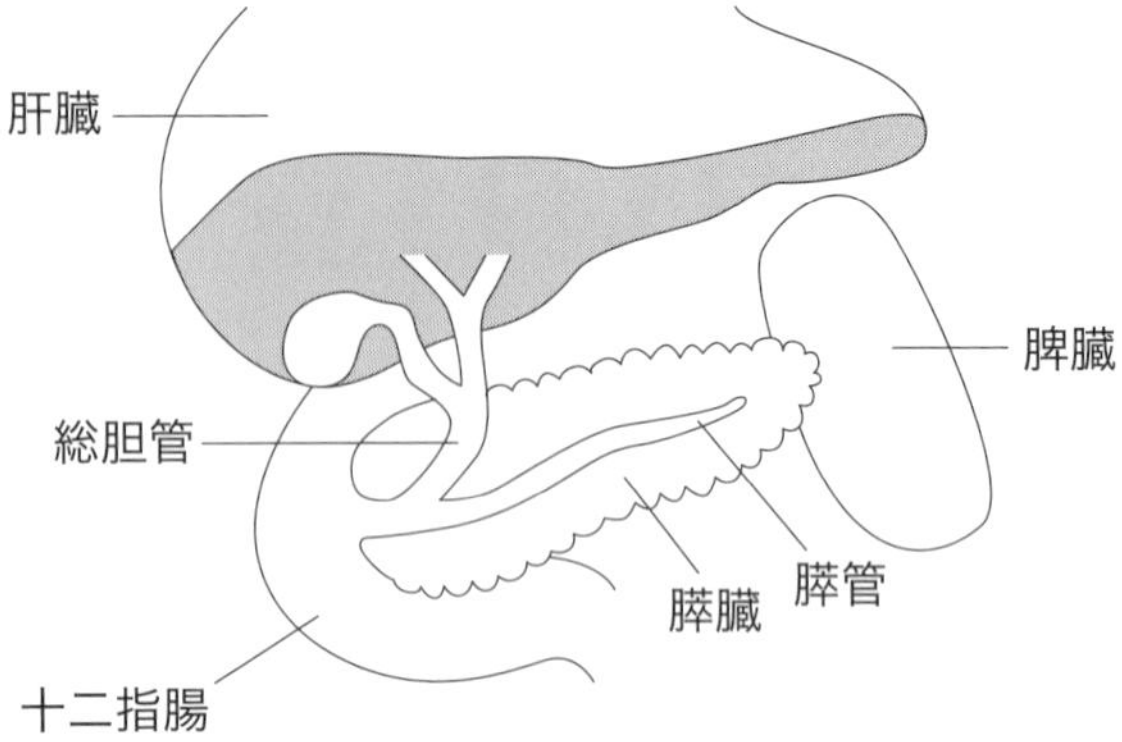

図60　膵臓の位置と膵管

部に沖中重雄（一九〇二～一九九二年）という医師がいた。内科の分野で数々の業績を上げ、名医と言われた人である。その人が定年退職する時の最終講義で、自分の誤診の割合は平均一四・二％で、中でも膵臓の病気の誤診は四一・一％であると告白した。かの名医をしてこの高さであり、いかに膵臓の病気は診断が難しいかがわかる。蛇足であるが、沖中先生は近代文学史に名高い谷崎潤一郎（一八八六～一九六五年）の主治医でもあった。

膵臓は、消化に関わる外分泌腺と、糖の代謝に関わる内分泌腺からなる（写真8）。外分泌腺からは、澱粉を分解するアミラーゼ、蛋白質を分解するトリプシン、脂肪を分解するリパーゼが分泌される。内分泌腺からは、血中グルコース濃度を下げるインスリンと、逆に上昇させるグルカゴンが分泌される。ヒトでは血液中のグルコース濃度は一〇〇ミリリットル当たり、空腹時で七〇ミリグラム程度、食事後で一四〇ミリグラム、平均すると約一〇〇ミリグラム前後に保たれている。一方、糖尿病と診断される場合は、空腹時でも一二六ミリグラム以上の値をと

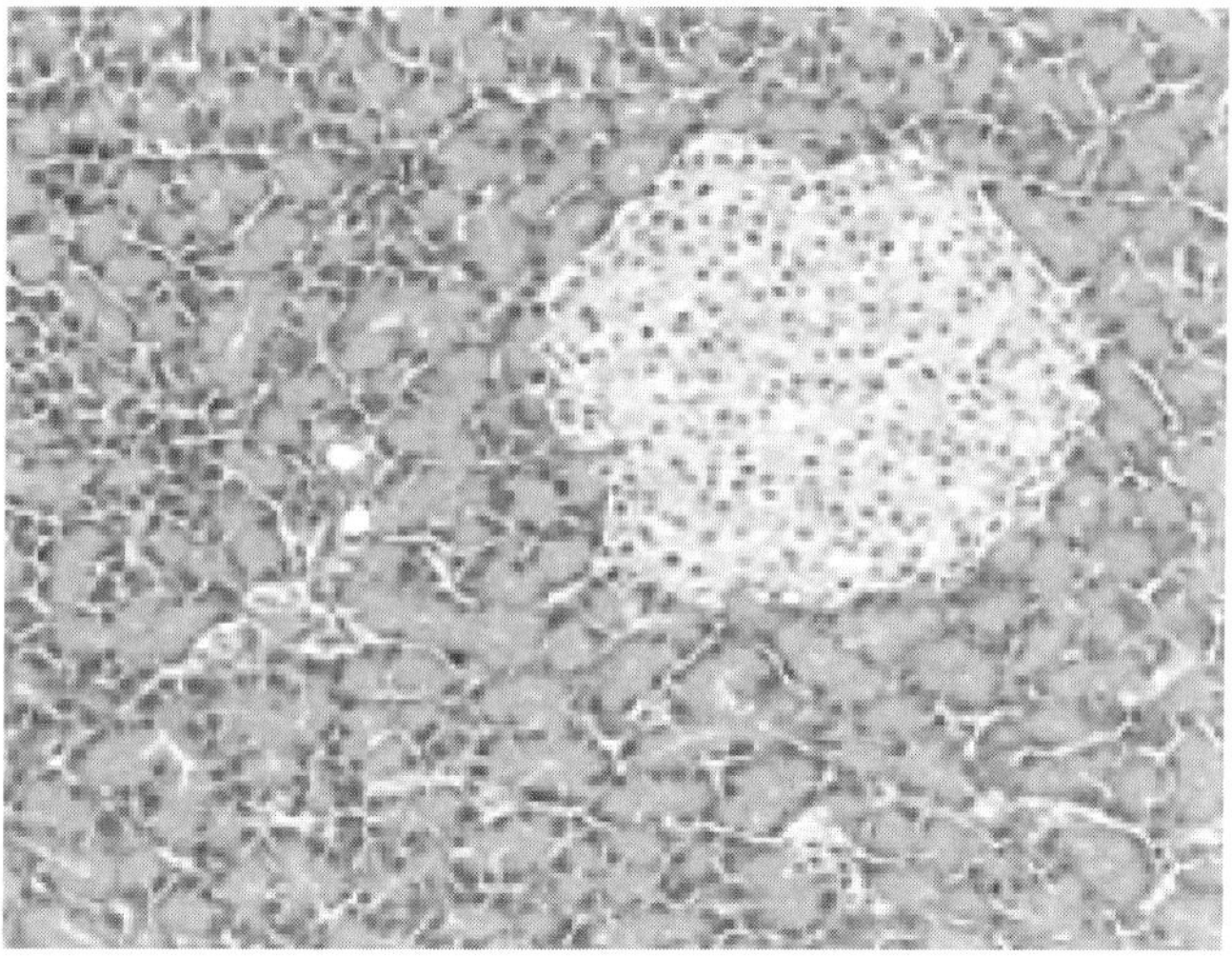

写真8　ランゲルハンス島の細胞写真
提供：九州大学病院　伊藤鉄英

る。この場合は、インスリンの投与によって血糖値を正常レベルに下げねばならない。

この章では、膵臓の働きよりもその周辺にまつわる物語に、重点を置きたい。

■ランゲルハンス島

ポール・ランゲルハンス（Paul Langerhans：1847～1888）は、ベルリンの医者の息子として生まれ、学業成績は極めて優秀であった。彼も医者の道に進んだが、進化論で有名なヘッケル（Ernst Haeckel：1834～1919）の講義を聴いて感激し、ベルリン大学の病理学教室で卒業論文研究を始めた。そこを主宰する教授が〝細胞説（細胞は細胞より生じる）〟で有名なウイルヒョウ（Rudolf Virchow：1821～1902）で、ランゲルハンスの父親の親友でもあった。実際の指導者は、助手のキューネ（Wilhelm Kühne：1837～1900）で、ランゲルハンスに見どころがあると考えたようである。キューネ自身も優秀な研究者で、膵臓から取り出した物質にトリプシン（trypsin：こすって砕くというギリシャ語に由来）

という名を付け、このような働きを示す分子を酵素［enzyme：酵母（zyme）の中（en）にあるというギリシャ語に由来］と呼ぶことを提案したのも彼である。ランゲルハンスは、学生の時に皮膚の神経細胞に関して論文を一つ書いていた。そこには、樹状突起を持つ細胞についての記述があり、彼はこれを神経細胞とみなしていた。現在では、この細胞は免疫の初期に極めて重要な働きをする抗原提示細胞で、樹状細胞あるいはランゲルハンス細胞とも呼ばれる。これは彼がそう呼ぶように名前をつけたものではなく、この細胞の機能の再発見の過程で、最初にこの細胞を記載した人の名前で、その細胞を呼ぶ習慣があっただけのことである。キューネは膵臓の研究者だったので、ランゲルハンスに卒業論文研究のテーマに膵臓の細胞の分類を調べるように言った。ランゲルハンスは二十三歳の時に三一ページからなる学位論文を提出し、医者となった。この論文は出版されていないが、その中で、膵臓には他の細胞とは異なる細胞集団があると書いてあったらしい。後にキューネが出版した論文に、彼の学位論文を引用しているので、それとわかる。

ランゲルハンスは軍医を務めたのち、大学の講師から助教授となった。ところが、結核に感染していることがわかり、療養を兼ねて大西洋に浮かぶマディラ島へ渡って医者を続けながらそこで暮らしていた。医者の仕事の他に、新種のウミウシを発見したり、ゴカイの分類について複数の論文を書いたりしている。また、ナメクジウオの形態なども調べている。さらにはマディラ島の自然を紹介する本まで書いている。彼の患者で亡くなってしまった男性の、未亡人となった女性と結婚もしている。しかし、病魔には勝てず、四十歳過ぎに没した。生存中、彼は自分の名が幾つかの細胞の名になって後世に残るとは、全く考えなかったはずである。膵臓の中の異質な細胞群は、その発生をみたフランスの研究者ラゲス（Edouard Laguesse：1861～1927）によって、その周囲の外分泌細胞よりも早く分化し、大海に浮かぶ島のように膵臓に分布することからランゲルハンスの島（Langerhans Islands）と名付けられた。彼の病没五年後の事である。彼の墓はマディラ島にある。上記の内容は、『ミクロスコピア』誌十六巻 春号一九九九年に詳しい[101]。

■糖尿病の歴史

紀元前一五〇〇年頃のエジプトにおける古文書に、〝多尿〟になる病気という記載がある。紀元二世紀には、その病気に diabetes（原義はギリシャ語の〝通過する〟）と病名がつけられた。食べたものが〝尿の奔出〟となって、体を通過するという意味である。[26] 六世紀になると、肉や手足が溶けて尿の中に出ていく病気であると、より具体的にわかってくる。糖尿病の患者は、痩せていくのである。インドの医者が、この病気の患者の尿が甘いことに気がついていたといわれている。十七世紀になって、病名が diabetes mellitus とつけられた。mel とはラテン語で蜂蜜のことである。これは尿崩症のために多尿になっている患者と区別する意味もある。十八世紀に、尿中にグルコースが入っていることが化学的に証明され、血液も甘いことに気がつく。糖は腎臓で作られて出されるのではなく、グルコースが栄養として使われる前に、腎臓から排出されるのだとわかったのである。十九世紀になると、糖を静脈に注射するとすぐに尿に出てくるが、経口的に与えた場合は尿には出ないことがわかってきた。すなわち、吸収された糖は体のどこかに蓄えられたから尿に出なかったのだと結論された。その蓄える場所は肝臓であると、第8章肝臓で記したベルナールが実験で確かめている。十九世紀の後半になると、膵臓の機能が何かが調べられ始め、膵臓を除去したイヌは数週間後に糖尿病になることがわかり、膵臓の中に糖尿病に関わる重大な因子があると想像されるようになった。現代人は、放尿した尿が泡立つことに気がついて糖尿病の疑いを持つことがある。また、進行した糖尿病患者は独特の臭気を放つので、医師はその人が診察室に入っただけで、診断がつくといわれている。

日本における最も古い糖尿病の明確な記録は、藤原道長の例が知られている。[61] 糖尿病は、ストレスにより悪化することが知られている。心因性心臓病の所で書いたが、道長はかなり強引な手段を使って権力者に上り詰めた。したがって、周囲との軋轢も相当であったと思われる。道長の「この世をばわが世とぞおもふ望月の欠けたることもなしとおもへば」と詠んだ歌は、自分の日記である『御堂関白記』に書かれていない。道長に批判的であった藤原実資（さねすけ）の日記である『小右記（しょうゆうき）』に、居並ぶ貴族が（多分種々の思いを持って）この歌を数度唱和したと書かれているので、わかるのである。ここまで傲慢であったとすると、なおストレスがかかり、糖尿病を悪化させたに違いない。糖尿病は、血中の過剰な糖によって毛細血管が詰まる病気である。したがって、症状が進むと体の種々の場所にある毛細血管に障害が現れる。目の網膜に栄養を与えている毛細血管も例外ではない。道長は、目にその障害が出たためであろう、昼でも対話する相手の顔が見えないと訴えている。晩年は「飲水病（糖尿病のこと）」と診断されていた。これは多尿により喉が渇き、水をやたらに飲むからである。さらに、明治の詩人、「落葉松（からまつ）」（……からまつはさびしかりけり。）の詩でよく知られた、北原白秋（一八八五～一九四二年）も糖尿病であった(61)。胸に刺さるくらいの寂しさを歌う詩と人間性は別物で、宴会での「線香花火」の形態模写は絶品であったという。落差が大きすぎる。彼もまたストレスが糖尿病を悪化させた可能性がある。かなりの酒好きでさらにまずいことはタバコ好きであった。最初の結婚は既婚の女性で、当然、夫から姦通罪（現在は無い）で訴えられ、二番目の結婚では今度は自分が相手を姦通罪で訴える一歩手前まで行っている。腎臓の糸球体が壊れ腎不全に陥る一方、晩年は網膜より眼底出血を起こし字が読めなくなった。

■インスリンの誕生

一八八九年、ドイツの生理学者のミンコフスキー（Oskar Minkowski：1858～1931）とフォン・メーリング（Joseph von Mehring：1849～1908）は、膵臓を切除したイヌを用いて消化に関する実験を行っていた。これまでの出版物には、その実験中にイヌの尿にハエが群がっていることに目が行き、糖尿病の発症に気付いたということになっている。しかし、そのような事実は無く、彼らは尿中の糖濃度を測定し、膵臓を除去すると尿中の糖濃度が上昇することを示したのである。したがって、彼らは膵臓が糖尿病と直接、関連がある臓器であることを証明したことになる。この発見は重大で、それなら膵臓から治療に有効な抽出物を取り出し糖尿病の患者へ投与すれば良いという流れを引き起こした。イヌを実験動物とした時、膵臓からの消化液（膵液）を消化管へ導く膵管を結紮（けっさつ）して消化液を出なくしても糖尿病は発症せず、あくまでも膵臓全部を摘出した時にのみ発症した。一方、ヒトの病理学的な所見を積み重ねた結果、ランゲルハンス島の集団が変異を起こしていると糖尿病になるとわかった。したがって、ランゲルハンス島に有効物があることになる。ただし、ランゲルハンス島は大海に浮かぶ島に似て、膵臓の外分泌細胞の間のどこにあるかわからないのである。そこでイヌの膵管を縛り膵液が出ないようにして、消化液を分泌する外分泌細胞を人為的に退化させてしまえば、ランゲルハンス島の有効物質の抽出に近道であろうということになり、研究者らが次々とその手術を試みた。しかしながら、手術は難しく失敗の連続であった。膵臓自体から有効物質を抽出する試みもなされ、ウマ、ウシ、イヌ、魚などの膵臓が用いられたが、どの試みも外分泌腺も一緒にすりつぶすため、蛋白質分解酵素が働いて有効物質は壊されてしまう結果となった。アルコールの抽出物が有効を示す場合もあったが再現性は無かった。少量の塩を加えた蒸留水で抽出すると有効な場合があったが、その研究者は資金難で挫折してしまった。あるいは同様な結果を出しながら戦争へ行かねばならなくなった研究者もいた。つまり、色々な試みがなされてはいたのだ。

　そのような時に、カナダにおいて開業してもまるで患者が来ず生活に悩んでいた医師、若いバンティング（Frederick Banting：1891～1941）がいた。たまたま、彼は「膵管に膵臓結石が詰まった人ではランゲルハンス島のみが正常で他の外分泌腺の細胞群は萎縮していた」という論文を読んで膵管結紮を思いついた。すでに試みられていたのを知らなかったのである。彼は外科医であった。トロント大学に糖代謝や消化の分野で有名なマクラウド（John Macleod：1876～1935）がいたので、バンティングは彼の研究室を訪れ一面識もない相手に、自分のアイディアを述べてみた。マクラウドはすでにそのような実験は行われていたのを知っていたが、外分泌腺が完全に変性した膵臓から抽出物を作った実験が無いのも事実であった。さらに、その時点では血糖値の測定方法が以前より改善されていることと、バンティングの外科の腕があるのなら、ひょっとすると膵管結紮は上手く行くかもしれない、また膵臓をスライスして、凍るほど冷やしたリンゲル液の中でそれをすり潰すなど、幾つかの改良を加えると論文を一つぐらいなら書くことができるだろうと考え、バンティングの申し出を受けた。さらに真面目な学生であるベスト（Charles Best：1899〜1978）を助手につけた。イヌを揃え実験に必要な器具を準備し、当然、実験室も用意した。マクラウドは、一説によるとここで休暇を取り英国へ行ったことになっているが、実際には休暇までまだ一カ月あり、その間に手術の仕方や技術的な問題を教えている。ところが、その後のバンティングとベストの結果は、例えばある実験では、総数一九頭のイヌを使い一四頭が手術の失敗による感染症を起こして死亡し、その中の二頭だけが糖尿病の発症に成功した。残りの五頭のうち膵管結紮に成功したのは二頭のみという散々たる結果から始まったのである。

一方、膵臓から外分泌液を分泌させるセクレチン（第12章　胃を参照）を自分たちでイヌの腸から調製し、それを摘出前のイヌの血管に投与して外分泌液を消化管に分泌させて膵臓から膵液を枯渇させて後、取った膵臓で有効物質を抽出することもやっている。ただし、これはあまり上手く行かなかった。しかしウシの胎児の膵臓は外分泌腺がまだ発達していないが、内分泌部分は発達していることに気づき、胎児の膵臓からアルコールを用いて抽出物を作るということを始めた。これは有効物質の抽出をこれまでより容易にさせた。アルコールは水よりもはるかに低温で蒸発するので、有効物質の濃縮に有利だったのである。このようにして、少しずつ「効果あり！」の結果を増やして行ったのである。それまでの例数を挙げると、糖尿病を発症させたイヌへ膵臓の抽出物を七五回投与し、血糖値が下がったのが四二回、下がらなかったのが二二回、どちらとも判断しかねるが一一回であった。しかしながら、この結果は統計学的には膵臓の抽出物が血糖値の低下に有効であったことになる。バンティングは、マクラウドに論文の著者に名を連ねるか？　と聞いているが、マクラウドはこれは君たちの実験だからと固辞している。論文は『Journal of Laboratory and Clinical Medicine』という雑誌に二人だけの名前で掲載されることになった。一方、アメリカ生理学会の年次総会では三人連名で発表することになり、バンティングが発表した。しかしながら、緊張のあまりメチャクチャで質疑応答では、このままでは実験結果の信憑性が否定されてしまうと考えて、マクラウドが答えに立ったのである。その中で彼は「我々の実験は……」と「我々」と言ってしまった。バンティングは発表の失敗に打ちひしがれているところへ実験をしていないマクラウドがそう言ったことに対して極めて違和感をもった。同じようなことが以前にも大学内での「生理学ジャーナルクラブ」という内輪での小さな発表会でもあったからである。その後、その溝はバンティングへの給料の問題もからんで大きくなって行く。それでも研究の途中で生化学が専門で膵臓からの抽出物の作製を専門とするコリップ（James Collip：1892〜1965）が仲間に入り、四人で協力してやることになった。ところが、バンティングがベストを誘い先に抽出物をつくり、人体実験をしてしまう。それは半分成功という結果であったが、コリップとマクラウドが今度は大いに不信感を募らせるのである。結局はコリップが有効物質の抽出に成功している。そのような状況下であったが、やがて本格的な人体実験へと進み、彼らは治療効果を上げて行く。

インスリンの発見は、バンティングのよく言えば情熱あるいは無鉄砲さと、ベストの生真面目さが主体であったことは間違いない。しかし、全く会ったこともない若者に実験室と実験に使うイヌの準備をして、助手に学生だったベストをつけたマクラウドの鷹揚さと注意深い助言は、この成功に不可欠であったとみなさねばならない。さらに生化学者であったコリップの専門的知識がなければ、インスリンは正体を現さなかったことも確かである。マクラウドが、バンティングとベストの業績に割り込んだのでも、コリップが横から抽出の過程の良い所だけをさらっていったのでもない。バンティングに、最初にアイディアを出したのは自分であるという自意識が過剰であったのかもしれない。一九二三年にノーベル賞が、バンティングとマクラウドの二人のみに与えられるのだが、バンティングはこれに憤慨して、ベストに賞金を半分与え、マクラウドもこれを受けて賞金の半分をコリップに与えている。バンティングは一九四一年、軍用機に乗って英国へ向かう途中に事故で墜落し亡くなったのだが、なぜ軍用機に乗り込んでいたのか、よくわかっていない。彼の先祖は英国から渡ってきた移民であり、自分も第一次世界大戦の時は英国において軍医として前線で戦っている。したがって、今回もドイツとの戦争において一軍医として戦うつもりだったのかもしれない。ちなみに、彼の誕生日である十一月十四日は、彼を記念して「世界糖尿病デー」となっており、世界中の人にこの病気に対して注意を喚起するために、ブルーがシンボルカラーとして使われている。以上の記述は、後に映画化された『インスリンの発見』（朝日新聞社）に基づいている。

■糖尿病の現実

二〇一一年の国際糖尿病連合（本部はベルギーのブリュッセル）の発表によると、糖尿病患者が急激に増加して三億人を突破し、特にアジア新興国で増加の傾向が著しいとあった。現在、最も患者が多いのは中国で、次いでインド、さらに米国と続く。これは、新興国では食量は増加したものの、食事のバランスを欠くことが原因であるとの分析がされている。ちなみに、日本は前回の調査では八位だったものが六位に上がっている。上記したように、糖尿病によって毛細血管が詰まるということは、失明の可能性に加えて、毛細血管の塊である腎臓の糸球体が機能しなくなることによる糖尿病性腎症、将来脳卒中や心臓病につながる動脈硬化、手足のしびれや神経痛のような痛みを伴う末梢神経障害、それらの合併症の一つである感染症なども引き起こす。血液がきちんと流れないのは免疫に関係する細胞が全身をパトロールしきれないことを意味し、免疫力低下によって壊疽（えそ）を起こし、時として手足の切断を招く。糖尿病は、重病に陥る可能性が極めて高い病気なのである。

二〇一二年初頭に、旭川大学と北海道大学の研究チームが、毎日五時間以下の睡眠しか取っていない人は糖尿病になるリスクが、少なくとも七時間は眠る人に比べて、五倍以上も上がることを突き止めた。これは、睡眠不足の場合、眠っている間に少しずつ分泌されるインスリンの基礎分泌が落ちること、また起床後もグルコースに対する細胞側の感受性が落ちてしまって、血糖値が上昇するので初期の糖尿病の状態となってしまうためであると考察されている。

インスリンが分泌されない患者には、その人の血糖値に併せて、適当量のインスリンが投与されねばならない。しかし、これは「言うは易く行うは難し」の典型で、ともかく健常者のインスリンの分泌パターンを真似た投与が考えられている。健常者では、常に微量ながらインスリンが分泌されており、食事時にはそれに加えて多量のインスリンが分泌される。そこで治療では通常のインスリンの他に、時間を変えて作用するインスリン投与の方法が考えられてきた。インスリンに亜鉛や蛋白質（プロタミン）を結合させて、作用時間をわざと遅らせることを目的とした伝統的療法の他、超速効型、速効型をはじめ、現在は、遺伝子組み換えで作られたインスリンのアミノ酸を少し変えた種々のタイプのインスリン製剤が開発されている。インスリンが生まれつき分泌不足の人は、このような方法で何とかなるのであろうが、加齢に伴う糖尿病はインスリン分泌細胞の機能低下に加えて、受容体が上手く働かなくなるという現象もあり、一筋縄では行かない。糖尿病を予防するには、老化を感じる前から、運動するよう心がけることが肝要である。これとても「言うは易く行うは難し」である。

最近は、一日一回の服用で済む糖尿病の薬が製造・販売されている。例えば「ジャヌビア」や「テネリグリプチン」である。これはインスリンの分泌を強く促す消化管から分泌されるホルモン（インクレチン）を分解する酵素を阻害する薬である。特に、血中糖濃度の高い時にだけ作用するので、これまでのように低い時にさらに薬が効いてしまって低血糖を引き起こす危険を低減する。服用には専門医と相談が必要である。

■インスリンとノーベル賞

放射性同位元素を用いて、甲状腺の病気の診断や赤血球の容積の測定、血中のアルブミン量の変動を調べていた米国の研究者にヤーロー（Rosalyn Yalow：1921～2011）とバースン（Solomon Berson：1918～1972）がいた。糖尿病の原因について、肝臓のインスリン分解酵素が亢進した結果であり、膵臓からのインスリン分泌の低下が原因ではない、とする意見があり、原因が肝臓にあるのか膵臓にあるのかが決着がつかず、彼らのところにこの問題が持ち込まれた。それでは、得意の放射性同位元素を用いて、糖尿病患者のインスリンをマークして、その血中濃度を健常者と比べてみようということになった。すると、投与したインスリンの減衰の仕方が、糖尿病の患者において著しく遅く、その量は、注射後三時間で健常者よりも五倍も高かった。その原因を考えたところ、患者には治療で繰り返しインスリンが投与されたことによって、インスリンに対する抗体ができており、これとインスリンが結合しているため減衰しにくいのではないかと彼らは推定した。これを確かめるべく、抗体と結合しているインスリンと結合していないインスリンの量を調べると、推定した通り、抗体と結合しているインスリンが多いことがわかった。この結果より、ホルモンを放射性同位元素でマークしてその量を変えて、抗体と結合させると、結合した量に応じて放射活性を示す一定の検量線を描くことができた。そこに同位元素でマークしていない未知量のホルモンを入れると、すでに抗体と結合し同位元素でマークされたホルモンとの間で競合が起こり、未知量のホルモンが多いほど、抗体から遊離する同位元素と結合したホルモンの割合が多くなり、両者の放射活性を測定すると、未知量のホルモンの量を測定できることがわかった。このことは、測定したい物質に対する抗体さえあれば、何でも測定できることを意味し、放射免疫測定法（radioimmunoassay：RIA）の確立となった。彼らは、この功績により一九七七年度のノーベル医学・生理学賞に決まったのだが、バースンはその少し前に心臓発作で亡くなっている。ヤーローは、ノーベル賞では最初のキューリー夫人より数えて六番目の女性受賞者となった。現在では、これをさらに発展させた酵素免疫測定法

(enzyme linked immunosorbent assay：ELISA) が主流となっている。

インスリンは抽出できたが、その構造については、一九〇〇年代半ばになっても不明であった。そこへ英国の天才が現れた。サンガーである (Frederick Sanger：1918〜今でも存命である！)。彼はジニトロフルオロベンゼン (dinitorofluorobenzene：DNFB) が、分子の端にあるアミノ酸と結合すると強い黄色を帯びることを利用して、〇・一gのインスリンにDNFBを結合させた。そこで加水分解して黄色の部分だけを切り離し、それが何というアミノ酸かを調べた。その結果、二つのアミノ酸が検出された。フェニルアラニンとグリシンであった。彼は、インスリンは二本のペプチド鎖からできていると考え、同じ実験を何度も繰り返した。現代では、この様な研究は多くの研究者と共同研究で行うのが定法であるが、彼はごく少人数で根気よく続けていった。最終的に、インスリン分子は三〇個のアミノ酸からなるA鎖と、二一個のアミノ酸からなるB鎖とでできていることを明らかにし、一九五八年度のノーベル化学賞に輝くことになった。彼が天才である証拠は、さらに、ジデオキシヌクレオチドを用いたDNAの塩基配列決定法を考えだしたことにある。彼はこの功績により一九八〇年度のノーベル化学賞を再び受賞するのである。

インスリンが細胞内でどの様に合成されるのかは、米国の生化学者のスタイナー (Donald Steiner：1930〜) によって、A鎖とB鎖が別々に作られるのではなくて、最初は一本のペプチドから作られることが明らかになった。

第11章　肺

■マシュマロみたいな肺

日本語で肺は、古い言葉では〝ふくふくし〟と言っていたらしい。[59] これは腑分けの時の触感からきた言葉だろうか。昔の漢方医は、肺腑（はいふ）と言っており、「肺腑をえぐる」とは心に深い傷を負わせることを意味する。肺腑の腑とは、内臓一般を指す。古い中国医術では肺の細かい機能はわからないまでも、重要な内臓であることは認識していたと思われる。漢字の肺は形声文字で、肉月と二つに分かれる意味の市（ツァーと発音するらしい）が合わさったものである。すなわち、肺は二つに分かれた臓器ということになる。英語のlungは、体積（かさ）の割には軽いのでlight（軽い）という単語と起源が同じであるらしい。軽いとはいえ、男性で一キログラム強、女性で九〇〇グラム強の重さがある。東西の用語とも肺の機能と関係ない言葉に起源があり、古代ではその形状や組織からこの器官の働きを類推することが難しかったのだろう。

よく誤解されているが、肺は魚の浮袋が進化したものではない。浮袋は鰾とも書き、魚偏の旁に票と書いてヒョウと読み、浮くという意味を持つ。事実、魚は、鰾を除くと体の比重は海水より少し大きいので、そのままでは沈んでしまう。ヒラメ等は鰾を持たないがそれは底棲魚だからで、変態して扁平になる前の稚魚の時代には鰾を持っている。しかも、その中にたまる最初の気体は、稚魚が飲み込んだ空気である。

■鰾と肺は兄弟

肺は、ハイギョに見られるように古代魚にすでにあり、当時はエラの補助器官として機能していた。デボン紀の乾燥した気候の下に進化した魚は、時として水環境が悪化する時があり、その場合は肺で呼吸していたのである。現在でも、アフリカのハイギョは、夏の間水が少なくなると、泥の繭を作って仮眠する。これは肺呼吸ができるからこその生き方である。魚が陸へ上がる時に、呼吸をエラから肺に切り替えたのは、それほど大変なことではなかったのだ。

肺もエラもどちらも消化管の一部が膨らんで生じたものなので、同じ機能を有するのは当然だろう。肺は、消化管の腹側より左右一対が膨らんでできたもので、古代魚の一種であるポリプテルスは、現在でもその形態を保っている。しかし、考えてみると水中で活発に泳ぐためには、肺が腹側にあるのは体のバランスを保つ上で極めて不都合である。海やプールで泳ぐ時に細長い浮袋を腹の下にして泳ごうとすると、すぐにひっくり返ることを想像してほしい。したがって、古代魚から色々な魚が分化してくる過程で、鰾は消化管の背側に作られるようになった。オーストラリアのハイギョでは、肺は腸の腹側から作られるにもかかわらず、鰾と消化管をつなぐ管（鰾気管という）を強引に伸ばして鰾を消化管の背側へ持ってきている。

一般的な真骨魚では、鰾は発生の初期から消化管の背側に形成される。また成体になると鰾気管すら退化する種もある。鰾気管を失っても鰾を膨らませることができるのには、巧妙な仕組みがある。鰾の前方腹側に赤斑（せきはん）といわれる毛細血管が集まっている部分がある。ここより窒素、酸素、二酸化炭素などがその時の体の状況に応じて鰾の中に分泌される。魚が生息する深度によってもガスの分泌は異なる。さらに鰾の後方背側には卵円斑とよばれる部分がある。ここにも毛細血管が発達しており、そこからガスが吸収される。さらにそこには筋繊維が発達しており、毛細血管を鰾内に露出させるかどうかを調節している。毛細血管の部分を筋繊維が収縮して被ってしまうとガスは吸収されない（図61）。深いところから急激に釣り上げられた魚が口から鰾を出

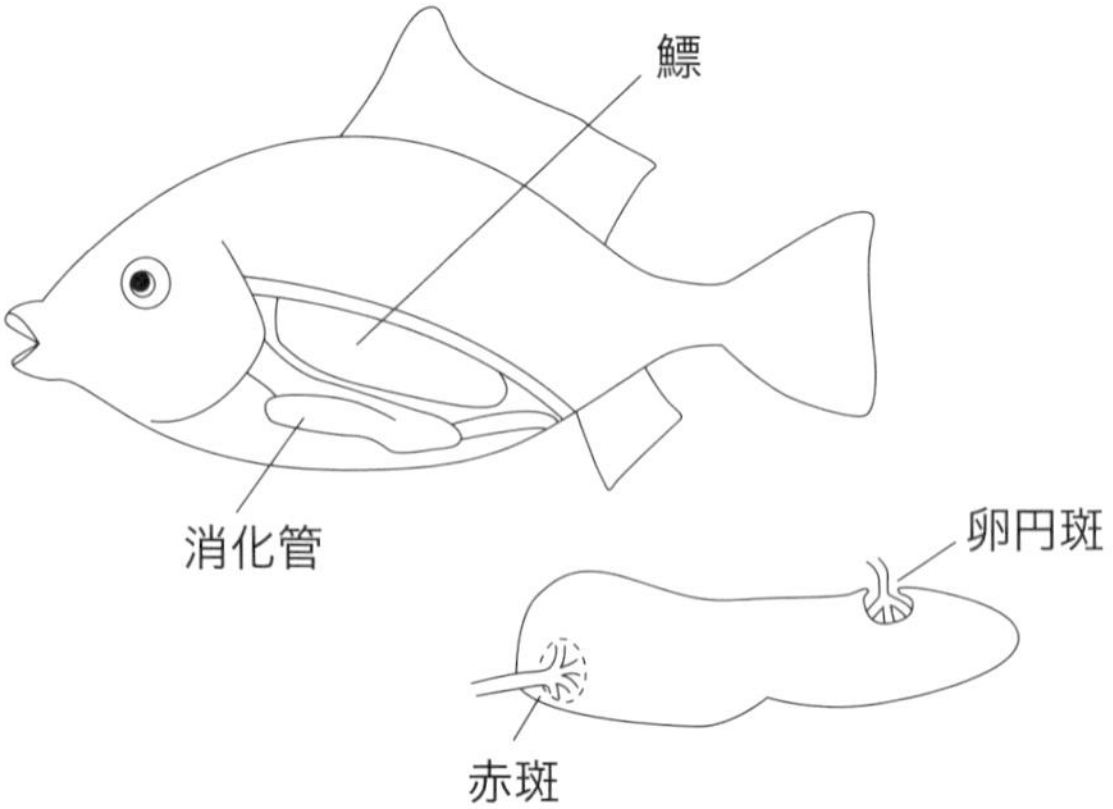

図 61　鰾とその仕組み
赤斑でガスが分泌され、卵円斑でガスが吸収される。

しているのは、この調節が間に合わなかったからである。

ただし、稚魚などではこのような仕組みは発達しておらず、最初に鰾を膨らませるために、空気を飲み込むことになる。空気を飲み込む時に異物が入らないように鰾気管の周囲に括約筋が発達したのが、喉頭の起源である。さらに、両生類ではその周囲に軟骨が生じ、水中に潜った時に気道の蓋が生じた。これは後に声帯へと発達していく。

鰾がつぶれると魚は死んでしまうか？　私は、キンギョを実験動物に使っている時、図らずも実験してしまった経験がある。キンギョの鰾は前後に二つに分けられている。左右の生殖巣を除去する手術をしている最中のことだった。魚の生殖巣は体長に沿って長く伸びている。サケの筋子を連想してほしい。片側の手術が終わって体壁を縫い合わせている時に、後ろの部分の鰾に針で穴を開けてしまった。後ろの鰾がつぶれた。「しまった！」と思ったが遅い。続いて反対側の生殖巣を除去する時に、前の方の鰾にも間違って針で穴を開けてしまった。キンギョは麻酔から覚めて泳ごうとしたが泳げず、水槽の底を這っているようにみえた。だが、鰾がつぶれても死ななかったのである。さらに一週間ほど経つと、そのキンギョは普通に泳げるようになった。鰾の穴がふさがって、ガスを貯める機能が戻ったのである。

ドジョウはエラでも呼吸できるが、腸でも呼吸する。漢字では泥鰌と書くが、漢字の発音は「でいしゅう」である。これがドジョウという言葉になまったとされている。河川、池沼、水を張った休耕田などの泥の底に棲む。冬季は、泥の中に一〇～三〇センチも集団で潜って越冬する。ドジョウは、水面において空気を飲み込み腸へ送ってそこでガス交換をすることによって酸素を得ている。したがって、空気を吸うやいなや体を翻して水中へ潜る時に肛門から古い空気を必ず出す。おならにみえる。空気を飲み込むことによって得る酸素の量は体が必要とする量の三分の一にも達する。それ故、ドジョウを水面に上がれなくすると生きて行けない。ドジョウのこのような行動は水中に漂う泥水で呼吸する際に、エラに泥がついてガス交換率が下がっても、生きて行くことができるように適応した結果である。腸は、元々肺を産みだした器官であるので呼吸能力を持っていても不思議ではない。

■カエルの肺

現代の両生類は肋骨が退化しているため、肺は胸腔にむき出しに入っている。肺はガス交換のために、その主要な役割を果たす細胞群が集まって透明な嚢状になった。このことは、肺には筋肉などの他の組織要素がほとんど無いことを意味する。ではどうやってカエルが肺の中に空気を入れるのかというと、下顎の皮膚、すなわちのどを震わせて空気を押し込むのである。これを下顎呼吸という。ただし、カエルの呼吸における肺の重要性はそれほど高くなく、口の粘膜や湿った皮膚を通しても呼吸ができる。清流に棲むサンショウウオでは、肺が退化した種も存在する。このような生理は、両生類が水辺を離れることができない理由の一つになっている。

■恐竜の肺を持つトリ

トリの場合は、肺の他に八〜九個の気嚢という空気が出入りできる袋を持ち、これが、首、腹部、翼、骨の中にまで入り込んでいる。後述するヒトをはじめ哺乳類の肺は、空気が入ると肺胞という行きづまりの小胞で終わるが、トリでは、空気はまず気管から後部気嚢へ入る。次に前部気嚢も膨らむので、肺にあった空気は後部気嚢の空気に置き換えられ、肺の空気は前部気嚢へと移動する。次に、両方の気嚢が同時に収縮するので、空気は外へ出て行く。肺の空気は完全に新しい空気と置換される。肺の中には、血液と酸素・二酸化炭素が交換される肺管という仕組みがある。これは、外部の新鮮な酸素を一〇〇％近く利用できるため、アネハヅルなどはヒマラヤの山脈を越えて飛ぶことができると考えられている。このような仕組みは、酸素濃度が現在よりも低かった恐竜時代に発達したもので、トリは恐竜のそれを受け継いだという説がある。

■五億本に枝分かれ　ヒトの気管支

肺は左と右で大きさが異なる。これは、心臓の左心室の先端がやや左に偏っていることに起因する。右肺の方が大きくその比で六：五である。左の肺は上葉と下葉よりなるが右の肺はそれに中葉が加わる。肺の上端を肺尖というが、そこは鎖骨の後ろに当たる。喉頭蓋軟骨(こうとうがいなんこつ)（俗にいう喉仏）より下を気管という。気管の太さは一・五〜二センチメートルで、長さは平均で一〇・五センチメートルである。肺の色は、幼児ではピンクであるが、年齢とともに灰色にくすむ。特にタバコを吸う人はタールが沈着した黒い斑点が散在する。肺でガス交換できる量を肺活量というが、男性で三〇〇〇〜四〇〇〇ミリリットル、女性で二〇〇〇〜三〇〇〇ミリリットルであるが、年齢とともに低下する。優れたスポーツ選手では六〇〇〇ミリリットルに達することがある。

図62に示すように、気管は左右の主気管支へ分岐するが、右の気管支は左の気管支よりも太く短い。右三セ

ンチメートルの長さに対して左の気管支は四～六センチメートルである。さらに左の気管支は分岐する角度が三五～四五度であるが、右はその角度が二五度でより垂直に近いため、誤嚥（ごえん）した物体は右の肺に入りやすく、誤嚥性肺炎が起こりやすい。主気管支は、その後、左では二本に右では三本に分かれて、それぞれの葉へいく。さらに気管支は細気管支となって分岐を続け、平均一六回の分岐の後、呼吸細気管支となってやがて肺胞へと続く。最終的に、ガス交換の場である肺胞まで二三回位の分岐を続ける。枝分かれの数は五億本程度である。喉仏に続く気管は、リング状の軟骨（気管軟骨）で被われているが、その背面で食道と接するため、完全なリング状ではなくCの字状をしている。欠けた部分が後ろに当たる。気管は解剖学用語でtracheaというが、ギリシャ語に由来し「でこぼこ」の意味で、でこぼこは軟骨の存在に原因がある。Cの字の欠けた部分には平滑筋が存在し、これによって少しではあるが、気管は太さを調節できる。ただし、細気管支より先の気管支には軟骨がない。気管内部には気管腺がありその分泌物には、吸気に含まれる細菌などを溶かすリゾチームや細菌の増殖を阻害するラクトフェリン、また細菌を包み込むイムノグロブリンAが含まれている。気管支喘息とは、幾つかの原因により気管支が炎症を起こし、この平滑筋の異常収縮と気道粘膜の浮腫と気道への分泌物の亢進によって、気道が狭く細くなる発作である。発作が起こると、

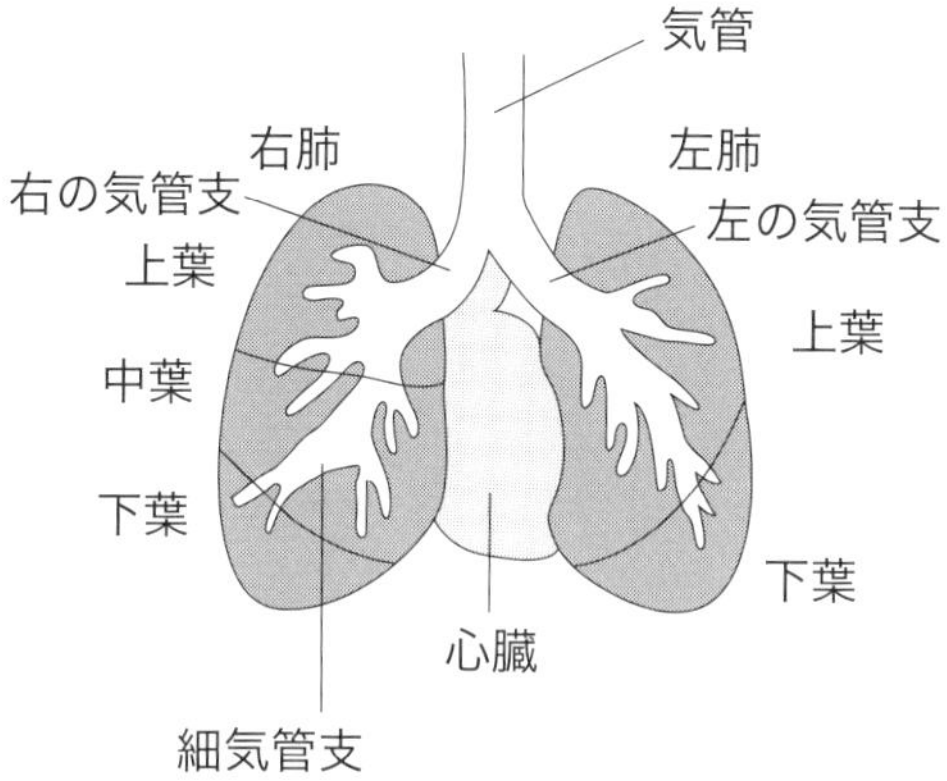

図62　ヒトの肺
右の気管支は左の気管支より太く短い。

息を吸うことはできても吐く時に細くなってしまった気管支に吐く息の圧力がかかり、わずかずつしか息を吐くことができなくなる。したがって、特有の喘鳴（ぜんめい）という「ヒューヒュー」、「ゼイゼイ」や痰がからんだ「ゴロゴロ」、その他色々な呼吸音が出る。子供では呼吸困難で命に関わることがあるので注意が必要である。

■黄砂を飲み込む

以前、知人から黄砂が肺に入るのかどうか尋ねられたことがある。日本に来る黄砂の直径は四マイクロメートル程度であり、気管支に吸い込まれる。気管支の壁を構成する細胞の六〇〜八〇％には、一個当たり二〇〇本程度の繊毛が生えており、一定のリズムで咽頭の方へ波打っている。また、壁を構成する細胞には二種類の粘液を分泌する杯細胞（さかずきさいぼう）があり、粘性の低い粘液が繊毛の周囲に、粘性の高い粘液がその上に乗っている。入ってきた黄砂は、この粘性の高い粘液に捕らえられ、繊毛の運動とともに喉へ戻され、最終的には喉で食道側に移り、飲み込まれてしまう。したがって、黄砂が肺の末端まで入ることはない。ただし、直径が一マイクロメートル程度の粒子は肺胞へ達する。タバコの煙がこの大きさである。二〇一三年現在、中国の大気汚染物質のPM二・五は、particulate matter（粒子状物質）の略で直径二・五μm程度の粒子状物質をいう。気管支の細胞の繊毛は、亜硫酸ガスやタバコの煙で変形したり脱落したりする。すると異物を排出することができなくなる。これを迷走神経が延髄の咳の中枢へ伝え、咳をするように肋間神経へ指令が出る。タバコ飲みの咳は、この繊毛が脱落していることを教えている。それでも吸った空気にまぎれてゴミが気管に入ってきたら、咳をしてそれを追い出さねばならない。器官を逆流する空気の速さは、風速六〇〜七〇メートルにも達し(6)、咳をすると相当なエネルギーを消費する。

■気管と食道の厄介な位置関係

呼吸で一番問題となるのは、食道の入り口と気管の入り口が、微妙に交差していることだろう（図63）。このため、食物が気管へ入ってしまうことがある。お正月に「老人、餅が喉につかえて亡くなる」という新聞の見出しが時々ある。喉につかえなくても、肺に食物が入ってしまうと〝誤嚥〟という現象となり、その部分で炎症が起き肺炎となってしまう。誤嚥性肺炎である。ヒトでは嚥下反射という生理的なメカニズムがあり、食物が喉を通過する時には、気管の上部にある喉頭が持ち上がり、そこへ蓋をするように喉頭蓋が下がって、気管への通路が塞がれる。ただし、何かを急いで飲み込む時には誤嚥をしそうになり、ひどく咳き込む。動物はどんなにがつがつ食べても、そのようなドジはしない。これはヒトが二足歩行になったため、そもそも喉頭の位置が低くなってしまい、その上その蓋となる喉頭蓋は喉頭にやっと届くか届かないかの役目しかしていないことと関係がある。喉頭の入り口には声帯があり、食物が通る時には、その周囲の筋肉が収縮して、食物が気管に入るのを防いでいる。しかしながら、老化によってこれらの微妙なメカニズムに誤差が生じやすくなってしまうので、先のような誤嚥が起こる。

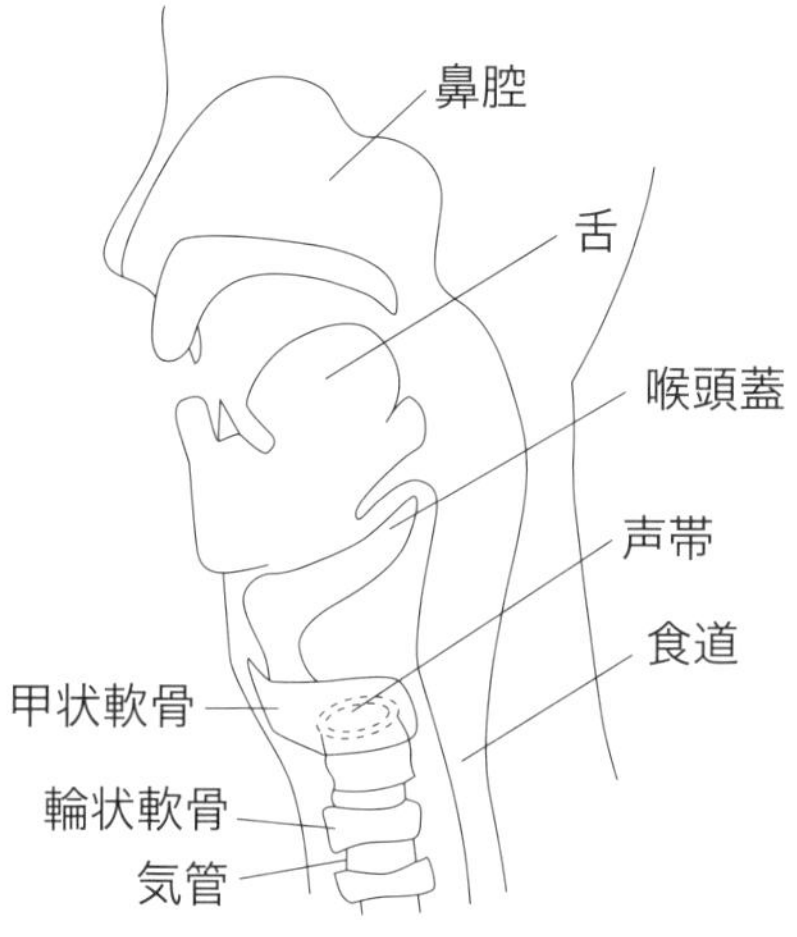

図63　気管と食道
微妙に交差する気管と食道の入口。

そもそも声帯は、声を出すために作られたのではなく、水生動物が陸上に上がり空気呼吸となって、一時的に水に潜る時などに、気管に水が入らないようにするために作られた。そこで二次的に空気を肺から出す時に、この通り道を細くしたり太くしたりして音を出すのに使うようになったので声帯となった。声帯は喉にある甲状軟骨という囲いに守られており、軟骨は筋肉で支えられている。甲状軟骨は男性ホルモンによって成長が促されるため、思春期の男子には、声変わりという現象が起きる。甲状軟骨は男子では全ての方向に大きくなるのに対して、女子では上下に伸長するだけである。甲状軟骨とつながっている声帯が引っ張られて声帯の振動数が低下するので、これまでよりも太い声となる。ちなみに男の喉仏がこの甲状軟骨で、英語では、Adam's appleという。エデンの園に暮らしていたアダムが、神にとがめられて慌てて飲み込んだリンゴという意味である。

トリは種々の声で啼くが、声帯（トリでは鳴管という）は肺の近くにある。当然、声帯には脳から神経が来ており、啼く音色を調節している。しかし、ヒトでは声帯は肺とは離れて喉にある。これは肺を持つ古代魚であった頃、喉は確かに肺の近くに位置し、そこを目指して神経が来ていた。しかし、両生類、爬虫類、そして哺乳類へと進化する過程で、喉は肺とはずいぶん離れてしまった。しかし、声帯への神経は、進化を繰り返すように肺の場所を追うように律儀にそこへ到達した後、喉に向かって戻ってくる。この神経を反回神経という、このような形の神経支配は進化的な背景を含んでいる。この神経の近くには喉頭、大動脈、甲状腺があり、それらに腫瘍や異常が起きると声がしわがれる。

■呼吸の仕組み

肺は胸腔の中で胸膜にぴったりと被われて存在する。空気を肺に入れる仕組みには、横隔膜が大きな役割を担っている（図64）。肺は胸膜に包まれているので、横隔膜が下がると、胸膜の内部は一時的に体積が増して気圧が低下し、気管の中に空気が入り肺が膨らむ。横隔膜が上がるとしぼむ。これに加えて肋間筋が収縮して

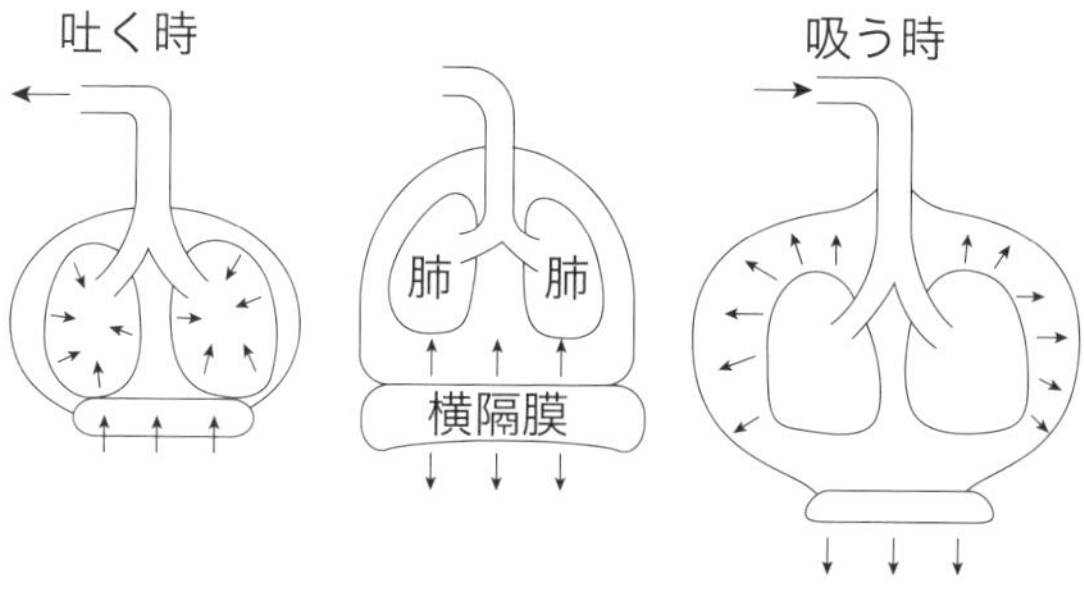

図64　横隔膜と呼吸
吸う時には下がり、吐く時には上がる。

胸腔が広がり、陰圧の状態が作り出される。この胸膜に穴が開いてしまうと陰圧が掛からなくなり、気胸という病気になる。肋間筋とは、いわゆるバラ肉のことである。魚のエラを動かす筋肉は平滑筋で消化器官を動かす筋肉と同じである。エラを動かす筋肉は、消化管における神経支配のように自動的に動く。一方、横隔膜や肋間筋は、元々は体壁を作る筋肉で、呼吸筋へ変化して神経支配を受けるようになってから日が浅い。そのため、驚いたり、何かに夢中になると呼吸をするのを忘れてしまうことがある。それでも呼吸自体は、延髄にある呼吸中枢で自律神経が支配して、無意識に起こる。ただし、この反射は、血中の炭酸ガス濃度によって起こり酸素濃度は関係ない。酸素濃度が呼吸反射に意味を持つのは、人が高山など空気が極めて薄い環境に行くような時に限られる。高山に登る時に酸素ボンベを持参するが、純粋の酸素だけ吸っているのでは、呼吸は止まるので、酸素ボンベには五％の割合で炭酸ガスが含まれる。若い女性に多い過呼吸症候群は、精神的ストレス等で浅い呼吸を繰り返した結果、血中酸素分圧が上昇して呼吸が正常にできなくなった時に起こる症状で、紙の袋などを口と鼻に当ててゆっくりと呼吸して呼気の中の炭酸ガス濃度を上げてやると、正常な呼吸に戻る。

二〇一二年、呼吸リズムが自動で起こる仕組みを、国立病院機構村山医療センターと東京大学が明らかにしつつある。その研究によると、脳にある神経膠細胞（膠は〝にかわ〟を表す）は、通常、星状細胞などの神経細胞に栄養を与えたり、神経細胞と神経細胞をつないだりする接着剤のような働きをする細胞であるが、延髄の特定の部位にある神経膠細胞は、呼吸時の吸い込みが始まる一秒弱前に電気的に興奮し、呼吸に関与する星状細胞に信号を送る。これは周期的に起こる。したがって、この細胞が呼吸のペースメーカーを務めている可能性が高いと結論された。この結果が、睡眠時無呼吸症の治療に役立つ可能性があるという。

通常、胸式呼吸とは主として肋間筋を使う時をいい、腹式呼吸とは横隔膜を使う場合をいう。男性は腹式呼吸を六割の割合で行っているが、女性は胸式呼吸が六割という。これは女性の肺が男性に比べて上下に短いため、胸式呼吸の方が楽なのかもしれない。

哺乳類において肋骨は物理的に弱い肺を守っている。イワシなどの真骨魚では、内臓全体が肋骨によって守られている。魚を食べるのが面倒な原因はここにある。哺乳類では腹筋を発達させて、肋骨の数を減らし肺のみを守って、他の部分は退化して、体の運動性を高めている。魚の例外としてフグには肋骨がない。フグは敵を脅かす時に、胃の中にある膨張嚢という袋に水を飲み込み、体を膨らませる。肋骨があると邪魔になって膨らむことができないのである。その代わりフグは筋肉にコラーゲンを多量に持ち筋肉を硬くすることで全身を守っている。また、サメなどの軟骨魚類にも肋骨はない。鰾も発生の時から生じない。軟骨魚類の体の比重は、軟骨と脂肪を貯めた肝臓によって決まってくる。これを調節して水中を泳ぐ。軟骨魚類と硬骨魚類の先祖は共通であったので、おそらく軟骨魚類で肋骨は退化したのだろう。

■ガス交換の場所　肺胞

肺胞とは、肺上皮細胞が扁平になって濾胞状につながり、中空の粒を作っているガス交換の場である（図65）。直径で〇・一ミリメートル程度だが、数は七億五〇〇〇万個もあるので、肺胞の表面積を合計すると、

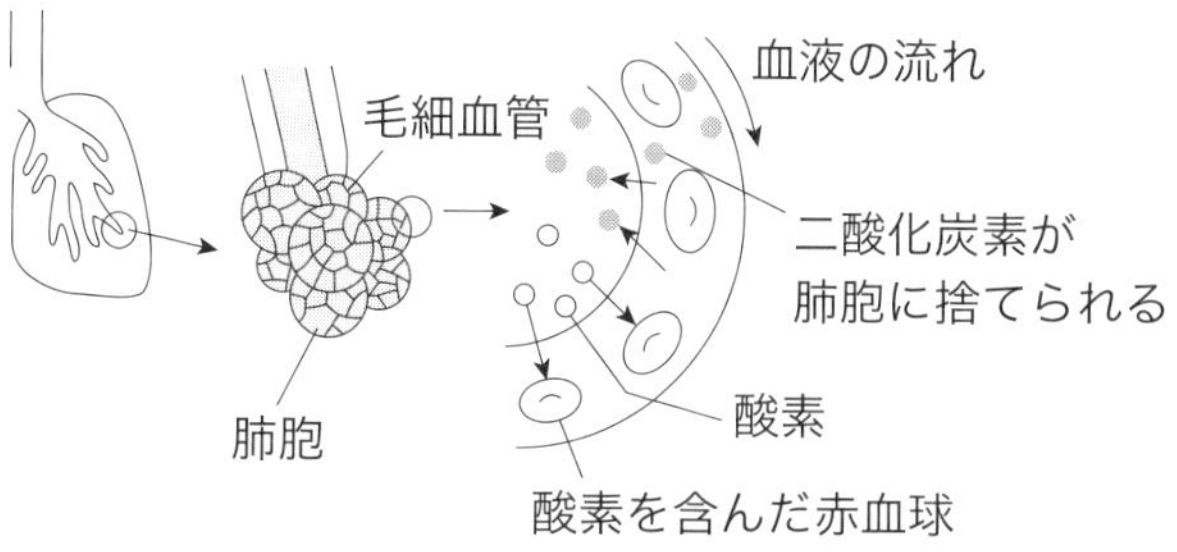

図65　肺胞におけるガス交換

体表面積の二五倍、テニスコートの四分の一程度になる。日本人の感覚で言えば、五〇畳敷きと同じ面積である。深呼吸するとテニスコート一面分くらいまで広がる。血圧を測定する時に、「深呼吸をしてください」と言われることがある。この時、肺胞の周辺の毛細血管に血液が行き渡り、血液の総量の一部が肺へ移動するために、血圧が下がると考えられる。これは肺が正常で、肺胞周囲の毛細血管が柔軟な証拠である。

　肺胞を形成する細胞は扁平の細胞質を持ち、厚さで二・五マイクロメートルしかないので、周囲を取り巻く毛細血管との間でガス交換は一瞬で行われる。しかし、肺活量を測るために、肺の空気を全部吐き出しても、肺胞はつぶれない。また気管支もつぶれない。そのためどうしても交換できない空気が肺にはある。これを残気という。

　肺胞は、二種類の細胞より成っている。Ⅰ型肺上皮細胞は、肺を構成する細胞の八～一〇%を占めるに過ぎないが、扁平に広がっているので、肺のガス交換表面の九〇%以上を占める。もう一つはⅡ型肺上皮細胞で、肺を構成する細胞の一〇～一五%を占め、必要に応じて、Ⅰ型細胞へ分化する。Ⅱ型細胞の役割については後述する。肺胞の中では大食細胞が常にパトロールをしている。細菌などの異物が入るとそれを貪食（どんしょく）する。喫煙により、肺に入ってきたタールなども食べるので、大食細胞自体は死ぬ。仮に、そのようなヘビースモーカーの肺を解剖してみると、肺は、黒くなっている。大食細胞が死んで残った痕である。喫煙はゆっくりとした自殺であり、しかも他人や最愛の家族を巻き込む危険性すらある。最近、禁煙外来を持つ病院が増えている。これは、一定期間内に禁煙できれば保険が適用される制度である。途中で挫折した場合は、一年を経過しなければ禁煙外来で保険は適用されない。

肺胞と肺胞の間には結合組織細胞の一種である間質細胞が存在する。この細胞は、コラーゲンとエラスチンと呼ばれる繊維を含む。コラーゲンは引っ張り強度が高く、エラスチンは二倍の長さにまで伸びる。これらの成分は、肺胞の収縮・拡張を保証している。繊維性成分が崩壊したり逆に過剰に産生されたりすると、肺胞の弾力が低下してガス交換の効率も低下する。肺胞に傷がついて空気が漏れるのを肺気腫という。間質細胞が原因の場合、これを肺繊維症という。原因が内因性の場合と、アスベストやホコリの多い環境で長く働いた後で発症する塵肺などによる外因性の場合がある。内因性の原因はよくわかっていないことが多い。外因性の場合、進行すると悪性のガンである次に記述する中皮腫ができることがある。この病気は、喫煙によっても悪化する。

ヒトにおいて肺胞が完成するのは、生後一歳半から二歳である。最近、ハーバード大学の研究者は、このような出来立ての肺が、ディーゼル車が排出する二〇ナノメートル（ナノは一〇億分の一）の粒子を大人よりもかなり多く沈着させることを見出した。大気の汚染は、乳幼児により大きな影響を与える。

■恐ろしい病気　中皮腫

アスベスト（asbestos：不滅の、消えない、というギリシャ語に由来）は、特殊な石から取れる繊維で、それを布状に加工したものは〝石綿（いしわた）〟と呼ばれ、火に強く燃えないため、古代エジプトの時代より珍重されてきた。近年になるとその特性を活かし、建築材料や絶縁材料として断熱材や防火材として多用された。しかし、この繊維がミクロの大きさで飛散しやすいことから体に害をもたらすことがわかり、昭和五十年には原則、使用禁止になった。現在では、製造も禁止になっている。それでも法律の制定が遅すぎて、すでにミクロの繊維に暴露されてしまった人々がいる。これを大量に吸い込んでしまった後に、肺に塵肺や肺ガンなどの病変が生じる場合があるが、さらに悪性の中皮腫を発症することがある。中皮とは体腔膜のことであるが、肺を取り巻く胸膜、肝臓や胃を取り巻く腹膜、心臓を包んでいる心嚢膜が体腔膜に当たり、これらの部位にガンが生じる。悪性の場合でも、最初は咳や息切れで始まるが、潜伏期が二十〜五十年と長く、悪性であると気づいた時は、すでに手遅れになることが多い。肺ガンと紛らわしいが、初期段階であると外科的治療が可能で長期生存が見込まれる。したがって、いかに早くこの病気を見つけられるかが重要である。

最近、ニューヨーク大学の研究者らが、中皮腫の細胞と正常な細胞とで、産生している分子の違いについて調べた。その結果、中皮腫の細胞は、フィブリン-3という血液凝固に関する蛋白質の発現を指定している遺伝子が活性化しており、この蛋白質を大量に作っていることが明らかになった。したがって、中皮腫が疑わしい人の血液中のこの分子の多寡を定量することによって早期発見につながることが報告された。朗報である。

■赤ちゃんの最初の呼吸　おぎゃー！

子宮の中で成長する胎児がどのようにして呼吸をしているのかは、医学者の興味を引く問題であった。一八〇〇年代初頭、イヌの子宮を開き、羊膜を破らずに胎児を観察すると、胎児は呼吸のような運動をしていることが発見された。酸素は実際には胎盤で母親からもらうことができるので、空気を呼吸しているはずはない。ヒトの胎児では、毎分四〇〜五〇回に達するので、大人の呼吸回数一六回程度に比べてかなり多い。しかし、母親が喫煙をすると呼吸様の運動回数は低下する。ニコチンは子宮動脈を収縮させ、胎児を低酸素状態にする。この低下は一時間ほどしないと元に戻らない。母親の喫煙は厳に慎むべきであろう。胎児は、自分が浮いている羊水を肺の入り口まで吸ったり吐いたりしている。この時、肺はまだ縮んだままで、その入り口まで羊水で満たされている。出産にあたり、七十二時間ほど前からこの運動回数が低下する。胎児は生まれる時に狭い産道を通るが、その時、胸部が搾られ、肺の入り口に入っていた羊水も搾り出される。肺胞にも、羊水と肺胞が作った肺胞液が入っているが、これも全て搾り出される。呼吸様の運動は、将来の呼吸の練習らしい。

第二次世界大戦時、ホスゲン（phosgen）という毒ガスが使われた。このガスを吸うと気道や肺胞が泡で一杯になり、呼吸ができなくなることがわかった。この泡がどこで作られるのかヒツジの肺を使って調べた研究者がいた。健全な肺を切り出して抽出した水に空気を吹き込んでもこの泡は形成された。また、気道の中に生理食塩水を流し入れて、肺を洗った後の生理食塩水に空気を吹き込んでも同じ結果が得られた。このことは、健全な肺は常にこの泡を作る物質を持っていることを意味した。また、この肺の水を蛋白質分解酵素で処理すると泡は作られなくなることから、その物質は蛋白質を含んでいることがわかった。

ケネディ大統領は、米国の歴史の中でも極めて有名な大統領の一人である。彼の第三子が、生まれた時に呼吸をしなかった。生まれる時の産声は、最初の呼吸音である。大統領はそれを聞くこともなく、子供は亡くなった。これは、早期に生まれた未熟児に時折見られる症状で、いわゆる新生児呼吸窮迫症候群（respiratory distress syndrome：RDS）である。大統領は、この治療方法の確立のために、特別な研究費を国家に計上しようとしていたが、それが成る前に暗殺されてしまった。

肺胞には二種類の細胞があると上記した。Ⅱ型細胞は細胞質に、電子顕微鏡で見ると顆粒を持っており、これが薄紙をはがすように分泌される（写真9）。これはリン脂質の一種で、ジパルミトイルホスファチジルコリン（dipalmitoyl-phosphatidylcholine［DPPC］）という物質で、リンを含む蛋白質がその正体であった。この物質は、肺胞に溜まっている水分を速やかに毛細血管側に吸収させ、肺胞を膨らませる役割を担っていた。肺胞は直径で〇・一ミリメートル程度の極めて小さい粒であり、その内側に水が溜まっていると水分子の表面張

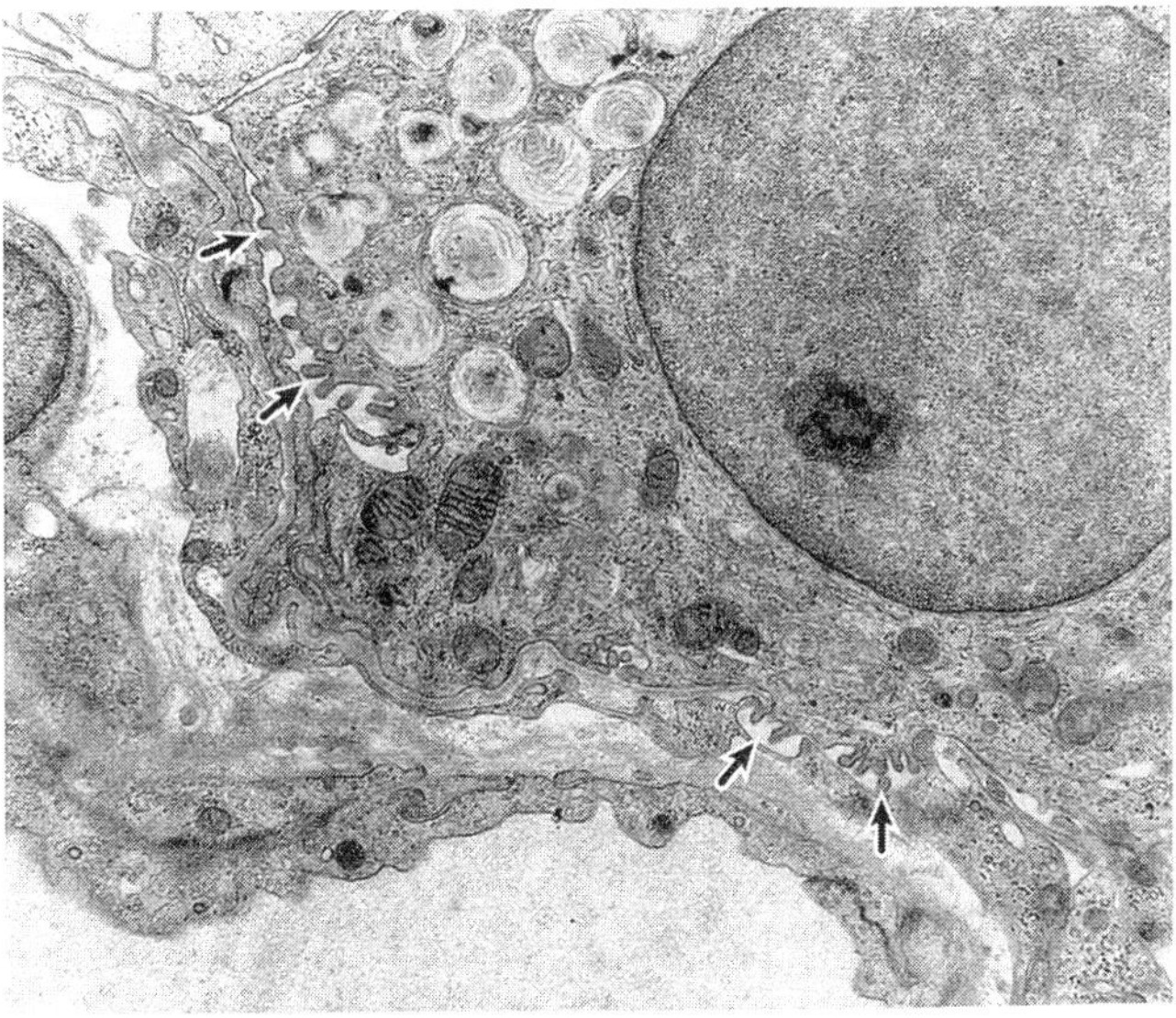

写真9　肺Ⅱ型細胞と顆粒
出典：『カラー版　細胞紳士録』藤田恒夫、牛木辰男著（岩波新書）
右上の肺Ⅱ型細胞の横に複数ある丸いのが顆粒。

力が働いて空気が入って膨らむのが極めて困難になる。そこで水をすばやく切るためにこの物質が働く。この物質は界面活性剤なのでサーファクタント（surfactant）という。ところが、これをＲＤＳの新生児の肺の中に霧状の噴霧剤（エアロゾル）として吸入させても効果がなかった。このサーファクタント説は、一時駄目になりかけたが、そこに日本人の研究者が登場し、ＤＰＰＣだけでは効果が無く、肺からＤＰＰＣの抽出に際して、有機溶媒で抽出される分子も重要なのではないかと考えて、エアロゾルの中にこの分子も入れて吸入させると肺胞が膨らむことが明らかになった。彼の発見で、これまで多くのＲＤＳ新生児の命が救われている。ＲＤＳは、胎児の肺がまだこれを作ることができる前に生まれてしまうのが原因であった。現在は、人工サーファクタントが開発されている。このサーファクタントは大人でも分泌されている。冬に、ガラスの窓に向かって息を吹き掛けるとガラスの表面に水滴がつく。吐く息は一〇〇％水蒸気で満たされている。でも肺が水で一杯になって溺れるようなことは無い。サーファクタントが働いて、水分子を毛細血管に吸収しているからである。そもそもⅡ型細胞は成熟したからこそ、このサーファクタントを作ることができるのだが、その成熟をもたらすのが副腎から分泌される糖質コルチコイドとその受容体であることは知られていた。したがって、Ⅱ型細胞の成熟を促すのにこれらの分子が使われている。それにもかかわらず、それに反応しないＲＤＳがあり、その原因が不明であった。これは呼吸に直接、関与するⅠ型細胞が未熟であり、それ故、呼吸ができないのであろうと想像されていた。Ⅰ型細胞の成熟の制御はよくわかっていなかった。最近、成熟を促すのが甲状腺ホルモン受容体であることが明らかになり、ＲＤＳの新しい治療方法の確立につながるのではないかと期待されている(102)。

■有名人の結核とその周辺

過去において肺結核は、非常に怖い病気であった。現代では、その病気の存在自体を忘れてしまうほどであるが、それは抗生物質が比較的効果があり死の病ではなくなったからである。俳人の正岡升(のぼる)は結核を患ったため、「子規」と号した。子規とはホトトギスのことで、この鳥が「のどから血が出るまで鳴き続ける」と俗に言われていたからである。実際、映画などでは結核患者〝役〟の人の喀血のシーンが印象深いことがある。ただし、結核菌は肺にばかり感染するのではなく、体のいたるところに二次的に感染する。子規は、脊椎骨に感染し、その部位が化膿して骨組織が壊れてしまったため、歩行困難であったし、腸にも感染していた。

肺結核で亡くなった有名人は、樋口一葉、石川啄木、滝廉太郎、新撰組の沖田総司、幕末の長州藩藩士高杉晋作など、枚挙に暇が無い。樋口一葉は、森鷗外の紹介で東京大学附属病院で当時の名医と言われた青山胤通の診察を受けたが手遅れであった。石川啄木の「啄木」とはキツツキの事で、キツツキのように痩せていたことに対する自虐の命名である。彼の周囲の人間である、母も妻も結核で亡くなっている。啄木はあまりにも自分勝手で破天荒な生活を送っていた。借金の名人で踏み倒しの名人でもあった。「……歌うことなき声の荒さよ」と小樽を歌っているが、小樽で新聞記者を二カ月、続いて釧路で新聞記者を三カ月で辞めている。ともに編集主幹と衝突した結果である。ただ、〝かなしみ〟を歌わせると天才的で、多くの若者の心をとらえた。

滝廉太郎は、今の東京芸術大学音楽学部で、極めて優秀な成績を修めたため、卒業と同時に母校の教員に採用され、ドイツへ留学を命ぜられた。しかし、半年もしない間に結核を発病し帰国を余儀なくされ、そのまま帰らぬ人となった。彼の『荒城の月』は、土井晩翠が七五調で作詞し、滝が西洋のメロディーをつけた傑作である。また、「もういくつ寝るとお正月……」の童謡も『お正月』という彼の作曲である。

沖田総司は、世に言う「池田屋襲撃」の際に大量に喀血し昏倒してしまい、その後、目覚ましい活躍はない。長州藩（山口県）の高杉晋作は、奇兵隊を組織した倒幕の志士として有名であるが、彼も活躍半ばで「おもしろきこともなき世をおもしろく」という辞世の句を残して亡くなった。正岡子規、滝廉太郎や樋口一葉は、さぞかし無念であったろうと思うが、他の人は、己の行く末をわかっていたかのような人生ではなかったか。これらの逸話は、文献61に詳しい。

樋口一葉は、父親の事業の失敗により十七歳で家庭を支えなければならなくなり、小説を書いて糊口をしのごうと決心したらしいが、赤貧洗うがごとしであったにもかかわらず気位が高く、困っている人には姉御肌であったという。栄養失調が結核を進行させたのは間違いのないところであろう。現代では五〇〇〇円札に彼女の肖像が描かれているが、借金の名人であったとも言われている。五〇〇〇円札の肖像の候補としては、まず、与謝野晶子が上がったが、子孫に政治家の与謝野馨氏（現在は引退）がいたので、一葉に決まったと言われている。一〇〇〇円札の野口英世は、借金の天才であったので二人とも皮肉な巡り合わせとしか言いようがない。

宮沢賢治も肺結核で亡くなっている。私が小学生の時に先生が「雨ニモマケズ／風ニモマケズ」の詩を子供たち全員に情熱的に教えてくれ（教科書にあったのかもしれない）、「サウイフモノニ／ワタシハナリタイ」と私も本当に思った。何しろ野菜を植える土が悪いかどうかを知るために土を食らったとか、畑にまく肥料（人糞）がうまく熟成されたかどうかを指でなめてみたとか、普通の人にはできない苦労を自ら進んで行った偉い人だと教わったのである。しかしながら、後年、賢治の出身や考え方また行動を知った今は幼い頃に抱いていた感情とはかなり差がある。彼の実家は、幾つかの商いで資産を成しお金が十分にあったし、本人も美味しい物を食べ高級な服を着ていることもあった。ただ、何事も「そこまでしなくても……」という気がするのである。精神のどこかがおかしくバランスを崩した結果、故意に貧乏を実践しすこぶるつきの粗食を実行し、その結果、病状が進行したのも止むを得ない気がする。

藤沢周平（一九二七〜一九九七年）は、山形の海坂藩（うなさかはん）（庄内藩をモデルにした架空の藩で〝海坂〟とは「海神の国と人の国の境界」の意味）の下級武士の正義感、反骨心、優しさや庶民の生活を心染みる描写で描いてみせた小説家である。しかしながら、彼は少年の頃から教師を目指し実際に中学校の教師となり、国語と社会を教えていた。彼の精神は、個性を伸ばすというよりは皆を伸ばすという主義で、どの生徒からも非常に好かれていた。ところが、わずか二年で教員は休職しなければならなくなった。結核であるとわかり、右肺の上葉切除と、右側の肋骨を五本切り取る補足形成手術を二回の計三回手術を行い、社会への復帰まで六年半を要している。結局、教員へは戻れず、食品の業界紙の編集に携わりながら、小説家へと転向したのである。藤沢周平氏と徳永文一氏の『甘味辛味』（文春文庫）によれば、元同僚の教師は、「仮に教師を続けて、やがて校長になっても、あの時の校長先生で終わってしまう。それよりは、人を感動させる物語を書く小説家の方が人生としてはすばらしい」というようなことを言っている。藤沢周平は、その六年半に極めて多くのことを学び、血と肉としたのであった。逆境にあって、それによって成長する姿勢は見習いたいと強く思う。

現在でも結核は、実は怖い病気である。感染しても症状がない潜伏感染の事も多く、本人が気がつかないうちに周囲に菌をまき散らし、本人に症状が出始めた時には、病状が進んでいることがあるからである。風邪の症状が長く続くようなら、病院へ行くべきである。この病気は、エジプトのミイラにも病変の跡があり、古から現代に至るまで人類を悩ませ続けている。

結核菌は、その学名を *Mycobacterium tuberculosis* という。そこで後述するコッホはこの菌を培養し、培養液のこの菌に由来する蛋白質成分を皮下に注射して、結核の治療ワクチンとした。しかし、治療効果は全く無く、副作用ばかりで大きな批判を受けた。ところが、オーストリアの医師がこの成分を皮下に注射すると免疫反応が起き、これを結核菌の学名に由来するツベルクリン反応と名付け、反応が陽性なら過去にこの菌に感染し免疫があるので問題がないとする利用方法を考え出した。もし、陰性なら、ＢＣＧを皮下に接種させて免疫を付けさせねばならない。ＢＣＧとはフランス語の Bacille de Calmette et Guerin の略で、意味はカルメット・ゲラン桿菌（二人の研究者の名がついたウシの肺結核を引き起こす結核菌）である。この二人がウシの結核菌を継代培養したところ、ヒトへの病原性は無くなったが、病気に対抗して抗体を作らせる力（抗原性という）はあったため、ヒトに結核菌に対する免疫力をつけさせる意味で考え出された方法である。最初はこの菌を人に飲ませる経口投与であった。しかし、一九三〇年にドイツでＢＣＧの経口投与を受けた新生児二四六名中、七〇名が結核に感染し死亡するという事故が起きた。これはＢＣＧに原因があったのではなく、製造の過程でヒトの結核菌が混入したためだったのだが、経口投与はいかに無害とはいえウシの結核菌がどの位体内に入るかがわからないと指摘され、皮下注射へと変わった。それでも局所反応が強すぎるため、結局、現在の表皮と真皮の間に注射する皮内注射に落ち着いた(71)。ＢＣＧの跡は瘢痕（あばた）状を呈するため、過去には二の腕にされていたが、美容上のことが考慮され、最近では肩に近い所にされるようになっている。現在、予防接種法（平成二十四年十一月）に基づき、生後一年未満の乳幼児に対して、ツベルクリン反応検査を実施せずに直接、ＢＣＧの接種を行っている。

■肺炎、肺ガン、肺移植

次に肺の病気として思いつくのは肺炎だろう。特に老人の誤嚥性肺炎が問題となっている。老人の場合、食物でなくとも、夜間に眠っている間に自分の唾が気管に入ることがある。唾には細菌がいる。嚥下反射にはサブスタンスPというペプチドホルモンが関与していることが知られているが、脳機能が落ちている老人の場合には、効果的にそれを補うことが難しい。したがって、対症療法として抗生物質を使うことになる。しかし、抗生物質は副作用を持つことがあるので注意しなければならない。腎臓、肝臓、骨髄、大腸などに持病を持つ人は、主治医とよく相談する必要がある。

肺ガンは、胃ガンに次いで死亡率が高い病気である。風邪の症状が出て、咳が二週間以上止まらない四十歳以上の人は、病院へ行きX線写真と痰の細胞診、気管支ファイバースコープの検査を受けた方が良い。肺ガンには大きく二つのタイプがある。一つは、肺の入り口に近い太い気管支にできる肺門型のガンで、気管支が圧迫されるため呼吸が苦しくなる。大きくなるまではX線検査では心臓の陰になって見つかりにくい。このタイプのガンは喫煙者に見られることが多い。もう一つのタイプは、肺の末梢の細い気管支にできる肺野型のガンである。早期には症状があまりない。X線検査で見えるようになった時は、手遅れの場合もある。こちらはガン性の胸膜炎を発症し、胸水が溜まり、呼吸が困難になることがある。喫煙者でない人が肺ガンと診断された場合、「なぜ自分が……」と理不尽に感じるであろう。しかし、このガンは喫煙と関係なく発症する。肺ガンの特徴は、肺は血液が豊富に流れる場所なので、肺から脳、胸骨、骨へ転移する可能性があることである。

肺は、片側に病巣があってそれがどうしても完治しない場合は、そちら側を除去しても生活に困らない。ただし、過激なスポーツはできなくなる。生まれつき片側の肺が気管支までしか形成されない人が存在する。このような場合でも生きていく上で差し支えない。この形成不全は、肺の胸郭の発達と肺の発達のスピードが違ってしまったことが原因らしい。肺は作られる時に作られないと、後から発達させることができない。

肺移植に際して、移植されるのが子供の場合大人の肺では大きすぎるので、大人の肺の一部の部分移植となってしまう。ただし、大人でも肺は重要なため基本的には両親から一部ずつ（肺の二〇％程度）を切除して移植する。しかし、子供は成長するが肺の細胞はもはや分裂して増えることはないので、基本的には六歳以上あるいは身長一〇〇センチメートル以上の子供が移植の対象となる。それでも体格の差は移植を限定する大きな要素なので、子供の肺移植の実績例数が多い専門医、例えば京都大学の伊達洋至（だてひろし）医師のチームや岡山大学の大藤剛広（おおとうたかひろ）医師などのチームに、主治医から連絡してもらう必要がある。また、臓器移植法のガイドラインでは、最近まで喫煙をしていた人が肺ガンとなり、肺の移植を希望しても対象外であると明記されている。その時に「禁煙しますから！」と言ってももはや手遅れである。肺が移植される場合、取り出されて、安全限界は六時間で、許容限界は十二時間である。日本では、八時間以内に血流の再開が見込まれる場所にいる人が、移植の対象の条件の一つである。拒絶反応は、移植五〜七日後に起こると言われているが、それは免疫抑制剤を用いて制御可能である。一週間は空気の濾過装置がついている部屋で、外界と隔離されて様子が見られる。感染症が怖いからである。

■呼吸を司る神経とｉＰＳ細胞

普段、私たちは思うままに動き回っているが、これは随意筋と呼ばれる筋肉の運動によるもので、あまりに自然に動くので、脳からの指令による意志の力で動くのだと意識していない。しかし、筋萎縮性側索硬化症（amyotrophic lateral sclerosis：ALS）と呼ばれる病気にかかると、運動筋のみならず、やがて呼吸筋までが麻痺して呼吸困難に陥る。呼吸筋が随意筋とは意外な気がするが、呼吸筋は寝ていても自動的に収縮を繰り返してくれる特殊な随意筋なのである。呼吸筋が動かなくなるのは、筋肉に指令を伝える運動ニューロンという神経細胞に異常を来すことが知られているが、その原因がわからないため、治療法が無かった。ところが最近、京都大学の山中教授のiPS細胞を使って、病気の原因と治療に道筋が見えてきた。

ALSの患者三人の皮膚細胞からiPS細胞技術を使って運動ニューロンを作製した。また五人の健常者からも同じように運動ニューロンを作った。両者を比較してみると、患者のニューロンではRNAの代謝に関与する蛋白質が過剰に蓄積されており、ニューロンの筋肉へ届くはずの突起も短かった。そこで、その蛋白質の代謝を促すアナコルジン酸という薬を投与するとそれらが改善されることがわかった。しかし、これはまだ細胞レベルの話であり、これから細部をさらに検証していく必要がある。この病気の発症のピークは六十五～七十歳であり、日本では患者数は一万人前後であるが、社会の高齢化に伴い、今後増えていく可能性がある。

■コッホの事情

コッホ（Robert Koch：1843～1910）は医師であるにもかかわらず、医術自体に興味がなかったらしい。冒険を好み探検家を夢想していたせいか、一八七〇年の普仏戦争に軍医として従軍している。ハンブルグの精神病院でも勤務している。彼は郷里の幼友達に恋をして求婚したが、彼女が出した条件「開業医になるなら結婚してもいい」を飲んで郷里の田舎町で開業したが、やはり患者の診察等にはあまり熱心でなかったようである。それでは困るので、妻が彼の誕生日にZeiss社の高価な顕微鏡をプレゼントして、もっと医業に精を出してもらおうとしたところ、それが逆効果になってしまった。彼は病原性の細菌の研究に夢中になってしまったのである。

当時、ヒツジやウシに炭疽（たんそ）病が流行っており、罹患した動物が次々と死んでいった。それ故、飼育している農家にとって命取りになる伝染病だった。炭疽とは、〝黒いかさぶた〟の事で、皮膚の傷からヒトにも感染する。病原体が生体に感染すると主として脾臓に巣を作るが、通常は、土壌細菌である。土の中で芽胞を作って数十年は生きることが今はわかっている。コッホは、炭疽病に罹った動物の血液が黒っぽくなることに注目し、血液を例の顕微鏡で見ると、血球に混じって棍棒状の小体が存在することを見出した。この血液をマウスに注射すると炭疽病を発症した。そこでウシから眼房水（第1章　眼の項を参照のこと）を採り、それを動物の体温程度に温めて、その中で棍棒状の小体を培養してみると、分裂して増えることを発見した。その培養を八代にわたって繰り返し、増えたものをマウスに注射すると炭疽病が起きた。この病気の原因菌を発見したのである。コッホは、ベルリンの高名な研究者に手紙を書き、論文を校閲してもらい、その研究者が、この成果を認め、彼を学会に紹介してくれた。そのお蔭でコッホは有名人になったのだが、医業を放り出して研究をしていたので患者は誰も来なくなり収入は途絶えていた。妻にも見限られて、将来の離婚の種となってしまうのである。

ところが、捨てる神あれば拾う神ありで、功績を認められたコッホはベルリンへ呼ばれ、保健省の特別顧問として研究室と研究費を与えられた。彼の研究室はやがて伝染病研究所となり、所長として活躍することになる。ベルリン大学からは、衛生学の教授としての地位も与えられた。彼は、研究の過程で細菌の純粋培養法も発見している。ある時、馬鈴薯の食べ残しを何気なく見ると、点状にカビらしきものが生えていることにヒントを得て、馬鈴薯の表面に雑多な細菌をつけた針で引っ掻くように傷をつけると、引っ掻きの最後の方は、細菌が減って単一の細菌だけが付着し、それが増殖すると理論的には、単一の細菌から成るコロニーができる。これを線条法と名付けた。この方法は、ブイヨンとゼラチンの固形培地に応用され、さらに寒天培地へと引き継がれていくのである。

そこで、次にコッホが目指したものは、結核の原因菌の探索であった。産業革命の頃は、狭い地域に大勢の人が集まり、栄養状態も悪かったため、結核で死亡する人が急増していた。当時の死者の七人に一人は結核が原因であったという。

コッホは、結核で亡くなった人を解剖して、結核痕（灰色がかった黄色の泡状の斑点、と記述されている）から一部を取り出し、ウサギの眼やモルモットの皮下に注射し、結核を発症させた。そこで、その組織を何百というモルモット、ウサギ、ラット、マウス、三頭のイヌ、十三頭の猫、一〇羽のニワトリ、一二羽のハトに注射し、全て結核にすることに成功した。この病巣に原因菌があることは間違いないというわけである。顕微鏡でそれらの組織を見ても何も見えなかったのだが、アニリンという染料で染めると曲がった棍棒状の細菌が見つかった。これを培養しようとしたが、ブイヨンとゼラチンの培地では育たず、血清を固めた培地で培養に成功した。そこでその菌を、モルモット、ウサギ、ラット、マウス、スズメ、カエル、ウナギ、キンギョに注射したところ、哺乳類だけが結核になった。続けて彼はひどく危険な実験をしている。モルモット、マウス、ウサギを箱に入れ、その箱にパイプをつなぎそのパイプを通じて、遠くから結核菌を噴霧したのである。当然、自分も結核に罹る可能性も考えたはずだが、結核の病原菌の究明に対する興味が勝ったのである。結核菌を噴霧された動物は、見事、結核になった。彼は、病原菌と同定するためには、一、病気の患部には、必ずその病原体が存在すること、二、それ以外の部位には、その病原体が存在しないこと、三、病原体を他の動物に接種すると同じ病気が発症すること、を唱え（コッホの三原則）、自ら証明してみせたのである。

その頃、フランスのパスツール（Louis Pasteur：1822〜1895）は、狂犬病やニワトリコレラのワクチンの製造に成功し、病原菌の分野でコッホと張り合っていた。そこでコッホは、結核菌のワクチンとしてツベルクリン液を作ったのであるが、全く効果が無く、かえって感染者が出る始末であった。ただし、この方法は、前述したように結核に対する抗体を持つか否かの判定に現在でも有用である。ツベルクリンの失敗で、彼のこれまでの名声は地に落ち、失意のうちに伝染病研究所の所長と大学の教授の地位を辞職することになった。また、この頃、妻との不仲がとうとう離婚に発展したのだが、五十二歳の彼は時を前後して、十八歳の女優と恋をして結婚している。彼には慰めてくれる人間が必要だったのかもしれない。その時の恋文が残っている。「貴女が私を愛して下さる限り、私は運命の変転に打ちのめされることは、ありません。今、私を捨てないで下さい。貴女の愛こそ、私の慰めであり、私が振り仰ぐ星なのです」とある。うがった見方として、彼が辞職した

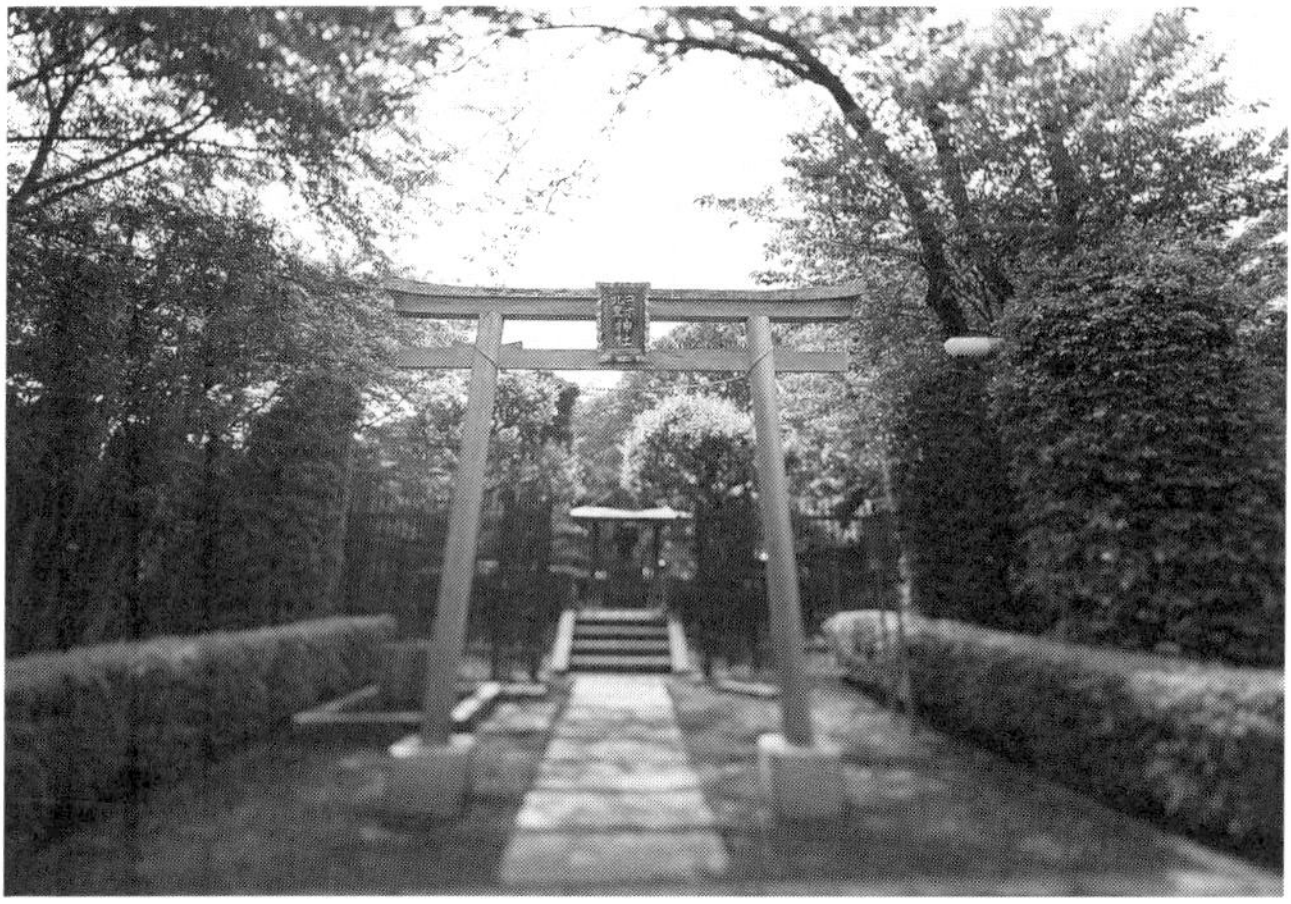

写真10　埼玉県北本市にあるコッホ・北里神社
写真提供：学校法人北里研究所

のはあまりにも歳の差がある結婚が社会的に受け入れられなかったことも一因である、とする説がある。彼は、十五年後に六十七歳で心臓病で亡くなるのだが、相続するような財産が一切ない未亡人に対して、コッホの弟子であった北里柴三郎は、数千万マルクを寄贈している。恐らく、現代の日本円で二、三〇〇〇万円以上のお金と思われる。コッホは、亡くなる前に北里の招きで夫人とともに日本へやって来て、北里と一緒になぜか〝はっぴ〟を着ている写真を見たことがある。ただしコッホ夫人は北里の弟子に傲慢に振る舞ったため、極めて評判が悪かったらしい。他人はどうあれ、コッホにとって彼女は悪評高いツベルクリン注射を進んで受けてくれたことが、失意の時の彼の琴線に強く触れたのであろう。北里は、自分の北里研究所に「コッホ神社」を造っている（写真10）。北里は、自分の研究の成果は、コッホのお蔭であると心底思っていたのである。現代の神社には、北里の名前も入っている。この項目は、文献8と60を参考にしている。

■パスツールの事情

コッホを書いたのなら、パスツールについても書くべきかもしれない。彼は、文献60の著者、長野敬氏が書いているように〝美点の過剰〟のような人間であったらしい。彼が本領を発揮し始めたのは大学を卒業した後のことで、長野氏によると理学部型の人間で、彼の研究は全てにわたって理論的裏付けがきっちりとしているのが特徴である。彼は化学者として酒石酸とブドウ酸に興味を持った。この二つの物質は互いによく性質が似ているのだが、酒石酸に光を当てると光を曲げる性質があるが、ブドウ酸にはその性質は無かった。それらの結晶を顕微鏡で調べると、ブドウ酸は酒石酸に似た結晶ともう一つの結晶でできていたが、それらは右手と左手の関係にあり、対称的で重ならないことがわかった。そこでそれら二つの結晶を顕微鏡の下で同じ形どうしに分けて、光を当てると酒石酸と似た結晶は、酒石酸に光を当てた時と同じ方向に光が曲がった。一方、反対側の手に当たる結晶に光を当てると、反対方向に光を曲げたのである。通常、この二つの結晶はブドウ酸として混在しているので、光の屈折は打ち消し合って曲がらなかったのである。これは、生体を形作っている化学物質に関する全く新しい発見で、これ以降、彼はとんとん拍子に研究も科学者としての地位も向上していくのである。

彼はワインが時として酸っぱくなるのも、酸っぱくする酵母が原因であると突き止め、ワインを五〇℃程度の低温で加熱する方法を考え出した。現代でも牛乳は、パスツールの方法で低温滅菌されている。これを彼の名をとってpasteurizationという。牛乳のパッケージにこれが書かれている場合がある。

カイコの伝染病が流行った時も、エサとなる葉に病原菌がついていることを見出し解決に至っているのだが、パスツールはそれまでカイコなど見たことがなく、カイコとは何かを知るために、〝昆虫博士〟であるファーブル（Jean-Henri Casimir Fabre：1823～1915）に会いに行っている。この時にファーブルにしつこくワイン蔵を見せてほしいと頼んで、嫌がられている。一介の田舎教師がワイン蔵など持っているはずはないのに、パスツールは酸っぱくなるワインの研究で頭が一杯でそこまで気が回らなかったのである。さらにパスツールがファーブルの不興をかったのは、彼にカイコの蛹が入った繭玉を見せられた時、パスツールはそれをカイコと知らず、これはなんだろう？　という顔をして、振ってみて、「何か入っている！」と言ってしまったことにあった。しかも彼は、どうもファーブルとおざなりにしか握手しなかったようなのだ。パスツールは、この世の中は病原菌を含む細菌で満ち満ちていると知っていたので、昆虫を探すのに夢中になり、泥だらけになっていたであろうファーブルの手を握るのは嫌だったに違いない。後年、彼の教えを受けた学生は、パスツールと食事をすると必ず、パンの中から小さな糸くずなどの異物を見つけ出されるので、常に緊張を強いられたと書いている。なお余談だが、ファーブルはダーウィンの「進化論」を、全く受け入れなかった。昆虫の本能は、進化の賜物などでは絶対にない！　と主張していた。彼は、進化論が正しいのであれば、「進化の途中にある昆虫を提示してみろ！」と常に言っていた。彼の『昆虫記』は、反進化論に満ちている。

パスツールは、四十六歳の時に脳出血により左半身が不随になった。それにもかかわらず、研究に没頭している。そして偶然から、いや偶然を見逃さなかったことから、ニワトリコレラのワクチンを開発し、先の炭疽菌のワクチンも開発している。ジェンナーの研究を知っていたのである。彼は、ワクチンが有効であることを証明するのに、新聞記者を招き公開実験をして、自分の説が正しいことを知らしめている。公開講演会などでは、窓を全てカーテンでふさぎ、聴衆が着席したところで、一部のカーテンを少しだけ開ける。するとそこから日の光が差し込むが、その中で小さなゴミがキラキラ見える。そこで彼は言うのである。「皆さん、このように空気の中には、いっぱい微生物がいるのですよ！」。全員が納得することになる。このように、彼の説と説明には欠点がない。もし誰かが異議を唱えようものなら、徹底的に論戦に持ち込んで、相手が参ったと言うまで攻撃を止めない。ただ彼は生命の起源については、何も言っていない。証拠がない論争には加わらないのである。パスツールが狂犬病ワクチンを開発した時に建てた、パスツール研究所がある。彼もコッホと同じく死後半ば神格化され、研究所には霊廟が造られ、現在に至っている。パスツールとコッホの仲は、〝犬猿の仲〟とも言うべきものであったが、互いに能力は認め合っていた節がある。問題は、言葉が通じず、国同士が仲が悪かったことも理由の一つであろう。以上は、文献60、76、103を参考にしている。

■抗生物質の誕生まで

肺の話から少しはずれるが、抗生物質については英国のフレミング（Alexander Freming：1881～1955）の話から始めるべきかもしれない。彼は一九二九年に *Penicillium notatum* というアオカビが作る抗生物質に、学名にちなんだペニシリン（penicillin）という名をつけた医師として有名であるが、彼の発見こそ〝セレンディピティー〟に富んだ話はない。いくつかの評伝を読むと、彼はガチガチの研究肌ではなく、どこかひょうひょうとした人物であったらしい。勤め先をロンドンのセントメリー病院大学校にした理由も、趣味の射撃と水泳を楽しむ仲間がそこにいたからで、出世や高名を望んだためではない[72]。彼の遊び仲間の芸術家集団には多くの梅毒患者がいて、彼は病院外で彼らに治療を行い名医の評判も得て、高い治療費を取っていた。収入に困ることも無く、結構な邸宅を構えていた。彼は、第一次世界大戦に軍医として出征している。その時に、傷ついた兵隊の消毒には、従来の石炭酸（フェノール）液では、十分ではないと感じていたらしい。彼が配置されていた微生物の研究部門では感染症の原因菌を培養して、どのような薬品がこれらに有効かを調べていた。彼は毎日、シャーレに培養液を作りブドウ球菌などを植えて、それを死滅させる薬を探していたのである。一九二二年のある日、風邪をひいて鼻水が出ているのをシャーレの片隅になすりつけた。すると後日、その部分だけ細菌が死んでいたのである。鼻水の成分の元は涙である。彼は、涙の中に抗菌物質を見つけたのである。彼はこれにリゾチーム［lysozyme：lysis（溶解）＋enzyme（酵素）］と名付けた。しかし、彼が期待していたほどこの分子は、抗菌作用は強くはなかった。現代では、この分子を加工したものが食品添加物や風邪薬（テレビで

「塩化リゾチーム配合」という風邪薬のコマーシャルを聞いたことがあるはず）に入っている。この経験が後にアオカビが混入したシャーレでブドウ球菌が死んでいるのを発見する役に立つのである。また彼は研究の中のどこかに〝遊び〟（知性と洞察力を伴っている）を見つけるくせがあった。培地にリゾチームで文字を書き、そこだけ細菌が死んで透明になっているのを見て嬉々としていたらしい。彼は〝細菌で遊ぶ〟と言っている。(8)しかしながら、ペニシリンの実際の臨床使用までには、いくつものセレンディピティーと紆余曲折があり、第二次世界大戦で実際に負傷兵の治療に使われるまでにはかなりの時間がかかっている。この間の話も興味深いので、文献28、81、94を参照していただきたい。彼は一九四五年にノーベル医学・生理学賞を受賞し、Sir の爵位を与えられフレミング卿となった。

一方、ペニシリンの製造が遅れに遅れていた頃、ドイツの生理学者にドーマク（Gerhard Domagk：1895～1964）がいた。彼は、同じドイツの病理学者のエールリッヒ（Paul Ehrlich：1854～1915）の業績をさらに発展させるべく奮闘していた。エールリッヒは、医師国家試験にやっと合格する程度にしか医学そのものには興味がなく、組織染色の専門家としてスタートしていた。その過程で、組織の種類によっては同じ染料を使っても染まるものと染まらないものがあることに気が付いた。そこから彼の優れた洞察力が働き、「病原菌だけを染める色素を見つけ出す！　それが病原菌だけに毒性を持っていれば、病気を治すことができる！」と考え、ヒ素化合物から色々な分子を考え出し、六〇六番目の分子が性病である梅毒に効く「安全なヒ素：サルバルサン［salvarsan：salvare（救う）というラテン語＋arsenic（ヒ素）］」であることを見出した。(76)ただ、実際に見つけたのは日本から彼の下へ留学していた秦佐八郎（一八七三～一九三八年）博士で、エールリッヒの助手が効果なしと判断していたものを、秦の驚異的な努力によって発見に至っている。エールリッヒは、この前にすでに一九〇八年にノーベル医学・生理学賞を受賞している。それは彼のもう一つの業績、抗体を使った血清療法を開発したことに対して与えられたものであるが、ここでは触れない。

ドーマクは、織物用の染料を作る会社の研究所で、蛋白質と特に強い結合性を示す染料に注目し、それらの分子を病気に罹らせたマウスに注射していった。その中で、溶血性連鎖球菌の致死量を与えられたマウスに、プロントジル赤という色素を投与するとマウスが生き残ることがわかった。この結果が出た時に、彼の娘が誤って針を指に刺したことが原因で連鎖球菌に感染し、もはや治療の見込みがないほどの重体に陥った。ここで、彼は、賭けに出て一か八か、娘にこの染料を注射した。娘は赤い色素のせいで茹でたエビのように赤くなったが、病気からは奇跡的に立ち直ったのである。[72] 合成化学分子による病気の治療の始まりである。この噂を聞いたフランスの研究者たちが、プロントジル赤がなぜ連鎖球菌に効くかを検証し、その分子の中で真に有効な構造だけを持つ分子を合成し、さらにそれに種々の化学的修飾を加えるなどして、色々な病気の治療に用いられるようになった。プロントジル赤は分子の中にスルホンアミド基［sulfonamide：アミノ基とアシル基を持つ sulfur（イオウ）を骨格とする分子］を持っているため、サルファ剤と呼ばれ、産褥熱や肺炎などの治療に効果をあげた。その後、ペニシリンがようやく実用になったため、これにとって代わられた。ドーマクは一九三九年にノーベル医学・生理学賞に指名された。しかし、一九三五年にナチを批判したドイツ人がノーベル平和賞を受賞したため、当時のナチ政権によってノーベル賞自体が否定され、受賞を辞退することを迫られた。彼は、その時は辞退を余儀なくされたが、戦後の一九四七年に受賞し、講演を行っている。賞金は財団に返却された。

さて、ここでいよいよストレプトマイシンの話に入らねばならない。これは結核の治療に有効であるとわかった初めての抗生物質である。ウクライナから米国に移住した研究者にワックスマン（Selman Waksman：1888~1973）がいた。抗生物質（antibiotics）という用語も彼の造語である。彼は土壌微生物学の専門家で、放線菌という細菌に興味を持っていた。彼の下にフランスからやってきた研究者デュボス（René Dubos：1901~1982）がいた。デュボスは、肺炎球菌を研究していたエイヴリー（Oswald Avery：1877~1955）と共同研究を行い、肺炎球菌の莢膜を分解する酵素を産生する土壌細菌を発見した。エイヴリーは後に、肺炎球菌を使って、遺伝を担う物質がＤＮＡであることを証明することになるのだが、ここでは触れない。この二人の研究に刺激されて、ワックスマンは土壌細菌からグラム陰性菌（一八八四年デンマークの内科医グラムが考案した細菌染色法で、この染色に反応しない場合を陰性菌という）の増殖を抑制するような物質の探索を始める。一九四〇年代の初め頃の話である。ある農夫がニワトリが死んだ原因を調べてもらいたいと農業試験場へやってきた。試験場では、ニワトリの喉から細菌を採取し、それをワックスマンへ送って同定を依頼した。この菌は彼が数年前に同定した放線菌の一種で *Streptomyces griseus* であった。この菌はいくつかのグラム陰性菌とグラム陽性菌の増殖を抑制し、この菌に含まれる物質が結核菌の増殖の抑制に有効で、しかも副作用も少ない（聴覚への悪影響は、後日明らかになるが）と判断されストレプトマイシン（streptomycin）と命名された。[94] 一九五二年に、ワックスマンはノーベル医学・生理学賞を受賞する。

【コラム5】

恐竜が栄えた理由

ジュラ紀から骨の化石が発掘された場合、骨に気嚢の痕があるか否かが当時の爬虫類と、同じ爬虫類でありながら恐竜とを区別する特徴の一つになっている。骨の気嚢は、骨を軽くし、骨代謝のエネルギーを節約し、さらに体重の軽減による全体のエネルギーの節約に役立つ。加えて恐竜はそれを呼吸系にも利用した。このことが、恐竜が当時の動物界の頂点に立つことができた理由であるとする説がある。また恐竜は骨盤と大腿骨の関節を改良した結果、立ち上がることができるようになり後肢が長くなった。骨が中空で皮膚は体にピタリと貼りついているために、体重は見かけより二〇％以上軽いはずだという論文がある。それ故、身軽に動くことができ、気嚢を利用した呼吸系は極めて効率良く、運動能力で断然優位となった。恐竜の時代は一億六五〇〇万年も続くのである。しかも絶滅の理由は外部要因にあり、隕石がユカタン半島に落ちたことによる環境の極端な悪化である。衝突や火災で土煙や煤が舞い上がり地球を被い、太陽の光を遮った結果、地球の平均気温が数年にわたって一〇℃程度下がったらしい。したがって、食物としての植物が減少し草食恐竜が絶滅し連鎖的に肉食恐竜が絶滅した。また、隕石の衝突で、確かに気温は下がったが、爬虫類である恐竜の〝性〟は、卵の段階で気温によってオスかメスか決まる可能性がある。したがって、二次的に性比の割合がくずれ絶滅したという説もある。ただし、現代に生き残っている爬虫類の〝性の決定様式〟は、極めて多様で、トカゲには種類によって性染色体が哺乳類と同じくメスがＸＸのホモでオスがＸＹヘテロのＸＹ型、オスがＺＺのホモでメスがＺＷヘテロのＺＷ型、そして温度依存型がある。カメにも種によってＸＹ型と温度依存型がある。温度依存型のカメやワニでは、孵卵温度で二～四℃の差が性比に影響を与えることが知られている。ヘビはＺＷ型である。鳥類はＺＷ型であるので、恐竜のうち、ＺＷ型の恐竜が鳥類として生き残ったとみることもできるが、恐竜のゲノムを再生することは今の所できないので、恐竜の性の決定様式は本当の所どれだったのかはわからない。私は昔、『日経サイエンス』という科学雑誌で、トカゲの一種がすべてメスの集団であるにもかかわらず、その一部が繁殖行動上オスの真似をすることによって卵を産ませて個体数を増やすという、いわゆる〝単為生殖〟を行っているトカゲの集団の英語論文を日本語に訳すことを頼まれたことがある。その集団の中では、オスの役は順番に変わるのである。『ジュラシックパーク』という映画でも、続編に詳しくはないがなぜ勝手に恐竜たちが増えるのかを、単為生殖で説明したシーンがあったかもしれない。一方、地球規模の大惨事に恐竜以外の動物がどうやって生き残ったのか？という問題があるが、複雑なのでここでは触れない。ともかく隕石が落ちなければ、さらに恐竜の時代が続いたかもしれない。ただし、古代ギリシャのヘラクレイトス（Herakleitos：BC540〜480?）は、「万物は流転する」と説いている。また鎌倉時代に成立した『平家物語』には、仏教の教えの「盛者(じょうしゃ)必衰(ひっすい)」という言葉が盛り込まれている。洋の東西を問わず、ヒトを含めてこの世の真実は見抜かれているのかもしれない。

虫の息ってどんな息？

息絶え絶えの事を「虫の息」というが、実際の虫の息は力強い。無脊椎動物は、その名の通り体の中心に背骨を持たない。いくつかの理由があって体を大きくすることができないのだが、海に棲むプラナリアの仲間では五センチメートル程度の大きさになるし、最大三メートルにも達するミミズもいる。陸上に棲む昆虫で最大のものは過去に生息したメガネウラと呼ばれるムカシトンボの仲間で、羽の左右長が六〇〜七五センチメートルであるが、背骨の代わりに体の外側は丈夫なクチクラ（ヒトでも髪の毛の表面を被っている物質）で被われている。彼らは肺を持たないが、仮に肺を持つとしたら、ガス交換の場である肺から体の水分も呼吸の度に蒸発してしまい、水の収支が合わなくなる。そこで昆虫は、直

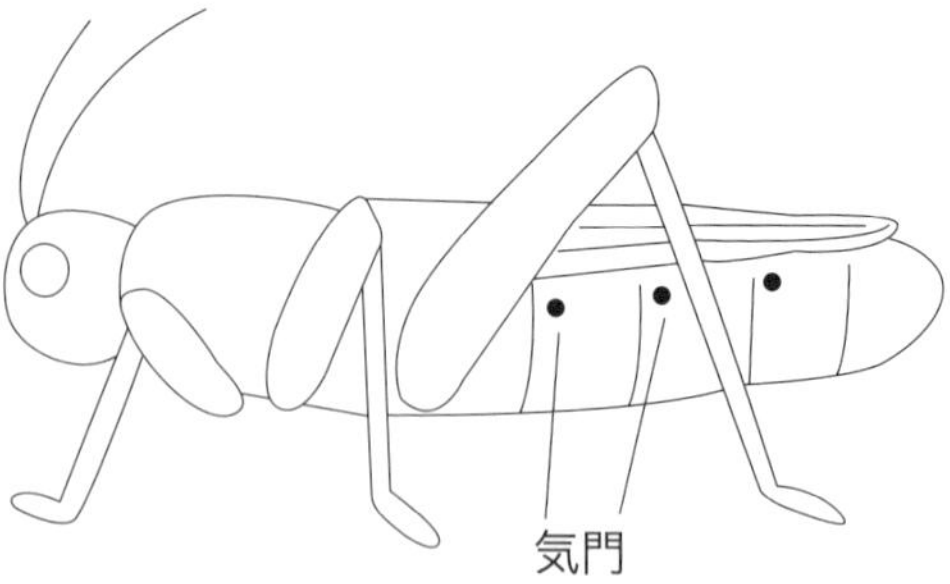

図66　昆虫の気門

接、空気を体細胞に送る方法をとっている。

バッタの横腹に小さな穴を見た人はいないだろうか。これは気門という空気の入り口で、細い管が体の中まで続いて、さらに枝分かれしており、その枝分かれの先もさらに枝分かれしていて、ヒトの気管に似ている（図66）。最終的には一個の細胞に、その枝分かれの先端が接しており、特に翅を動かす飛翔筋などでは、エネルギーを生み出すミトコンドリアの近くで終わっている。バッタは飛んだ後などに、胴体をふいごのように動かして、細胞に酸素を送っている。この管は、体の外側を被うクチクラの延長であるが、拡散によるガスの交換に最適な太さにまで進化しており、これ以上の効率は生み出すことはできない。脱皮する時は、この毛細気管も脱皮しなければならないので、昆虫では気管の発現と存在が体の大きさを規定する制限の一つになっているらしい。(104)

脾臓は卑しい臓器か

英語では spleen というが、ギリシャ語に由来する。それが内臓を意味する場合もあったらしい。古い日本語では「よこし」といい[59]、腹腔の左上の隅にあるので、横の位置にある臓器という意味であろう(図60)。脾臓の脾は〝卑しい内臓〟という意味ではなく、長さ約一〇センチメートル、厚さ約三センチメートル、幅六～七センチメートル、厚さ約三センチメートルなので平たいという意味もあるかもしれない。海綿状で赤紫色をしており、重さは一二〇グラムである。漢和辞典によれば、卑という字は、土をならすための平たい楕円形の道具が字の骨格にある。

脾臓の機能の一つは、血液量の安定化である。大きな出血の時、脾臓が収縮して内部に蓄えてあった血液を放出する。全量では六〇〇～八〇〇ミリリットルもの血液を補うことができる[7]。母親の胎内にいる時は、まだ骨髄で血球の生産が始まっていないので、脾臓と肝臓で血球生産が行われる。他の機能の一つには、一二〇日程度しか寿命が無い赤血球を壊すことである。この時、鉄や色素蛋白質など使える分子は再利用のために骨髄に回す。他にも、血液に混じって体内に入ってきた細菌や異物を、食作用を持つ白血球によって処理すると同時に、免疫系を活性化させる。したがって、細菌感染などの伝染病では、著しく肥大することが知られている。また、肝硬変などにより、肝臓の内部での血流が滞る場合でも、脾臓は肝臓に血液を送ることができなくなるため肥大する。なお、脾臓の持っている機能は、他の器官でも補うことが可能なので脾臓を除去してもヒトは生きることができる。

第12章　消化管

■「はらわた」って何？

消化管は、英語 digestive tract の日本語訳である。日本語では腸と書いて〝はらわた〟と読ませる。小腸を指す場合は〝ほそわた〟で、大腸を指す場合は、全体を示す言葉と同じ〝はらわた〟である。胃は〝くそわたふくろ〟と呼んでいたらしい。一般の人たちが胃をこのように言ったか否か疑わしいと思っているのだが、平安時代の辞書の『和妙類聚抄』にこうあるので(59)、医師が使った言葉なのだろうか。

腹(はら)は男性言葉で「お・中」は女性言葉で、「わた」とは内臓のことである。したがって、「はらわた」は、内臓全般を指す。腸という漢字は、形声文字で肉月と旁は「長く伸びる」という字を組み合わせたと漢和辞典にある。この字自体は、大腸と小腸を区別していない。英語の intestine はラテン語に由来し、その意味は日本語の感覚に近く、「内部にあるもの、すなわち内臓全般をさすこともある」と英語の辞書にある。

杉田玄白等が腑分けをする以前の時代では、医師は内臓を汚らしいものとして触らないのが通常で、漢方の本の内容を鵜呑みにしていた。杉田玄白が八十三歳になって書き残した『蘭学事始』によると、解剖の日、解剖手は穢多(えた)の虎松であったが、病気のため、その祖父で九十歳の老人が代わって解剖したとある。穢多とは非人とほぼ同じ意味で、江戸時代に士農工商の身分に入らない最下級の、触るにけがらわしいという、極端に人権を無視した蔑称である。彼らは人が嫌がる、例えば、普段は牛馬の解剖や、その皮を剥ぐという職業に就いていた。私が子供の頃にも、まだ陰でそのような人たちの話が伝わっていた。とんでもないことである。話が逸れたが、杉田玄白たちは、臓器を手に取って詳しく観察したので、その老人は驚いたと記されている。人体の解剖はすでに既成の事実としてあったのであるが、漢方の本やオランダの書物に書かれている所見と正しいか否かを見極めたのは彼らが最初で、この事実を見る目が「革新的」なのだと言われている。[92]

■いろいろ働く口

消化管の始まりは、口である。その口に唇を持つのは哺乳類だけであり、これは唇を丸めて頬を使って上手に乳首から母乳を飲むためである。卵生である爬虫類や鳥類に唇はない。唇の筋肉を支配しているのは、顔面神経である。そのため、脳の顔面神経の支配部位に異常が起こると、唇に喜怒哀楽の表情を出せなくなり無表情となる。また、唇が赤いのは霊長類の中でもヒトだけである。ヒトの口の中が、すでに赤い。口腔粘膜という。これが外側にめくれたのが唇である。赤いのは毛細血管が豊富に分布しているからで、水を含めた栄養物の吸収を役割とする消化管の機能がすでにここから始まる。酒を口に含むと少量であるがアルコールが吸収される。唇には末梢神経の分布密度が高いことも知られている。この末梢神経の親元である脳の中で唇の占める割合は、他の体の部分が占める割合に比べて、かなり大きい。これはヒトが進化の過程で、いわゆる洞毛（触毛ともいう）、ネコのヒゲに当たる毛を消失したため、唇でまず触ってみることと関係するのではないかという説がある。[87] 男女のくちづけがその延長か否かを、医師で直木賞作家の渡辺淳一氏は『新釈・からだ事典』（集英社文庫）において、それは「好きな人の唇に触れた」という満足感を得るためとまず説明し、さらに「江戸の遊女の心意気」という風俗的慣習を持ち出して、物理的な接触の意味よりも本当はもっと精神性の高い行動であると説いている。

以前、研究のため、赤道直下の島々に四カ月程度の長さで何回か滞在したことがある。海で動物を採集するのが目的だったので、終日紫外線の強い海にいたところ、唇に火傷を負った。これは唇が皮膚と違い、紫外線を吸収してくれるメラニンを産生する黒色素細胞を持たないからである。次からは唇を隠すようにしたのは言うまでもない。

消化の第一歩として、口から唾液が出る。その量は一日当たり一～一・五リットルに達する。唾液にはリゾチーム、ラクトフェリン、免疫グロブリン（五種類ある）の一つであるIgAが含まれる。これらは殺菌に働く。一九七九年の『Nature』に載った論文に興味深い実験があった。[105] それはラットの背中の皮膚を一平方センチメートル切り取るという手術から始まる。背中はラットが自分で〝なめる〟ことができない部位である。そこで、そのような手術を施したラットどうしを一緒に飼育すると、お互いに傷をなめ合うので、早く治るというのである。一個体どうし隔離した場合は、治りは悪い。これは、唾液には上記の殺菌成分に加えて、上皮細胞成長因子（epidermal growth factor：EGF）が含まれているからで、動物が傷口をなめ合うのには根拠があったのである。

また、唾液の分泌は自律神経の支配下にあり、緊張すると交感神経の働きで唾液の分泌が抑えられ、のどがカラカラの状態になる。一方、リラックスすると副交感神経が活発になり、唾液の分泌が良くなる。

舌は、味をみるのに重要な役割を担っている。味蕾（みらい）（味を見分ける、花のつぼみ状の小さな器官）をその上に備えているからである。ただし、舌ガンで舌を一部切り取られた場合でも味は感じることができる。喉の奥にも味蕾があるからである。味を感じさせる化学分子が水に溶けているので、味蕾に似た〝味のセンサー〟が魚類で特に発達しており、口の周りからエラブタや顔やムナビレにまで分布している。しかし、陸に上がった動物では、水の中の化学物質は、もはや口の中の唾液という水の中でしか検知できなくなった。ただし、味覚と嗅覚は、昔、兄弟のような関係があった感覚で〝古い脳（大脳辺縁系と呼ばれ本能に関係する脳）〟にそれらの信号が送られ、情緒に結びついている。このためおふくろの味が記憶の中によみがえるのである。[87]

舌の話をすると学生の諸君から、「舌を噛んで死ねるのか？」という質問をよく受ける。舌は毛細血管が発達しており、口に含んで薬を吸収させる場合もあるくらいだが、舌に来ている動脈である舌下動脈は直径一ミリメートルにすぎない。噛み切っても筋肉の塊である舌は収縮して、すぐに出血は止まる。ものすごく痛いだけであり（小さな口内炎でも痛いことを思い出してほしい）死ぬことはできない。ただし、噛み切った舌の先端が運悪く気管に詰まったりすると別かもしれない。なお、舌ガンで舌の前半分を切り取ったり、縦半分を切り取ったりしても、練習次第で唇を使って会話は可能になる。

■逆立ちしたまま牛乳が飲めるか

食道は、何も通過していない時は閉じている。常に丸い筒のような状態であるわけではない。これは消化管全般にいえることでもある。芸人が刀を飲み込んだのを見て自分も真似しようなどと思ってはいけない。芸人は、自律神経をコントロールする術を身に付け、刀を飲み込む時だけ食道を開くのである。ドイツのビール早飲み競争のチャンピオンなども、一口ずつ飲み込んでいては時間がかかってしまうので、食道を開いて流し込んでいるに違いない。また、消化管はどこで切っても肛門の方へ向かって蠕動運動が起こる。したがって、逆立ちしたまま牛乳を飲み込むことが可能なのである。牛乳が移動した後は、すぐに食道は閉じるので重力で口に戻ってくることはない。通常の食事の際、食物は六秒くらいで胃に達する。

食道の壁の筋肉は、爬虫類や鳥類では全て平滑筋（自律的に収縮する筋肉で顕微鏡で観察しても滑らかに見え、運動で疲労しない筋肉）である。最も原始的な哺乳類であるカモノハシの食道は、上半分が横紋筋（骨格筋など運動をするための筋肉で顕微鏡で縞模様がみえる筋肉）、下半分が平滑筋である。一方、ネズミやイヌでは全て横紋筋である。ヒトでは口に近い部分より三分の二は横紋筋であるが、残りは平滑筋である。食道の筋肉に関しては、なぜかヒトは原始的なのである。[87] ただし、胃や小腸、大腸の蠕動運動のための筋肉は全て平滑筋である。運動しても疲労につながらない。それに対して、横紋筋は運動後、疲れが残ると筋肉痛が起こる。食事の後、消化管自体が疲れてしまっていては、シャレにならない。したがって、ヒトの場合は、立位（りつい）とも関連して、それほど一生懸命飲み込む必要がなくなって、ある程度、胃へ送ってしまえばよいという所で進化と手を打ったのが、食道の筋肉ではないだろうか。

　食道の粘膜にガンが生じることがある。最初は、食物が飲み込みづらいとか、飲み込んだ時に何となく違和感がある程度である。発症の原因としてはまず喫煙が最悪で、続いて度数の高いアルコールを飲む、さらに熱い食物を好むなどがある。手術でガンを取ることが可能ではある。ではあるなどと微妙な言い回しをしたのは、食道の手術は、経験の豊富な医師でないと難しいからである。その理由は、食道が胸腔という空間を通っていて、前には気管、後ろには脊椎骨があり、少し下がると心臓の後ろを通り、左右の肺の間も通り抜けるためである[7]。ある程度、年配の方で、食物を摂ると、のどがつかえるような感じに続いて、痛み、沁みるような感じがあったら、食道ガンを疑って医師に見てもらうことである。転移していない早期の食道ガンなら、手術可能である。

　食道が食物の最初の通り道であることは言を俟たない。したがって、歯の無い動物は脊椎動物であろうと無脊椎動物であろうと、消化の準備のための下準備をする部分を、食道の通り道に作った。それが、砂嚢（さのう）あるいは砂肝（すなぎも）ともいう器官である。これは砂や小石が入っている袋という意味だが、食道の一部が変化して、筋肉がその周りにだけついて膨らんだ状態になったものである。筋肉といっても鳥類までは平滑筋であるから強い力でエサをすりつぶすことはできない。そこで体の大きな動物、例えば草食恐竜などは、拳ほどの石を飲み込んで大量の木の葉をすりつぶしてから胃へ送った。ミミズの食道にも同じ名前がついた部分がある。さらに食道の後部は、ウシではとうとう胃へ変化してしまった。ウシには四つの胃があるが、元来の胃は第四番目の胃のみで、その前の三つは食道が変化したものである。私たちの胃から出る胃液は、その四番目の胃からしか出ない。ウシの一番目の胃は、葉の中のセルロースを分解して、より小さな分子にしてくれる繊毛虫や細菌が棲んでいるので、そこで胃液を分泌してしまうと、それらが死んでしまう。本物の胃ではないので、胃液を分泌しないともいえる。二番目と三番目の胃は、反芻という特殊なやり方の食物の撹拌に役立っている。

さらに食道は、砂嚢の前に、一時的に食物を貯めておく嚢を持つことがある。これを素嚢という。ニワトリのヒヨコにエサを与えると、胸の上で喉の下に当たる部分がぷっくりと膨れてくる。指で触ってもよくわかる。ハトのメスは、この素嚢の粘膜に脂肪や蛋白質を貯めて、その粘膜が剥げ落ちると、戻してそれをヒナに与える。ハトミルクなどという。このため、ハトのヒナは人の手で育てることが難しい。このハト乳を作らせるのはホルモンで、哺乳類の乳腺からミルクを作らせるプロラクチン［prolactin：pro（前へ）＋lactation（授乳）］という分子と非常に似た分子が、やはり哺乳類と同じく脳下垂体から分泌される。このプロラクチンというホルモンは、動物によって色々な働きをする。ある種の魚では、このホルモンが働いて体表から粘液を分泌させて、まるでミルクのように稚魚に与える。また、ヒトにおいて「孫は目に入れても痛くないほどかわいい」と思わせるのは、このホルモンである。歳をとると分泌が高まるのである。これは、孫を預かってくれるという人の社会的ニーズにも合致した仕組みである。生物の面白い所である。

■胃酸が胃を溶かさないわけ

英語ではstomachという。元来は、ギリシャ語の「口」に由来する言葉。空腹の時の体積は一五～二〇立方センチメートルであるが、満腹の時は一〇〇倍の一五〇〇立方センチメートルになる。(7)

胃液は、pH1の強酸なので釘を溶かしてしまうほどである。胃で消化された食物は十二指腸を経て小腸へ移る。ところで、胃がどうして自分自身を消化してしまわないのか疑問に感じないだろうか。これは、胃を作っている細胞から、成分が異なる粘液が分泌されて多層になり、酸に強い構造を持っているのと、ひっきりなしに胃の細胞が分裂して消化された細胞を補っているからである。さらにペプシン（pepsin ギリシャ語で消化の

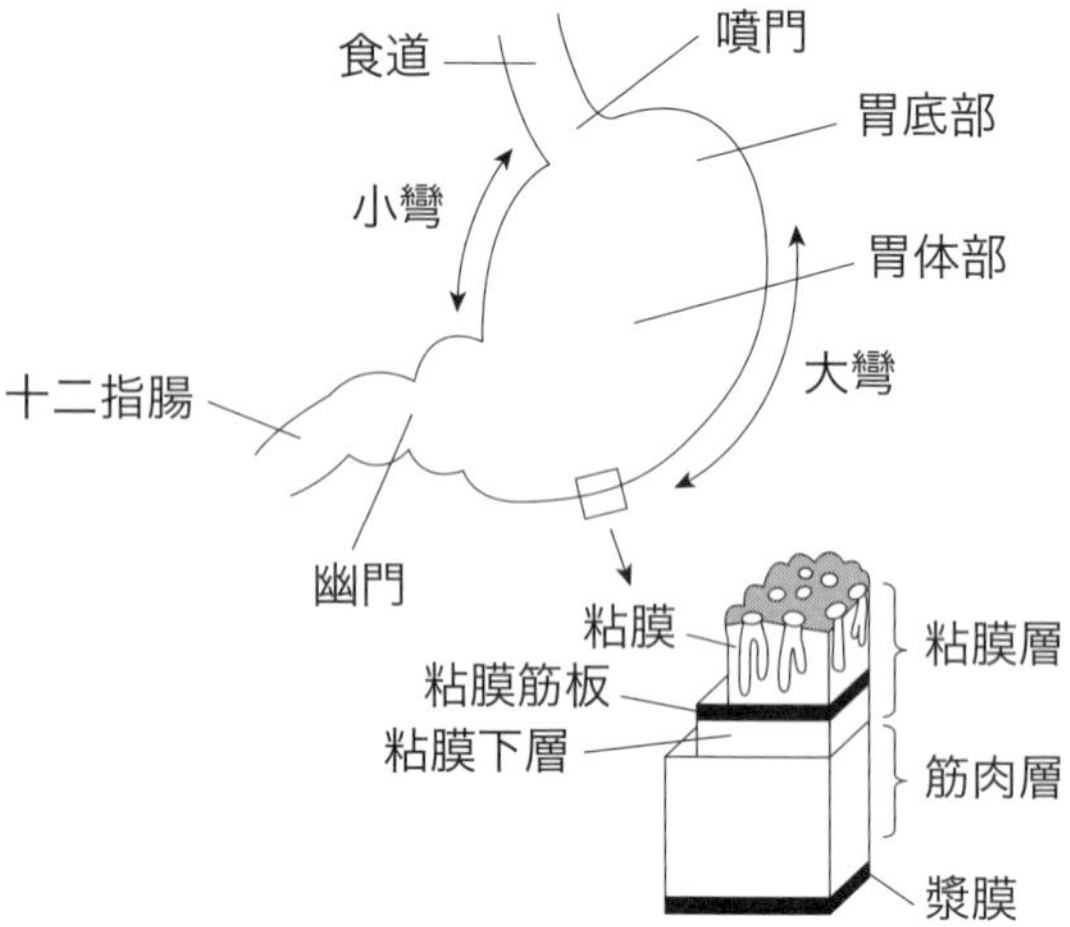

図67　胃の各部の名称と胃壁の断面

意味）という酵素は、ペプシノーゲンという不活性な形で胃の中へ分泌され、胃酸によって初めて活性型のペプシンになる。胃酸とは〝塩酸〟であり、水素と塩素は同じ細胞で塩酸に作られるが、細胞の中では決して一緒にはならず、それぞれ別経由で胃の中に分泌される。したがって、産生細胞が自分で作った塩酸で変性することはない。

図のように確かに胃は、袋状の形態をしているが、袋の皮に相当する断面を見ると、外側から漿膜、筋肉層、粘膜下組織、粘膜筋板、そしてその上に多層の粘膜と比較的厚くできている（図67）。これは、そもそもの胃の起源が、食物の蓄積が主体であり、生体に〝なまの食物〟が貯まっていると腐敗してしまうので、〝酢でメて〟貯えるという発想から作られたと想像される（図68）。

ストレスなどで胃液の分泌のバランスが崩れると、胃壁を作っている細胞自体が消化される。これが胃潰瘍である。明治の文豪である夏目漱石は、自分の父母との縁が薄く、不幸な生い立ちをし、それがず〜っと尾を引いて胃潰瘍につながったのかもし

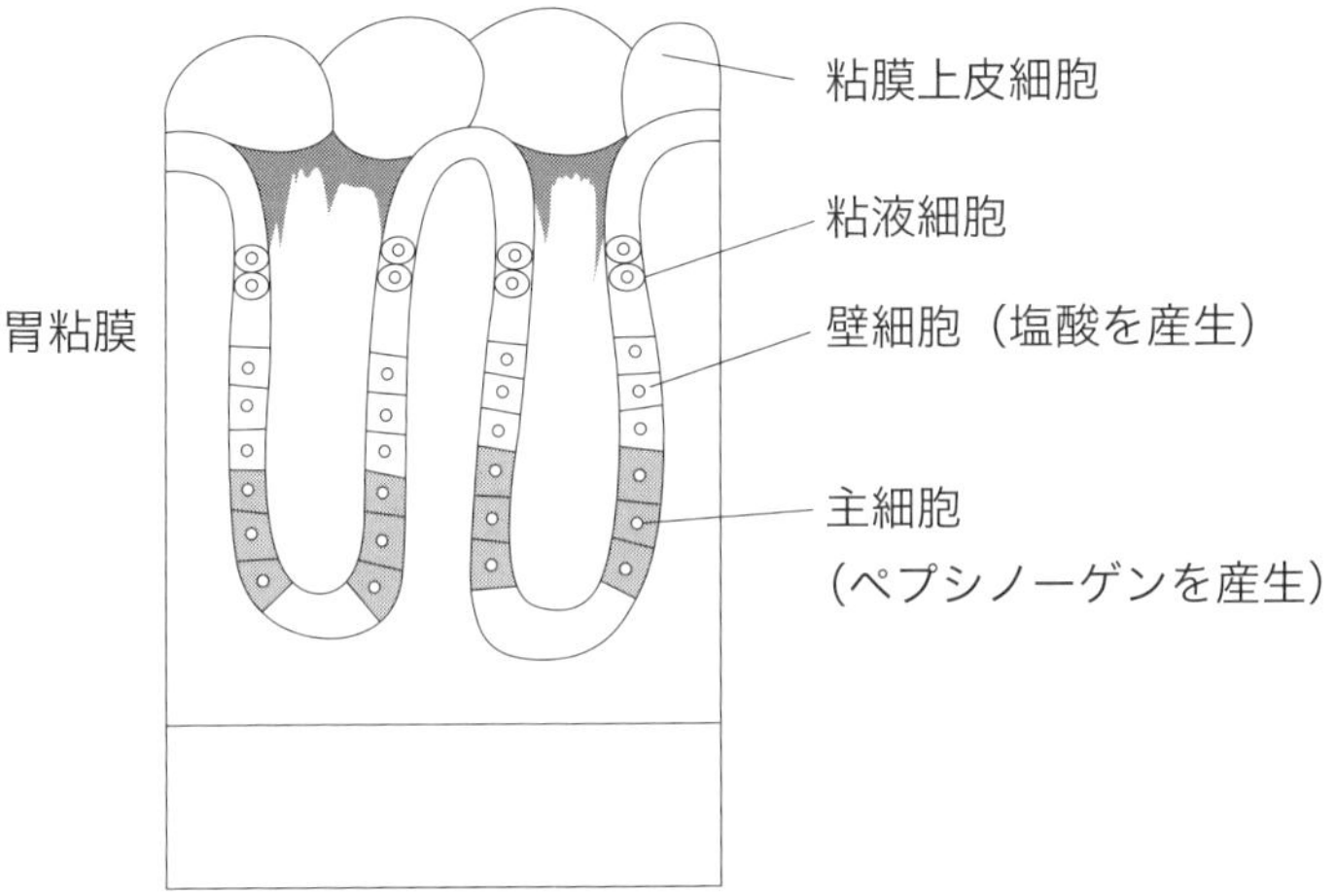

図 68　胃粘膜

れない。[61][106] 漱石は、甘いものが好きだったらしく饅頭、羊羹、イチゴジャムを多食して医者に止められていた。四十四歳の漱石は、伊豆修善寺において胃潰瘍のせいで大喀血をするのであるが、おかゆを食べられるまで回復した時に、「骨の上に春滴るや粥の味」と詠んだ。[2] よほど何かを食べたかったのであろう。臨終に際しては、赤ワインをスプーンに一杯飲み、「うまい！」と言ったという。漱石の遺体は解剖にふされ、死因は間違いのない胃潰瘍であった。長男の夏目純一氏は、胃の壁はくずれ一部は紙のように薄くなっていたと語っている。[107] 漱石の妻である鏡子は、貴族院書記官長の長女で何の不自由もなく育ったため家事一般に疎く、結婚してからも漱石を困らせたようで、悪妻としてソクラテスの妻のクサンチッペと並んで称されるような記述をみたことがある。この結婚もストレスを増したというが、そうではないであろう。鏡子は、漱石が無茶食いをして便秘になった時、浣腸までしてあげている。小説『坊っちゃん』には清（きよ）という主人公を温かく見守る老いた下女がいることになっているが、鏡子の本名が、「キヨ」である。漱石は、晩年は鏡子なしに生きて行けなかったはずである。

■大食い競争と胃

胃の食道側の入り口を噴門部といい、胃の出口は幽門部という。どちらも本来はギリシャ語に由来するが、江戸末期から明治初期にかけて次々と入ってきた解剖用語の日本語訳である。基本的には『解体新書』によって付けられた用語が多いが、最初は「胃の上口」と「胃の下口」という説明的な名称であった。明治になり、すべて国際化が叫ばれると、解剖用語もラテン語の訳が勧められることになり、胃の固有の部位を指す言葉として、上記の用語が定着した(87)。

最近のテレビの番組には大食い競争という、戦争直後の食糧難の時代に育った私には、なんとなく、疎ましい気分になってしまう番組があるが、腹いっぱい食べながら水を飲んでいる競技者を見て、水を飲まねばもっと入るのでは？　と思った読者はいないだろうか。胃が一杯になるほど食べた時に水を飲んでも、胃の中へ水が広がるわけではない。食物は、胃の形で膨らんでいる部分、胃の大彎にのみ溜められるので、水を飲んでも、溜まっている食物の上を素通りするように、食道から小彎を通って十二指腸に行くので競技には影響しないのだ。競技者は、食道の滑りをよくするために水を飲んでいるはずである。ただし、食物を食べずに、水だけを飲むと胃の中に溜まり、お腹をゆするとちゃぽちゃぽいう。

■消化の謎

消化管の役割の発見にはいくつかのハプニングが付きまとった。昔から、消化作用とはどういう現象であろうか、と疑問に思われていた。単に腐ると考える人から、発酵すると考える人もいた。ある人は穴が開いた小さな鉄製のカプセルの中に肉を入れて、そのカプセルに紐をつけて鷹に飲ませて一定時間後に引き出して、肉の変化を調べたりしていた。これは一七五〇年頃の話である。また、スパランツァーニ（Lazzaro Spallanzani：1729~1799）も、食物に紐を括り付け一定時間後に自分で吐いて変化を調べ、それを一七九〇年に出版している。当時も胃から液体が出て、食べ物を溶かすのだということはわかっていた[26]。

一八二二年に、北米にある毛皮取引所でフランス系カナダ人のアレクシス・サンマルタンという十九歳の男の腹に、他の男の銃が暴発して散弾が命中し大きな穴を空けた。弾は腹部の筋肉を吹き飛ばし第六肋骨の一部ももぎ取り、胃の腹側の一部も削り取っていた。ウイリアム・ボーモント（William Beaumont：1785~1853）という医者が駆けつけて手当てした結果、若い男の生命力が勝って奇跡的に助かった。ただ、胃には穴が空いたままとなった。穴はやがて胃の壁が少しずつ盛り上がり、蓋のような組織を作り上げたが、指で押すと簡単に胃の中へ押し込むことができ、内部を見ることができた。ボーモントは彼に種々の実験を施し、色々な食物がどのように消化されるのか、また、精神が胃に影響を与えることを見出した。詳細な記録が残されている[103]。やがてサンマルタンという男は、実験動物のように扱われることを嫌がり、ボーモントの前から姿を消してしまう。しかし、ボーモントの記録は出版され、医学界で高い評価を受けた。現在、彼の名を冠した賞が、胃腸の医学の分野に貢献した人に与えられている。

食物には、種々の細菌が付着している。これらの細菌は、胃酸によって死滅する。このような強酸の環境に生育できる細菌などいないというのがそれまでの常識であったが、一九八〇年代から胃の中にラセン型をした細菌がいることをポーランドの学者が見出し、胃の病気との関連を報告している。その後ポツポツと、この細菌に関する報告が出ていたが、その細菌の培養ができず、そのうち「強酸の中に棲むことができる細菌など、やはりいるはずがない」ということになり、このような研究は全くされなくなってしまった。ところが、一九八三年になって、オーストラリアの二人の研究者、ロビン・ウォレン（Robin Warren）とバリー・マーシャル（Barry Marshall）がセレンディピティー的に培養に成功した。この菌の培養には特殊な培地と培養環境が重要であり、二人は培養器を毎日チェックしていた。そこへ復活祭の休日が入ったのでチェックするのを止めた。休暇が終わった後、彼らは菌を植えて五日経過したシャーレに、菌が増殖しているのを見つけたのである。この菌は、増殖が遅く視認できるまで最低でも四日間必要であったのである。しかし、マーシャルは、増殖した菌が本当に潰瘍を引き起こすかを確かめるために、増殖した菌を飲み込んで実際に、胃炎を起こした。その後この細菌は、慢性胃炎、胃潰瘍、また胃ガンを引き起こすことが証明され、二〇〇五年に、彼らはノーベル医学・生理学賞を受けるに至った。強酸の中でどうやって生きているかについては、過去に報告があり、この菌が持つウレアーゼによって細菌周辺にアンモニアを分泌し、酸を中和して生きていることが再確認された。現在、この細菌に感染しているか否かを調べるテストがいくつか開発されており、自分の吐く息から調べることもできる。これは炭素一三を骨格に持つ尿素を被験者に飲んでもらう。この菌はそれをアンモニアと二酸化炭素に分解するので、一五〜二〇分後に、吐く息の中の炭素一三でできた炭酸ガスの量を服用前と比較し、もし多ければ感染していることになる。なお地球上の炭素のほとんどは、炭素一二という元素であるが、炭素一三が全炭素のうち一・一％ほど含まれており、この特殊性を利用している。これは放射性同位元素ではないのでヒトに無害である。感染しているとわかった時は、除菌をして、胃の疾患を防ぐことができる。この場合は保険が適用される。この細菌の学名は、似た形態を持つ細菌があったため二転三転したが、現在は、*Helicobacter pylori* に決定している。日本語でよく「ピロリ菌」というが、これはこの菌の学名の種名の部分をラテン語読みの発音をしている。意味は「胃の幽門部」を表す。属名の部分は、ヘリコプターから連想されるように、持っている鞭毛を振り回すからである。

■ホルモンの発見

胃から出る強い酸がそのまま腸へ移ったのでは大変である。そこで胃から十二指腸を通る時に、膵臓からアルカリ性の液が出て、中和されるのである。この絶妙なタイミングがどのようにしてなされるかが、長い間疑問であった。

条件反射の実験で有名で一九〇四年にノーベル医学・生理学賞を受賞したロシアのパブロフ（Ivan Pavlov：1849～1936）は、神経がタイミングを教えるのだとした。一方、一九〇二年に英国のベイリス（William Bayliss：1860～1924）とスターリング（Ernest Starling：1866～1927）は、小腸の一部を切り取り、神経を全て取り去り、血管だけはつなげてある独立した消化管を用いて、神経がなくとも酸性の物質が消化管を通ると膵臓から膵液が出ることを証明した。しかも彼らは、それを引き起こす物質にセクレチンsecretin［secretion（分泌）という英語に由来］という名前をつけ、このような血液に乗って他の場所へ移動して効果を表す物質を、ホルモン［hormone、ギリシャ語のhormaein（目を覚まさせる）という意味に由来］と呼ぶことを提唱した。さらに彼らは、セクレチンが小腸の壁を形成している細胞に存在していることを見出した。これを境にパブロフは、自分の時代は終わったと感じたのだろう、消化管生理に関する研究を完全にやめてしまった。パブロフの一面を示す逸話がある。彼は、実験に使ったイヌ六〇頭に全て名前をつけており、実にかわいがっていた。弟子たちが、イヌのアルバムを作って、彼の誕生日に献上している。このアルバムはロシアのパブロフ博物館にある。

ベイリスとスターリングの研究に影響を受けたエドキン（John Edkins：1863～1940）は、一九〇五年に胃を用いて彼らの実験手法と同様の手法で、胃酸の分泌のタイミングがやはりホルモンによるものであることを解明し、それにガストリン［gastrinギリシャ語のgaster（胃）に由来］という名前をつけた。さらに、アイヴィ（Andrew Ivy：1893～1978）らは、脂肪が十二指腸に入ると胆嚢が収縮するが、それを促すホルモンを見つけ、コレシストキニン（第8章　肝臓の項　参照）と名付けたのは一九二八年だった。

さらに最近にいたるまで、消化管から、次々とホルモンが発見されている。消化管や膵臓で作られる血管作動性腸管ペプチド（vasoactive intestinal peptide：VIP）は、消化管の平滑筋を弛緩させ、膵液と胆汁の分泌を刺激する一方、胃酸の分泌を抑制する。空腹時にのみ小腸から分泌されるホルモンは、モチリン（motilin、胃を motivate するという意味）と名付けられた。空腹時に消化管内を掃除しようと働くので、お腹がすいた時に腹の虫が鳴くのは、このホルモンが内部の空気を押し出すせいである。また、ソマトスタチン［somatostatin、somat（体）＋static（静止）］というホルモンが胃から分泌され、ガストリンやインスリンの分泌を抑えることもわかっている。最近では、胃からグレリン（ghrelin、grow hormone releasing hormone の意）というホルモンが見つかり、強力な摂食促進作用を持っていることもわかった。逆に胃や小腸からは、PYY（peptide YY、このペプチドの両端のアミノ酸がチロシン（Tyr）で、一文字表記では、Yと書く）が分泌され、食欲の抑制に働くことが知られている。今日では消化管ホルモンのいくつかが脳でも作られていることがわかっているので、〝脳・消化管軸〟という概念で研究が進んでいる。

■胃カメラの考案者は日本人

胃の検査の時にバリウムを飲まされる。この検査を開発したのは、意外なことに米国の生理学者で、体の恒常性（homeostasis）の概念の提唱者で有名なキャノン（Walter Cannon：1871～1945）であった。彼の小伝を読むと、レントゲン（Wilhelm Röntgen：1845～1923）によるX線の発見が一八九五年であるから、彼は四十歳代までにこの方法を考えたようである。事実、彼は最初の研究を「消化の生理」に焦点を当てて始めている。ただし、胃潰瘍や胃ガンの発見のために開発したのではなく、嚥下反射や胃の運動の観察が目的であったらしい。しかも、初期には、ビスマスなどの色々な重金属を人に飲ませて、どれがX線撮影に適しているかを試している。飲まされた人はさぞかしその後（排便の時に）大変だったろう。現代、私たちが飲んでいるのは、硫酸バリウムで消化管で吸収されず、便秘にさえ気をつけるならば問題は無い。

最近では、胃カメラあるいはファイバースコープを使った胃内視鏡の検査が発達している。胃の中を見るという発想はかなり昔からあったが、刀を飲むような危険を伴っていたらしい。カメラを手元において、レンズを飲み込ませるという発想をしたのは日本人が初めてで、それを成し遂げたのは、第二次世界大戦で飛行機の機銃を設計していた人物だった。飛行機の機銃はプロペラの回転の隙間から弾丸が発射されるので、よほど精密に設計しないと、自分で自分の飛行機のプロペラを撃ってしまうことになる。この人物が如何にして胃カメラを作り上げたかは、吉村昭氏が書いた『光る壁画』（新潮文庫）に詳しい。設定内容は、当時、生存されていた人に配慮して、幾分脚色されているが、完成までの医学的な内容は事実である。ぜひ、一読をお勧めする。

胃ガンは、日本人の死亡率のかなり上位に入っている病気である。早期に発見できればそれにこしたことは無いが、運悪く、胃の外部、例えば腹膜等へ転移している場合、病巣が小さければ小さいほど、転移を見落とす可能性がある。最近、大阪府立成人病センターは、転移したガンを光らせて認識するという方法を開発した。まず、患者にアミノレブリン酸（通常、ヘモグロビンのヘム色素の原料になる分子で体内にもある普通の分子）を飲ませると、体内では別な分子に変わって、それがガン細胞だけに取り込まれる。四時間後に、腹腔鏡で胃の外面から腹膜を見ながら、腹腔鏡の先端から青色の光を照射する。すると、ガン細胞だけが赤く光るので、その部分を切除することができる。二〇一二年には、臨床試験を申請する予定であるという。

ガン以外にも胃の重篤な病変により、切除しなくてはならない場合がある。その時は、食道下部と十二指腸をつなぐのであるが、どちらも元来の機能が違うので、胃の代わりにはならない。当然、食物は少量ずつしか摂取できない。回数を増やさないと栄養が足りなくなる。胃の壁細胞（へきさいぼう）は、本来は塩酸を分泌しているが、ビタミンB_{12}の吸収に必要な内因子と呼ばれる糖蛋白質も分泌している。このビタミンは赤血球を作る時に必要なビタミンである。また、ヘモグロビンの生成には鉄が必要であるが、鉄は胃酸によってイオン化している必要がある。したがって、胃を切除されると二重の意味で貧血になる。これを巨赤芽球性貧血というが、現在は、貧血に陥らない予防が考えられており、生活に著しい支障はない。

■十二指腸の十二の理由

十二指腸は、指一二本分の長さの故その名をつけられたという。紀元前三世紀から四世紀に掛けて成立した解剖用語である。当時の指の幅は一九ミリメートル程度であるから、一二本分では二二センチメートルである。実際の十二指腸の長さは、平均が二五〜三〇センチメートルなので、多少合わない。死体では消化管が収縮している可能性もある。また、十二という言葉が、ギリシャ語では、〝語呂〟が良かったのでそのように名付けられたのかもしれない[59]。ヘラクレスは十二の難行をこなしており、オリンポスの神々の数は十二である。これとどう関係するかわからないが、英語でも十二までは、独立した言葉で eleven, twelve と来るが、十三以降は基本的に -teen となる。さらに、一九七一年まで英国の通貨の単位の一つは、シリング（shilling）で、一シリングは十二ペンス（pence）という十二進法であった。eleven とは十余り一で、twelve とは十余り二の意味だと辞書にある。十三以降は十余り三とか四とか言葉をつくるよりも、規格化した方が数えやすかったのかもしれない。

■小腸の中は？

小腸の内面には、絨毛（じゅうもう）という長さ一ミリメートル程度の小さな突起がびっしりと並んでいる。絨毛の絨は絨毯の絨であるから、毛の短い絨毯が内部を覆っていると考えて間違いない。このような突起がある理由は、腸内の表面積を広げるためである（図69）。この絨毛の基部には穴が開いており、これを腸腺窩（ちょうせんか）という。腸腺窩の周囲に複数の絨毛が立っていることになる。この窪みからは、様々な酵素を含む腸液が分泌される。この

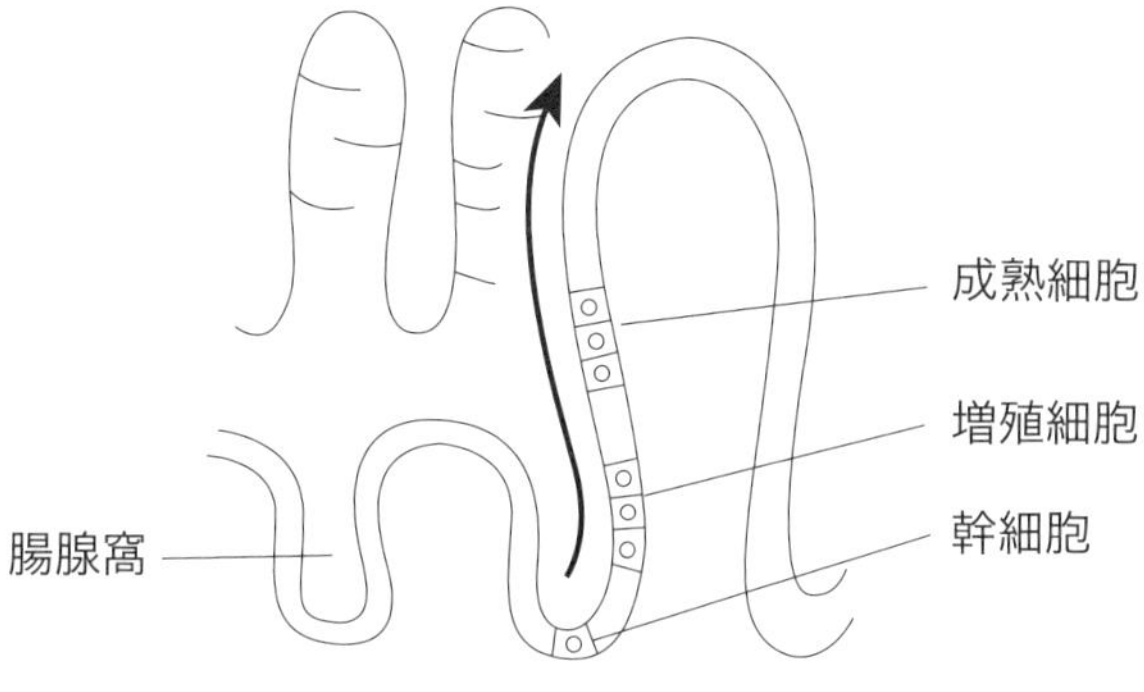

図 69　小腸内面
小さな突起、絨毛がびっしり並ぶ。

窪みのもう一つの重要な役割は、腸を構成するこれらの構造を保つための細胞を作り出すことである。細胞は腸上皮細胞とよばれる。腸上皮は、この腸腺窩の細胞の中からたった一つの細胞の分裂によって次々と作られ、周囲の絨毛を上へ上へと押し上げられる。通常は、二、三日で絨毛の頂点へ達し、脱落して腸内で分解される。したがって、腸腺窩を形成している細胞は全て遺伝的に同じクローン細胞である。絨毛は、周囲の腸腺窩の細胞から送られた複数のクローン細胞から構成されることになる。結局、小腸を作っている元は、腸腺窩の細胞なのである。小腸は、栄養の吸収に活発であるから、種々の酵素によって腸上皮が傷つく。それを新しい細胞に置き換え、常に吸収に対して万全である必要から、短期間で細胞が入れ替わる。腸腺窩の細胞は分裂が活発である故、分裂時には染色体がむき出しになる。そこへ放射線が当たると、ＤＮＡの損傷を招き細胞分裂が異常になり、正常な腸上皮を作ることができなくなる。したがって、重度に被曝した場合、それまでに作られていた細胞が脱落し尽くすと、絨毛の下を走っている毛細血管が露出し、出血を始める。これは、いかんともし難い状況である。

栄養の吸収が行われるのは、単純な細胞膜においてではない。腸上皮細胞の膜が変化した微絨毛という電子顕微鏡レベルで見ることができる、さらに小さな絨毛の間で行われる。例えば、ビーフステーキは、蛋白質でできているので、アミノ酸にまで分解される。分解される場所はこの微絨毛の中で、腸管の中でアミノ酸にまで分解されると、腸内の細菌に横取りされてしまうのだ。微絨毛は細胞膜が変化したものであるから、繊毛とは異なり、それ自体に可動性があるものではない。小腸内の絨毛とその先端にある微絨毛までを完全に平らにすると、テニスコート一面分くらい（約二〇〇平方メートルすなわち六〇坪）に相当するとよく言われる。一回の食事で食べた内容物を完全にすりつぶし、それをテニスコート一面分に均等に刷毛で塗れば、極めて薄い膜になるのがわかる。それ故、栄養の吸収が可能になるのである。

腸は、栄養を吸収するばかりでなく、有害物の排出もする。痛風は、「風が患部に当たっただけで痛い」と称される病気で、英語ではgoutと言い、ラテン語の〝しずく〟に由来する。これは、血液が本来は漏れてはいけない関節にしずくのように漏れ出し、それが激しい痛みを引き起こすと考えられたからである。実際は、血中の尿酸の濃度が高くなり、それが関節で針のような形に結晶化して、関節内部で突き刺さり、脱落した針を食作用で壊そうとする白血球が集まり、強い炎症を引き起こすのが原因と考えられている。これまで腎臓で尿酸の排出が低下するためだとされてきたが、最近、東京薬科大学と防衛大学の研究者が、腸における尿酸の排出の低下も大きな原因の一つであることを見出した。

■消化管は小さな脳

新潟大学医学部名誉教授の藤田恒夫先生の名著に『腸は考える』（岩波新書）がある。その本の中で、先生は腸は脳から独立している小さな〝脳〟であることを強調しておられる。なぜなら、腸は神経細胞でできた網タイツをはいているようなもので、神経細胞の数は腸全体では一億個以上にのぼり、脊髄の神経細胞数を上回るからだという。

私は子供の頃は、しょっちゅうお腹を壊して夜中にトイレに行っていたような記憶がある。これは、脳と消化管の神経が別々に働いている証拠で、脳が眠ると消化管も眠るのでは消化管内の毒物などは排泄されないことになって命に関わることになる。脳が眠っても、消化管は眠らないのである。しかも、消化管は蛋白質や脂肪を摂取した時は膵臓に働いて、膵液に次いで腸液を分泌させる。スープや酒を飲んだ時は、アルコールやアミノ酸を感知して胃液が分泌される。卵の黄身を食べると胆嚢の収縮により胆汁が分泌される。コレラ等の毒素が入ってくると多量の腸液を分泌して下痢を起こさせ、これを排除する。ただの管のような器官に、種々のセンサー細胞が適材適所に分布しているのだ。これらの細胞は、神経細胞に似ているのでパラニューロン（paraneuron）と名付けられている。似ているという言い方は、不適当かもしれない。パラニューロンは感覚細胞にも内分泌細胞にも成りうる細胞の総称というべきだろう。消化管は、食道から始まり、胃、小腸、大腸を経て長さ七メートルに達する。〝肥満の対策〟として小腸の大部分を切り取ることが行われている国があるが、正常の生理に反することは明らかである。

二〇一一年六月、日本で「自走式カプセル型内視鏡」が発表された。龍谷大学等の研究者たちが開発したもので、長さ四・五センチメートルで直径は、一・二センチメートルである。磁石を内蔵しており、約一・五センチメートルの尾鰭を持つ。これまでも「飲み込み式カプセル内視鏡」が開発されていたが、動きは消化管の蠕動運動に頼るので、見たい部分を重点的に見るというわけにはいかなかった。これは、消化管内を重点的に写真撮影することが可能で、しかも尾鰭を使って移動できるので、必要であれば肛門から大腸内へ逆行もできる。

また、二〇一一年十月には米国消化器病学会から、モーツァルトの曲を聴きながら、内視鏡検査をすると、ポリープを発見しやすくなるというデータが発表された。これは、高周波数が多く含まれる曲を聴くと、副交感神経の活動が高まり、集中力が増す結果であると考察されている。もし本当なら、受験勉強など他にも応用が効くはずである……。

■コッホvsペッテンコーフェル

小腸と大腸では水の吸収が行われる。乳幼児はその機能がまだ弱く、下痢などによる脱水に対する処置が大事な意味を持ってくる。コレラは当初、インドのガンジス川下流の一地方の風土病であったが、地球規模で人間が移動するようになると世界中へ広まり、古代より現代まで何回か広域感染が起きている。症状は、一日二〇回ないし三〇回もの水のような下痢便が出る。したがって、水と電解質の補給が重要である。原因はコレラ菌であるが、それを特定したのはコッホである。一方、同時代に、後に〝近代衛生学の父〟と呼ばれたペッテンコーフェル（Max Pettenkofer：1818〜1901）がいた。彼は、生活環境と病気の発生には強い因果関係があると主張し、下水道の整備を説いていた。そのため、彼はコッホのコレラ菌の存在は認めたものの、毒が広がるのはその土地特有の、例えば地下水など土壌という条件が必要で、単に便を通して感染するのではないと主張し、最後には、コッホからコレラ菌を貰い目の前で飲んで見せた。(110)(111) しかもこの時、胃酸によってコレラ菌が死なないように、あらかじめ重曹を飲んで胃酸を中和しておくという念の入れようであった。当然、彼はコレラを発症して下痢を起こしたが、大事には至らなかったらしい。一説には、コッホは彼の行動を見越して、毒性の低いコレラ菌を渡したとも言われている。ペッテンコーフェルの下へは、森林太郎（後の森鷗外）が留学している。彼は自分の子供に洋風な名前を付けているが、孫の〝真章(まくす)〟という男の子は、ペッテンコーフェルから名前をとっている。鷗外（医師としては陸軍軍医総監を務めた）は、写真からは厳格なイメージが強いが、子煩悩で良き父親であった。ただし〝論争の鬼〟で、頑固で自説を曲げない所は師のペッテンコーフェルに全くそっくりであった。脚気はビタミンの不足であることを最後まで認めなかったため、明治期、陸軍での脚気による死亡者は海軍を大きく上回った。

■切腹は本当にできるのか

解剖の図を見ると、胃から十二指腸を経て小腸につながり、小腸が複雑に巻いて大腸の始まりの部分の横につながっている（図70）。小腸が次第に太くなって大腸になっていくのではない。小腸が大腸につながっている部分には回盲弁があり、大腸の内容物が小腸へ逆流しないようになっている。この部分の下部を盲腸といい、盲腸にくっついている細い部分を虫垂（あるいは虫垂突起ともいう）という。『解体新書』にも〝虫腸〟とある。[6] 本来、虫垂も大腸の一部であったが細いままで発達せず、ここは胃腸の免疫に関係するリンパ組織になった。ヒトでは盲腸は、もはや発達していない。過去には〝盲腸〟といわれた虫垂炎は、現代では、昔ほど手術例は多くないようである。昔は虫垂炎は診断が難しい病気で、特に太り気味の人の場合は診断を下すのが困難で、手遅れになるよりは開腹手術をという判断があったため、手術が多かったと思われる。現在は、CT（computed tomography）で診断を行い、必要であれば腹腔鏡による手術が行われている。虫垂は、切除しても体に影響はない。哺乳類で消化管に比べて最大の盲腸はコアラに見られ、哺乳類で最長の二メートルに達する。コアラとはアボリジニの人々の言葉で、「水を飲まない」という意味で、水も栄養もすべてユーカリの葉からとる。ただし、ユーカリは青酸を含むため、胃酸によって青酸ガスが出るので、胃液は胃酸を分泌しない。コアラの盲腸には、この青酸を分解する細菌が棲みついてお

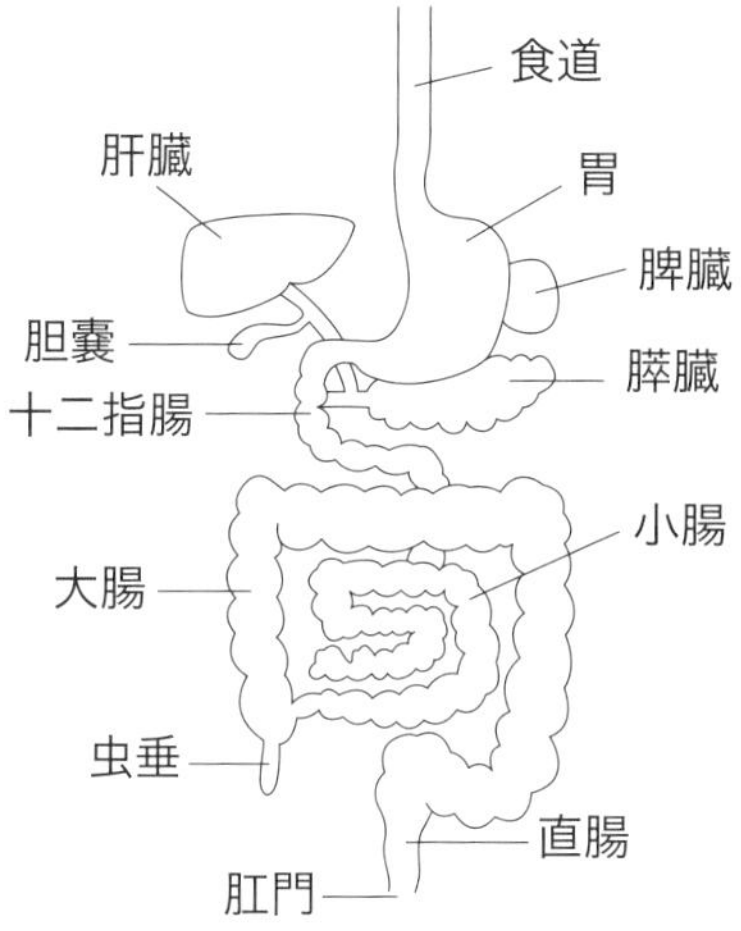

図70　消化管の配置

り、ユーカリの葉を安全なものに変えてさらに栄養物へと変える。この細菌は、親から仔へと受け継がねばならないので、母親は仔に特殊な便である盲腸の内容物を食べさせる。

母親から仔へと伝えるものに、初乳に含まれる抗体がある。これは、ヒトでも同じである。抗体は大きな蛋白質であるが、これは分解されないで、貪食作用（phagocytosis）によって乳児の腸上皮からそのまま吸収される。

大腸は最後、小腸を取り巻いて肛門に終わる。私たちが激しい運動をしても小腸と大腸の位置関係は変わらない。これは腹膜によって全てつながっているからである（図71）。

腹膜とは、体腔膜のことである。私たちが受精卵から発生する時の内臓は、全ていくつかの袋の中に入って生じる。この袋を作っている膜を体腔膜という。体腔膜のうち、心臓を入れておく袋は心嚢膜という。肺を入れておく袋は胸膜という。なぜこのような袋に入っているかというと、袋が閉じているので、物理的衝撃や運動をする際にねじれても安定するからである。ゴムまりの一部をへこませても、すぐに元にもどることを思い出せばよい。消化管やその付属品を入れておく袋は腹膜であるが、上記の理由で腸間膜ともいう。

私が大学生の時、非常にユニークな体育理論の教授がおられた。ある日の講義は、切腹の仕方であった。詳細は省くが、刀を腹に突き立てて横に引こうとしても、腹筋がそれにからみつき、そう簡単にはいかないであろう、というものであった。ましてや自分の〝はらわた〟をつかみ出して、ちぎって敵に投げたという英雄の話は、あまり信用がおけない、ということであった。ただ、腹を切るという行為は、自分の真実が宿っている〝腹の中〟をさらけ出すことによって、心を訴えるということであったらしい。

話はそれたが、腸間膜の上は静脈や動脈が密に走っている。胃と横行結腸を結ぶ腸間膜は、大きく下に伸びている。これを大網（だいもう）（greater omentum）という。リンパ組織を多く含み、内臓器官の異常を起こした組織に貼りつき、それ以上、炎症が拡がらないように防いでいる。したがって、開腹した時にどこに異常があるかの

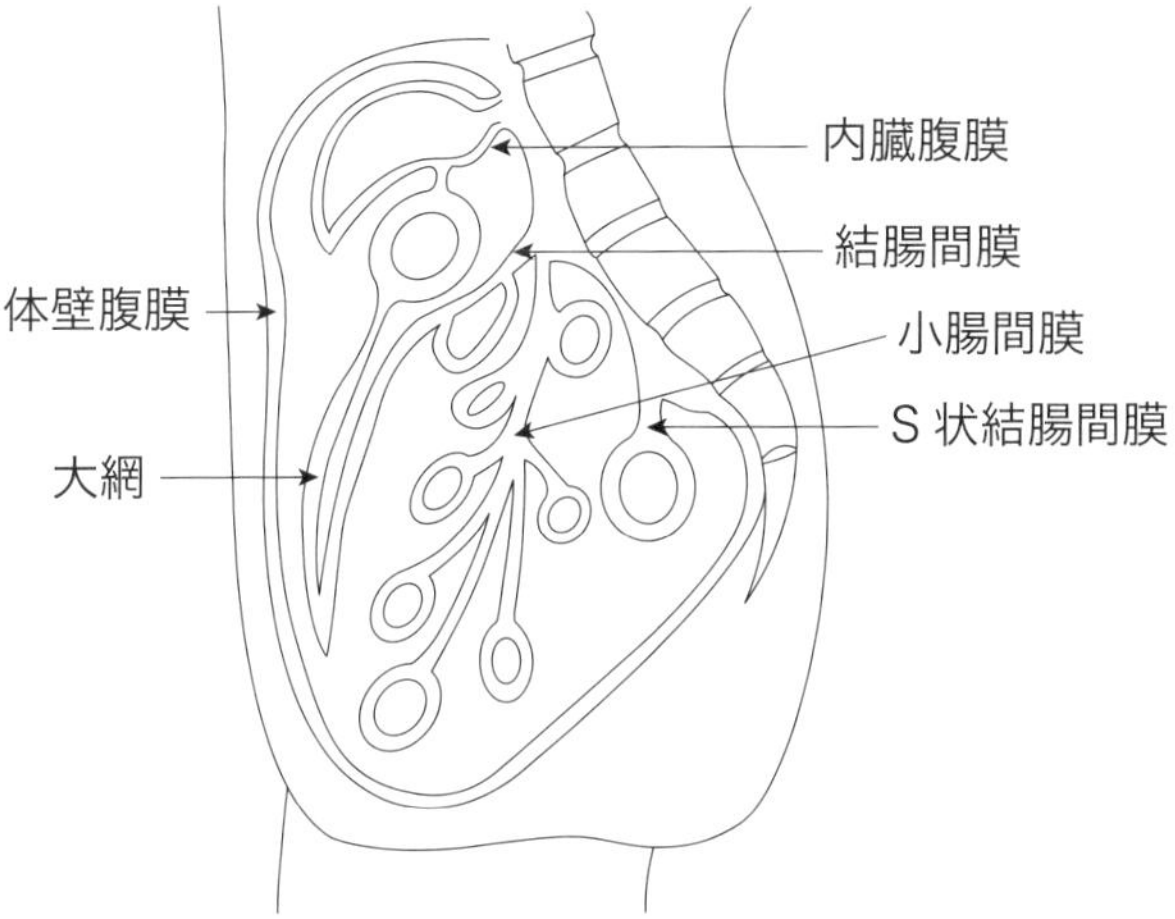

図 71　体腹部縦断図
腹膜によって全てつながっている。

目安となる。逆にいうと、どこかの器官でガンが発生すると、大網に転移している場合がある。病態が進むと多数の細胞や毛細血管の水の透過性が高まって、腹腔に水が溜まることがある。これが腹水であるが、健常時でも一〇〇〜二〇〇ミリリットル存在する。

上述したように、内臓臓器は、全て腸間膜によってその位置を固定されている。しかし、それだけで各臓器が動かないというのではなく、腹腔には脂肪のパッキングがあり、それが臓器の動きを抑えている。最近、その脂肪の量と脳の大きさに関係があることがわかった。[112] ヒトの消化管のサイズは、ヒトと同程度の大きさの霊長類よりも小さいという事実から、その理由について詳細に調べられた。霊長類二三種を含む一〇〇種の哺乳類で、脳と内臓各種臓器の重量が比較された。その結果、脳のサイズと脂肪の貯蔵量との間に負の相関が認められた。これは、内臓の脂肪を減らせば飢餓に対して弱くなるが、その分、脳を発達させてエサの調達をより上手にするという戦略からそうなったと考察されている。

消化管は食物を消化している時には、豊富な血流がある。それ以外の時、特に運動時には絨毛など消化管細部への血流は不要になる。そのため、絨毛の付け根には動静脈吻合があり、不要時には血液は動脈から静脈へ直接流れ、消化管に分布する血液量を最少にしている。

牛乳を飲むとお腹がゴロゴロと鳴り、トイレへ行かねばならなくなる人がいる。この現象を乳糖不耐性という。これはいわゆる東洋人に多いタイプである。常に牛乳を飲んでいる人たちは、こうはならない。これは、ミルクに含まれている乳糖（ラクトース）が原因である。乳児の頃は、乳糖は重要な栄養源なのでラクターゼという酵素が働き、乳糖はグルコースとガラクトースに分解される。ラクターゼは小腸上皮に分布する。しかし、ミルクを必要としない年齢になり、牛乳を飲む習慣が無い人たちは、ラクターゼを作る遺伝子が働かなくなってしまう。すると小腸に乳糖が分解されずに溜まるので浸透圧が高くなり、腸内に水を呼び込んでしまって軟便となり、トイレに駆け込むはめになる。それでも我慢して牛乳を飲み続けると、再び、遺伝子が活性化して、ラクターゼを作るようになる。現在は、予め牛乳の乳糖を分解してある牛乳が販売されている。

■いろんなタイプの大腸菌

大腸の役割は、簡単にいうと水分を吸収してウンチを作り、粘液を分泌してするりと排泄させることにある。しかし、大腸の後端にどうしても排泄物が蓄積する。その中に、食べた食物からできたか代謝の過程でできたかは別にして、体にとって悪い物質が含まれている場合もある。それ故、年齢とともに大腸にガンが発生する可能性が高くなるが、早期に発見すれば一〇〇%治癒するガンでもある。検査の機会を積極的に作るべきである。大腸の環境を好んで、例えば酸素が少ないなどの特徴があるが、棲む細菌群がいる。こうした細菌の種類は五〇〇種類以上ともいわれているが、大腸に棲むこれらの特定の細菌を大腸菌という。それらの中で細胞壁の表面にヒトのＡＢＯ式血液型に似た糖鎖を持ち、それがＯ型に似ている細菌がいる。しかし、その糖鎖はO型ではあるが少しずつ形が違うので、違う形を〝株〟と呼んでいる。見つかった順番にO-の後に番号が付けられる。現在、一八〇種類ほどを区別できる。中には赤痢菌が持つ毒を発現させる遺伝子を持つバクテリオファージに感染した大腸菌もおり、ファージからその毒を作る遺伝子を注入されているので、そのような大腸菌は毒を分泌する。例えばO-157が該当する。毒をベロ毒素という。おかしな響きの名称であるが、これはアフリカミドリザルの腎臓上皮細胞を培養して株化に成功し（細菌でなくとも継代培養できる細胞ができると、それも株化に成功したという）、その株化細胞にエスペラント語で緑（Verda）と腎臓（Reno）を組み合わせ、vero細胞という名が付けられた。この株化細胞を用いて、毒性の強さを調べ毒性ありと判定したのである。したがって、vero細胞に毒性を持つ毒素という意味でベロ毒素（verotoxin）というようになった。大腸菌は、消化管で消化しきれなかった残渣を分解したり、食物と一緒に、絶えず口から入ってくる外来の細菌が過剰に増加しないように自分たちの細菌叢を守っている。これが正常な大腸の働きにつながる。大腸は、外来の細菌が入ってくるので、常に免疫系が働く場所でもある。

最近、理化学研究所などが、大腸菌のあるものは、免疫系が過度に反応しないようにブレーキを掛けていることを明らかにした。その仕組みは、リンパ球の中のTリンパ球の一種である制御性T細胞を増加させ、異常な免疫応答を抑制することにある。この仕組みが詳細に解明されると、難病に指定されているような病や自己免疫病の治療に道が開けることになる。また、大腸菌のあるものは、ビタミンKを作っている。これは血液が凝固する上でなくてはならない因子であるので、この大腸菌は重要である。新生児では大腸菌がまだビタミンKを作るほどに増えていないので、出血は重大な問題になる。

消化管には必ずガスが溜まる。食物を一回飲み込む度に、約三ミリリットルの空気を飲み込む。すなわち、溜まったガスのうち七〇％がその空気で、血中から消化管に出たガスが二〇％、発酵による炭酸ガスやメタンガスは一〇％程度である。メタンガスは引火性であるので、燃える。ＮＡＳＡでは、真剣に、この体外に出されるガスの研究をしている。このガスを日本語では、〝おなら〟あるいは〝屁〟という。〝おなら〟の語源は、〝鳴る〟ということだろうと漠然と思っていたが、よく調べると確かに〝おなら〟は、元は女房言葉であるが、音がするのを〝おなら〟といい、しないのを〝屁〟というらしい。江戸時代の川柳を集めた句集に『柳多留』というのがあり、音がしない場合は誰がしたかわからないが、音がすると、それが妙齢の女性だと、誰かがわかってしまうので、誠に気の毒である、という意味の「屁をひったより気の毒は、おなら也」という句がある。[113] すなわち、昔は二つの語を使い分けていたのである。ごく最近、歯周病の専門医と名古屋大学大学院工学研究科の研究者が、おならのガス成分を調べることによって、大腸ガンの有無を見分ける（かぎ分ける？）ことに成功した。これは、おならを採取する袋の内側に金属の微粒子をつけた一センチメートル角の基板をとりつけ、それにガス成分を吸着させる。これを分析した結果、大腸ガンの患者では、イオウを分子内に含むメチルメルカプタンが、健常者に比べて一〇倍も多く含まれていることがわかった。同じ原理で、肺ガンにも応用できるという。肺ガンも呼気中のガス成分を調べるだけで良いのだ。このような方法は、患者の精神的、肉体的負担を、まるで嘘のように軽くする。

■動物と大腸菌の共生

腸という器官を持つ動物であれば、脊椎動物や無脊椎動物の区別なく、おそらくその全てが、消化管の中に細菌を持っているに違いない。口から入った細菌は、消化活動が活発な胃や小腸に相当する部分には定着しづらく、食物残渣がある大腸なら定着に最適であったに違いない。これはある意味で共生である。細菌は、むき出しの環境より動物体内の方が生存しやすいであろうし、動物にとっては、未消化物を処理してくれる上に、時には自分に必要な物質を作ってくれるからである。

その極端な例が、マシコヒゲムシ（*Oligobrachia mashikoi*）というゴカイの一種である（写真11）。この動物

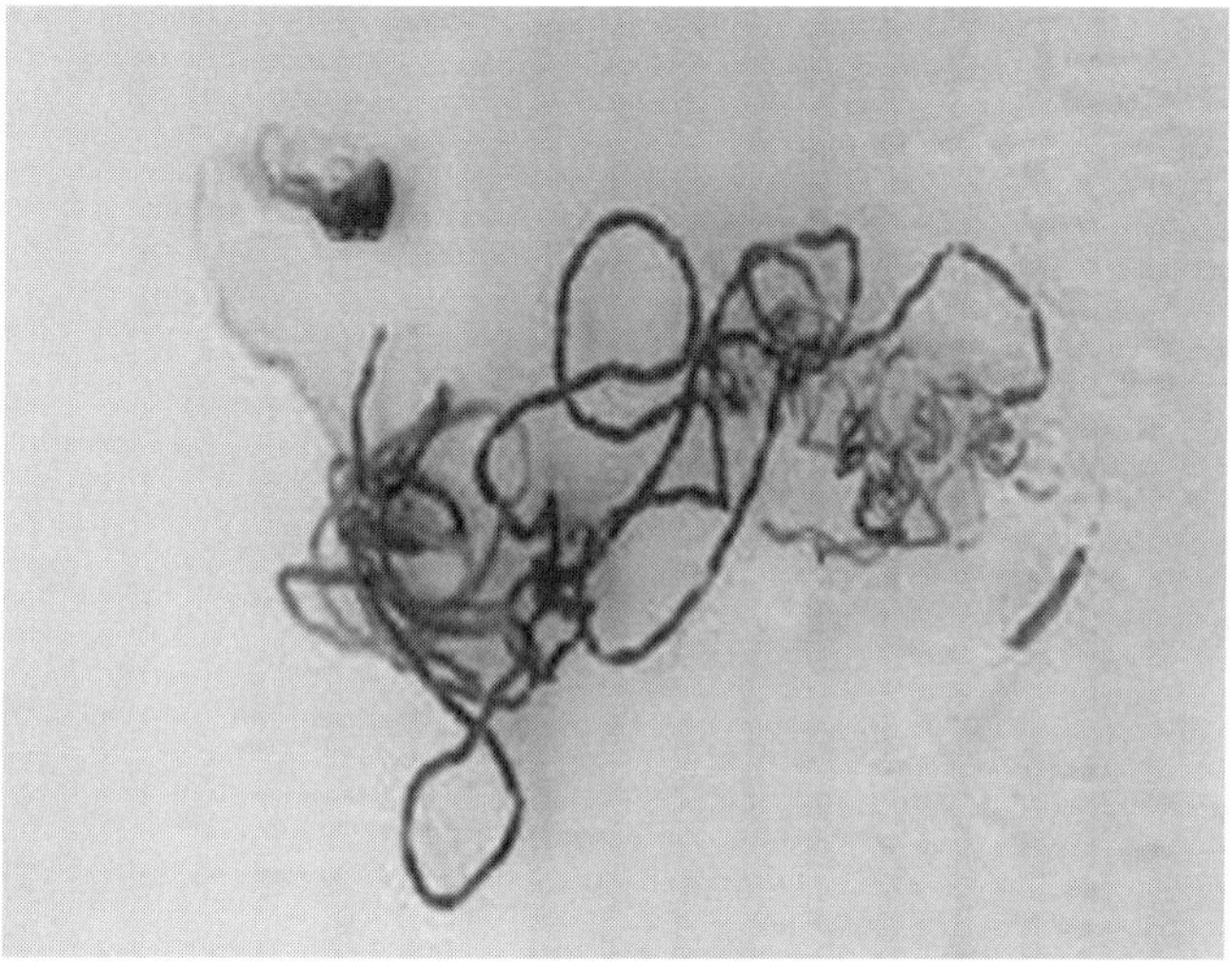

写真11　マシコヒゲムシ（*Oligobrachia mashikoi*）
写真提供：筆者

は、能登半島の富山湾側に位置する九十九（つくも）湾という場所に生息する。ただし、特殊な方法でないと採集はできない。マシコヒゲムシは、体幅〇・六ミリメートル、長さ四〇センチメートルと極めて細長く、千切れやすい。本種は、ヒトでいうと大腸の部分にイオウ酸化細菌を棲まわせている。その生息場所の海底の泥は、かすかに硫化水素の臭いがする。すなわち、この細菌はイオウを酸化してエネルギーを得て、炭水化物を合成するのである。この炭水化物は、細菌自身の生存にも使うが、宿主であるヒゲムシにも供給する。本種は、口も肛門も退化している。その細菌が棲む大腸の部分は大腸とはいわず、栄養体という。しかしながら、硫化水素は猛毒である。そこでこのゴカイは、硫化水素を結合させるヘモグロビンを作っている。このヘモグロビンは自分の組織には酸素を、共生細菌には硫化水素を運ぶことができる。このヘモグロビンは、このゴカイが初めて作り出したのかというと、そうでもないらしい。環形動物には、元々、嫌気的環境に棲む種がおり、それの一部が特殊化したらしい。このヒゲムシがさらに特殊化したのが、深海に棲むハオリムシ（英語ではtube worm）である。

ニューギニア高地に住む人々は、摂取する蛋白質の総量を考えると、自分の体を維持できるはずがなく、希望的な推論であるが、彼らは、消化管に窒素固定細菌を共生させて、蛋白質を補っているとすれば興味深いという説が過去にあった。[114] 窒素固定細菌は、マメ科の植物の根粒細菌として有名なものであるが、慈恵医科大学と東京大学のチームが平成二十二年から「パプアニューギニア高地人がサツマイモを食べて筋肉質になるのはなぜか」というテーマで研究を続けており、平成二十五年までには結論を出すとしている。

もう一つ、人の消化管にアルコール発酵する菌が棲みついたという記事を読んだことがある。これは、昼食の後必ずアルコール臭い息を吐くことから、昼間から酒を飲んでいると誤解され、下手をすると会社を首になると言って、外来へやってきた人がいた。これは笑えるような笑えない話であるが、稀有な例であることは間違いない。腸内にカビの仲間の真菌が棲みつく真菌症が知られているので、これがアルコール臭を放っていたのではないか。

なお、二〇一一年の十一月に国立がん研究センターから、興味深い発表があった。それは一九九〇年代半ばより二〇〇六年までの男女八万人を追跡調査して、結腸ガンの発生率を調べた結果である。それによると、肉食系女子（牛や豚の赤身を調理前の量として八〇グラム以上を毎日、摂取する）は、そうでない女子よりも四割以上の高い確率で結腸ガンが起こるというものである。男子では、鳥肉を含めて一〇〇グラム以上（赤身が八五％ある場合）を摂り続けると、やはり、そのような傾向が見られたという。何事も「過ぎたるは及ばざるがごとし」なのであろう。

【コラム6】

カイチュウ物語

台湾出身の直木賞作家で、経済評論家で実業家でもあった邱永漢氏が、先年惜しくも亡くなられた。氏は、『食は広州に在り』(中公文庫)という名著を著している。その中に「麺食う虫」という話が出てくる。物語では無類の麺好きの青年がいたが腹の中に寄生虫がおり、実はそれが麺を食べていたのだ。その虫は、〝消麺虫〟と言い宝を産む虫で、結局彼は大金持ちになるという話である。駆除の丸薬を飲むとその虫を吐き出すことができ、長さは六センチメートル程度でアオガエルのような形をしていたという。邱氏は、だいたい中国の話は荒唐無稽のものが多いがと断っているが、これを現代の知識で無理に解釈してみる。吐き出すことができる消化管寄生虫は、小腸に寄生するカイチュウと盲腸に寄生するギョウチュウが考えられる。どちらも線形(せんけい)動物門に属する動物で、体は節が無いミミズのような形をしているが、胃へ迷入できる可能性が高いのはより胃に近い部位に寄生しているカイチュウであろう。大きさもカイチュウは、数センチメートル〜二〇センチメートルであるのに対し、ギョウチュウはほとんどが数ミリメートル程度のサイズである。一方、寄生虫として有名なサナダムシは扁形動物門の動物で小腸の始まりの部分に、頭部にある鉤状の突起で付着し、腸に沿って片節と言われるほとんど生殖巣でできた扁平状の体を無数に付け足すように下方に向かって増やし体長をのばしていく。長さは数メートル以上に達する。便の中にその片節の一部が見つかり、それらは動くので寄生されているとわかる場合がある。口からは吐き出されない。では、カイチュウだとしてアオガエルのような、とはどう説明できるであろう。腸から胃へ迷入する時には十二指腸を通る。駆虫剤の効果によってもし体が少し膨らんだカイチュウに、緑色をした胆汁が付着して吐き出されると青色の変な「もの」が出て来たと驚くかもしれない。それをカエルと見るのは確かに誇張であろう。変なものでは話が続かない。ただし、現実には寄生虫を持っているからと言ってメリットなど一つもない。ましてや大金持ちになど決してならない。一時、サナダムシダイエットという言葉があったが止めた方が良いに決まっている。東京の目黒寄生虫館（目黒区下目黒四-一-一、入館料無料）へ行き本物をぜひ見るべきである。ただ、消化管寄生虫がなぜ消化されないのかは、消化酵素に抵抗性のある分子を体表に分泌しているからであり、免疫系になぜ見つからないかは、体細胞の表面にあるMHC分子にそっくりな分子を体表に作り出しており、パトロールする白血球等を欺いていると説明されている。ただカイチュウ等は、免疫系の過度な発動を抑えているとも言われている。現代は、あまりにもクリーンになり過ぎて少しの異物にも免疫系が過剰に反応し、花粉症などを引き起こしている。確かに私が子供の頃など、この言葉は無かったような気がする。調べてみると、日本で正式な花粉症の報告は一九六〇年（昭和三十五年）のブタクサによる花粉症であった。線形動物門の動物には、マツノザイセンチュウのように松の立ち枯れを引き起こして自然界で猛威を振るう種がいる一方、大きさ一ミリメートルの土壌センチュウは学名を*Caenorhabditis elegans*（円筒形で美しいという意味のギリシャ語とラテン語の合成語）といい、日本語でC・エレガンス（シーエレガンス）と呼び、すでにゲノムが解読され分子生物学のモデル生物として、発生学、遺伝学、生理学、生化学、そして老化など、全ての分野でヒトの役に立っている。これは寄生虫ではなく生物に関する〝知識の宝〟を産む動物である。

アイスマン

一九九一年九月、イタリアとオーストリアのほぼ国境に近いアルプスの三二一〇メートルという高所で、遭難者と思われる男性のミイラ化した遺体が発見された。身長は一六〇センチメートルで体重は五〇キログラム、年齢は四十六歳ぐらいと推定され、筋肉質の体を持っていた。氷の中から発見されたのでアイスマンと命名された。当初、警察はパスポートあるいは結婚指輪に文字が刻まれていたら、すぐに身元がわかるなどと発表していた。ところが所持品は斧であるとかクマの毛皮の靴底にシカの皮を縫い合わせた靴をはき、ヤギ皮のズボンをはいているなど、どうも様子がおかしいとなって、念のため考古学者が呼ばれ、調べられた結果、先史時代の男性であるとわかった。炭素一四年代測定法で調べると五三〇〇年前と出た。この時代は、青銅器時代の始まりに当たり、メソポタミア文明の初期で、他の文明はまだ興っていない。大スクープとなりイタリアとオーストリアでアイスマンの所有権が争われたが、国境からイタリア側に九二・五メートルの所で発見されたのでイタリアのものとなった。彼を調べれば調べるほど、これまでの常識が塗り替えられる事実が出てきた。斧は銅でできており、純度は九九・七%と精錬度は著しく高かった。胃の中には、アイベックスというアルプスに棲むヤギの一種の肉に加えシカ、ウサギの肉もあった。焼いたパンも食べていた。注目すべきは、ハーブの一種も見つかり、彼は味と香りを楽しんでいたこともわかった。驚くべきは、背中や膝など一五カ所に入れ墨様の焼かれたような痕があり、そのうち九カ所は漢方の鍼灸治療のお灸のツボとほぼ一致した。そのうち五カ所は腰痛のツボであった。CTスキャンは、彼が腰椎すべり症という病気で腰痛に悩んでいたことを示しており、その軽減のためにお灸をすえていたに違いないと推察された。中国で鍼灸の成立は紀元二〇〇年に書かれた文書があるので、その歴史はそれより遡ってもせいぜい紀元前一〇〇〇年程度である。したがって、中国とは別な医学の発達がヨーロッパのアルプスの近くにあったことになる。彼のDNA配列は現代のアルプスの近くの人たちのものとは異なり、イタリアのコルシカ島の人々に近かった。遺伝子から、目の色は茶色で髪も茶色だが皮膚の色は白人に近いとわかった。動脈硬化の懸念も示唆された。また成人してからは、乳糖不耐性でミルクを飲むと下痢をする体質であるとわかった。私たちが牛乳など家畜のミルクをいつでも飲むことができるようになったのは、動物が家畜化されるローマ時代から中世にかけてであるので、彼の周辺ではまだ無理であったのだ。大腸の中から採取されたサンプルの中に花粉があり、その花粉の木々が特定された結果、彼は死ぬ直前に、標高の高い所から低い所へ降りさらにもう一度上って発見された場所まで来たことがわかった。これは何かから急いで逃れることを暗示していると考えられた。事実、彼の左の背中には矢尻が刺さっており、動脈を破りひどい出血をさせていたとわかった。さらに側頭部を何かで強く殴られ、目の上部の骨にはヒビが入り、大きな範囲の脳内出血を起こして死んだことがわかった。しかも弓矢の柄は、誰の矢なのかの特定を避けるため抜き取られていた。彼は身分の高い人物であったらしくアルプスの麓に同時代の石碑があり、その中に後ろから弓で射られる絵が残っており関連が示唆されている。これまで誰も想像すらしていなかった時代に、すでに複雑で高度に発達した社会があったのだ。

第13章　肛門

■みんなお尻で悩んでた

肛は、肉月に孔（穴の意味）の意味で、工と同じ発音の形声文字である。英語ではanusでラテン語のringに起源をもつ。どちらもなぜか味気ない。肛門は重要な部分でありながら、マイナスのイメージが強い部分である。先に出てきた『病草紙』に「しりの穴、あまたありけり。くそするとき穴ごとにいでて、わずらわしけり」とあるが、これは痔ろうの症状で、極めて痛かったと想像される。日本語でも古くから肛門は単に〝尻の穴〟と呼ばれていたのであろう。松尾芭蕉（一六四四〜一六九四年）は、胃腸が弱く痔も悪く、旅は大変だったと過去の記録から想像されている。(61) 杉田玄白（一七三三〜一八一七年）は、解剖学者であったが皮肉にも便秘からくる脱肛を患っていた。排便ごとに出てしまう肛門を元に押し込むのは大変、辛かったはずである。(107) しかし、彼は八十五歳の長寿を全うした。夏目漱石は、痔ろうだったらしく、二回手術を受けている。二回目の際に弟子の小宮豊隆（独文学者にして『三四郎』のモデル？　一八八四〜一九六六年）に宛てた手紙が残っている。それによると、「御尻は最後の治療にて一週間此所に横臥す。僕の手術は、乃木大将の自殺と同じ位の苦しみあるものとご承知ありて、崇高なるご同情を賜度候」と、ふざけて書いている。これは乃木大将の明治天皇の御崩御に対する殉死から十六日後に書かれたことがわかっている。文豪とて、よほど辛かったとみえて、手術七日目に、「切口に冷やかな風の厠(げんこう)より」という句を読んでいる。(2)

発生学に基づくと、脊椎動物の肛門は、原口という将来、消化管に発展する組織の入り口に由来する。つま

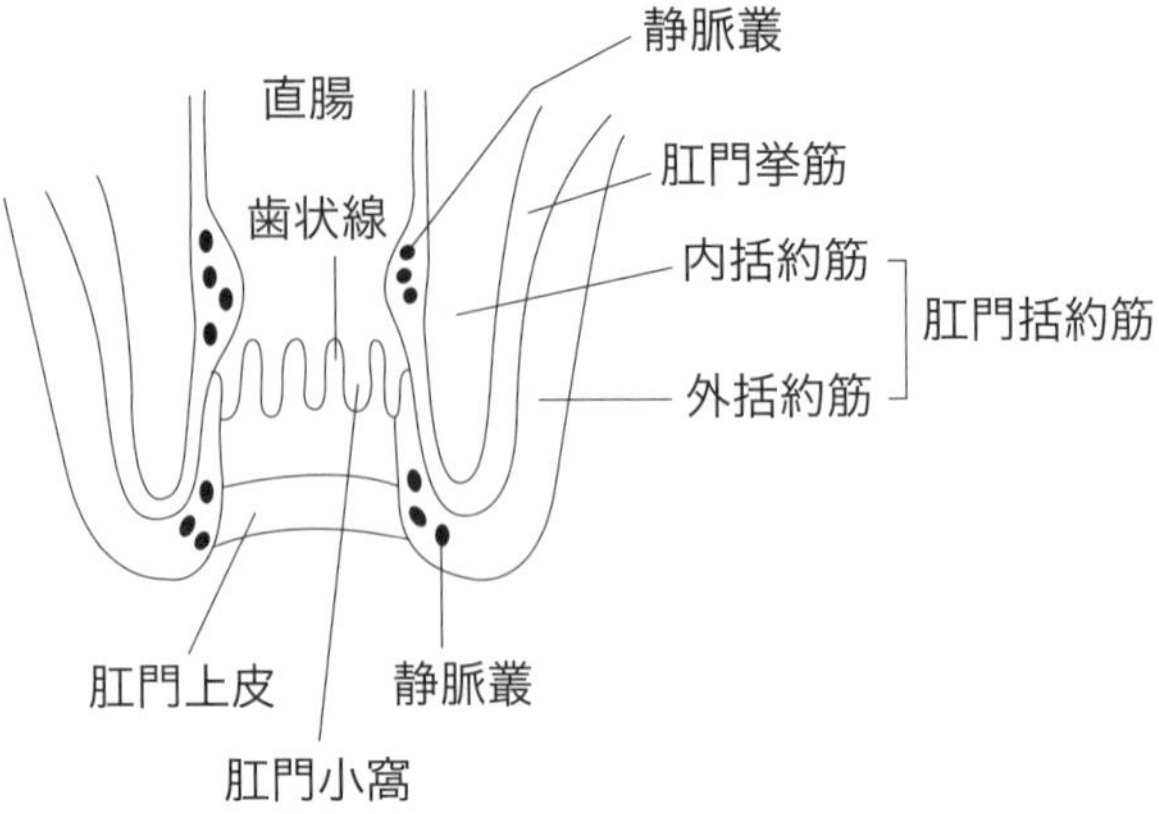

図72　肛門
消化管の末端が皮膚に結合する部分。

り、単純な袋であった私たちの体は、その一部を陥入させて腸を作るのである。陥入して行った先端の、袋の壁とぶつかったところが現在の口である。発生学的には、口よりも肛門の方が早く分化することになる。哺乳類の発生は、同じく原口が肛門になる〝ウニの発生〟などと原理的には同じであるが、見た目は著しく異なり、まるで爬虫類の発生のように見える。発生を見ると、哺乳類が系統発生学的に爬虫類の先祖から分かれてできたことがよくわかる。

■肛門の微妙なつくり

肛門は、消化管の末端が皮膚に結合する部分である（図72）。それ故、末端のその部分はしっかり皮膚と結合していなければならない。歯状線がその部分に当たり、消化管の円柱上皮よりなる直腸から、扁平上皮よりなる皮膚への移行部である。これは、直腸の部分は自律神経が支配し、肛門の部分は皮膚に分布する知覚神経が支配することを意味する。したがって、肛門は敏感で傷を負うと極めて痛い。肛門小窩とは、動物が持つ肛門腺の開孔部に当たるが、ヒトでは退化的である。動物では直腸尾骨筋が肛門挙筋に相当し、排便時に直腸ごと反転させて糞を出すので、排便の後も肛門周囲は汚れない。また動物では尾骨肛門筋が肛門を引き戻す。ヒトでは、尾骨そのものも退化している。肛門括約筋の内輪筋は、便意がくると緩むが、外輪筋は眠っている時でも常に締めるように脳から指令がきており、意志の力で緩めても良い状態にならないと緩まない。しかし、加齢とともに括約筋も弱くなる。肛門の内側には静脈叢がある。ヒトは立って歩く動物であるため、重力がかかると静脈の血は鬱血（うっけつ）ぎみになる。このことも肛門の疾病の原因となっている。しかも傷ついた部分は細菌に感染しやすく、悪化の原因にもなる。

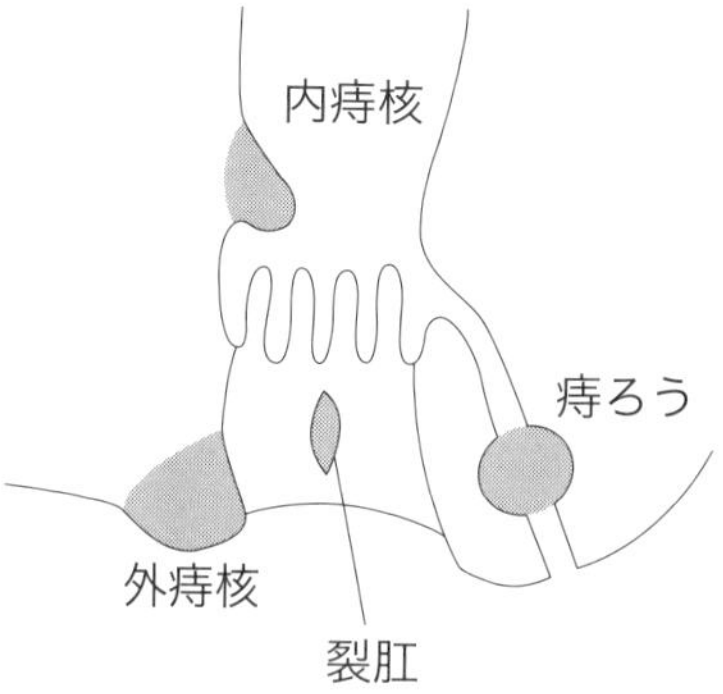

図73　肛門の病気

■つらい肛門の病気

病状を図73に示す。痔核は、いわゆるイボ痔である。上述したように静脈瘤の一種で、歯状線より上にできるのを内痔核という。あまり痛くはないが、排便の時に下に下がる傾向がある。この程度がひどくなると、周囲の粘膜ごと外へ出ることになる。これが脱肛である。歯状線より下にできるのを外痔核という。これは痛い。歯状線と肛門の間が切れると、裂肛といいこれが切れ痔である。排便時に出血し、痛い。慢性的に繰り返すと内括約筋に炎症を起こす。痔ろうとは、肛門小窩より細菌が侵入し、膿の溜まりを作り、やがて皮膚の方に穴が開き、そこからも便が出る状態となってこれも痛い。この膿が出る通り道は、本来は汗腺の汗の通り道であった。汗腺が退化して管だけ残ったのである。

便秘は、痔の大敵である。女性は生理周期の途中で卵巣からプロゲステロンというホルモンが分泌される。また、妊娠した時も妊娠四～五カ月目まではこのホルモンが分泌される。プロゲステロンは腸管の平滑筋の活動を抑制する。また、胎児によって消化管も圧迫される。便秘の症状がひどい場合は、医師と相談が必要である。

新生児の五〇〇〇人に一人位の割合で肛門に異常がある場合がある。例えば、肛門が開いておらず、細胞によって塞がれている場合を鎖肛（さこう）という。異常の程度は様々で、肛門の上にある仙骨の形成異常を伴うこともある。また、膀胱と直腸が完全に分かれていない場合もある。これらは、「肛門直腸閉鎖を伴う仙骨形成不全」と診断され、その原因が下記する*T*遺伝子にあると思われたこともあったが、現在は、*T*遺伝子の異常だけでは説明できず、他にも原因が求められている。これらの新生児には、その異常ごとに手術で治すことで対応している。

■尾が短い理由

一九二七年にX線を照射したマウスに尾が短い個体が発見された。この原因遺伝子は*T*遺伝子あるいは*Brachyury*と名づけられた。Tはtail のTであり、brachyury は、ギリシャ語の〝短い〟という意味である。*T*遺伝子は陥入を開始した全ての中胚葉の細胞で発現するが、やがて脊索前駆細胞のみで発現がみられ、尾芽のみで発現が残る。この遺伝子は両親から貰うので、両方とも突然変異を起こしている遺伝子では、中胚葉が十分に形成されず、マウスの胎令一〇日目で死亡する。ヘテロの個体が、短尾として生き残ったのである。これまでゼブラフィッシュで知られていた短尾の個体の原因遺伝子である *no tail*（*ntl*）も同じ遺伝子であるとわかった。*T*遺伝子が作り出す蛋白質を構成する最初のアミノ酸のアミノ基側には、動物の種にかかわらず一八〇～二〇〇個の保存されたアミノ酸領域があり、これをT domain あるいはT box と呼ぶ。この蛋白質は、標的遺伝子のパリンドローム構造（回文構造とも言い、DNAのAGCTの塩基配列がタケヤブヤケタのように上から読んでも下から読んでも同じ塩基配列を持つ構造。さらに詳しく述べるとDNAは二重鎖であり、一方が例えば、5'-GCATGC-3' の配列の時、相補鎖の配列は 3'-CGTACG-5' となる構造。したがって、この部分を含む遺伝子が活性化して一本鎖になった時、CとGの間に強い水素結合が働き、一本鎖内のその部分どうしの結合によってヘアピン構造をとる）を認識して結合し、T box の最後のアミノ酸のカルボキシル側には標的遺伝子の転写を活性化させる領域が存在して、体の後部を作る遺伝子が働くようにする。

マウスでは、少なくとも七つの異なるT box 遺伝子があるが、ヒトでは二一もあり大 family を形成している。その何番目が壊れたかによって、前記のように、体後部に種々の形体形成の不全が起こる。

■肛門の系譜

分子生物学が発達したお陰で、意外なことがわかった。脊椎動物において中胚葉で発現し、脊索を形成させ体後部の成長を促す T 遺伝子は、無脊椎動物では前腸と後腸で発現していることがわかった。例えば、放射相称動物のヒドラやイソギンチャクでは、ポリプの頭（すなわち口の周り）や内胚葉に起源を持つ器官で発現している。一方、左右相称動物の前口動物である節足動物のショウジョウバエでは後腸で発現する。環形動物の多毛類では原口で発現し、そこは後で前腸と後腸に分化する。軟体動物の腹足類ではまず原口で発現するが、その発現は体の前後軸に沿って起こり特に後軸で維持される。このように無脊椎動物においても、体後部の形成に T 遺伝子は大きな役割を果たすように見える。T 遺伝子は原生動物と酵母では見つかっていないので、動物が多細胞化した時にできた遺伝子らしい。イソギンチャクの T box 遺伝子がつくる蛋白質はアミノ酸レベルで脊椎動物と八〇％以上の類似性を示す。前口動物も後口動物も前腸と後腸は原口の一部から作られる。このことは、前口動物の原口が成体の口に、後口動物の原口が肛門になることと矛盾しない。しかし、無脊椎動物でも起源が古いとされる扁形動物のプラナリアは、左右相称動物だが口しか持たない。そこでプラナリアの胚で*T*遺伝子の発現を見ると、他の無脊椎動物と同じく口の周囲で発現している。それに加えて胚体の後部でも発現しており、そこは将来の生殖輸管の位置に相当する。それを考慮すると肛門は、生殖孔を含めた総排泄腔として出発したのかもしれないという説がある。この意見に立てば、生殖巣と腎臓がそれぞれ輸管を取りあうのは、納得できるかもしれない。動物系統学上、肛門を持つ最初の動物は、紐形(ひもがた)動物門のヒモムシである。体は極めて細長い。全長で六〇メートルもある種が英国で知られている。体が長いためエサを消化する過程で消化しきれなかったものを、イソギンチャクのように口から吐き出すのは不可能なので、肛門を作らねばならなかったに違いない。肛門を作ると、まだ消化途中でも新たなエサを捕ることができるという大きなメリットがある。ただ、このヒモムシでは*T*遺伝子はまだ同定されていない。

第14章　精巣

■男の証人

英語では通常、testis という。この言葉は、古代ローマ時代の解剖用語とは関係ない「証人」や「目撃者」という単語に由来する。(59) これは当時、裁判の証人には男性しかなることができなかったという事実に基づく。これ以降、この言葉は〝男らしさ〟の象徴的な意味合いが強くなったらしい。私は、大学受験の時に testis の複数形は testes であるという変化を覚えたが、精巣の複数形とは、男性を数えるのに妙なものを基準に数えるものだと疑問を抱いていたが、語源を調べると納得した。要は、目撃者たちという複数形なのである。ついでに言うと、単数と複数ではどのように発音を使い分けるか疑問であったが、複数形は（testi:z）と単数形の発音とはまるで違っているので安心した覚えがある。

精巣を睾丸と理解して、睾丸をそのまま英訳すると、orchis になる。これは古代ギリシャの植物学者が、二つに分かれた球根をもつ植物の蘭（らん）（orchid）に注目したことに由来する。日本にもそのようなラン（ウチョウランなど）が野生する（図74）。球根が二つに分かれているのは偶然ではなく必然である。なぜそのような球根を持つかは植物学的に極めて面白い事実があり、興味ある方は調べてみることをお勧めする。

睾丸の睾とは、漢和辞典によれば「高いさま」、「つやのあるさま」、「おさえるとすべるさま」を意味するという。男性なら何となくわかるような気がする。睾丸が衝撃を受けると耐えられないほどの痛さで悶絶する。これは、睾丸が白膜という強靭な結合組織の膜で包まれており、この膜に分布する神経が圧迫されて強い痛み

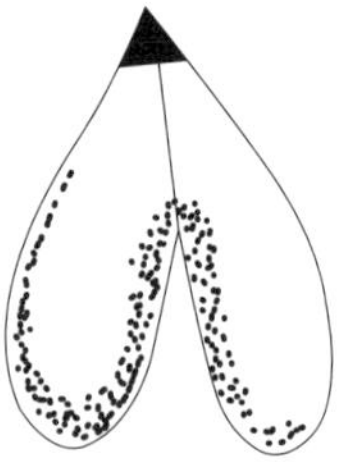

図 74　ウチョウランの球根
球根が２つに分かれている。

を感じるからと考えられている。[7] 実際の睾丸は梅の実程度の大きさで、ほぼ楕円体状を呈し、重さは約一〇～一四グラムである。

ちなみに、古い日本語では、『和名類聚抄』に、睾丸が入っている陰嚢の事を〝ふぐり〟とある。[115] 江戸時代の浮世草子に『風流曲三味線』という本があり、その中に「是れふぐりなし、かかる畜生同前の男に……」という一節があり、男らしくないことを指していた。反対に男らしいのは「ふぐり持つ」で、曲亭馬琴が、その戯作の中でそのように書き記している。[116] 元来の意味は、「膨れ」あるいは「膨れくくり」という言葉に由来するらしい。

陰嚢の皮膚には脂腺や汗腺があり、メラニン色素の沈着があるが、皮下脂肪組織を欠いており、平滑筋繊維で構成される膜組織がある。陰嚢の表面にシワが多いのは、この膜が存在するからである。しかも、この膜は寒さや感情によって交感神経が働き、膜を収縮させたり弛緩させたりと、ラジエーターの機能に似た働きをする。[7]

精巣とくれば、どうしても陰茎を言わねばならない。英語では penis であるが、その意味は〝動物のしっぽ〟[59] であり、〝ぶら下がる〟[7] というラテン語に由来する。はなはだ即物的で味気ない。古い日本語では〝まら〟と称していた。これは仏教の僧侶が使う隠語を庶民が使い出したもので、古代インドの言語であるサンスクリット語に由来する。この言語は紀元前四世紀には完成していたらしく、墓の横に建てる木でできた細長く平たい卒塔婆（そとうば）も、同じくサンスクリット語の〝スツーパ〟に由来し、仏教に関連する建物を指すが、現代の卒塔婆はそれの簡略型である。話が逸れたが〝まら〟は元来は、善を妨害して命を奪う悪鬼神を指し、[22] それが精神の障碍（しょうがい）として、修行僧の妨げになるものを意味する。男性の煩悩の戒めであったのが、陰茎を指すことになった。

■降りる睾丸

体外にある精巣のうち、チンパンジーなども、左の睾丸が右よりもやや下にある。ヒトにおいてもそうであるが、ただし一〇〇%ではなく、この反対であっても病気ではない。これは、胎児の時に腹腔内にあった精巣が、胎生九カ月までに陰嚢の中に降りて行って（精巣下降という）、通常の精巣に発達するが、左の睾丸がより早く下がり始め、右が遅れるのが理由であるらしい。これは元々、左の睾丸が右よりやや下にあることも関係する。下がらないままでいるのを停留睾丸といい、男性ホルモンが産生されず、思春期になっても男性としての特徴が出ない。睾丸が下がる理由は、男性ホルモンを作るために働く酵素の温度環境が、体温よりも一〜二℃くらい低いことを必要とするからだと言われている。[117] したがって、新生児については母親が良く観察し、陰嚢が小さすぎると感じる時には、手で触って睾丸があるか否かを確認する必要がある。片側だけ降りていない場合もある。そのような時でも、通常は、生後一年以内に睾丸が自然と下がってくる場合もあるが、時として手術が必要な時もあるので、医師に相談すべきである。なお、オーダーメードしたズボンや高級なズボンでは、左の足の付け根が右の付け根よりもやや余裕をもって作られている。これは経験的に解剖学的意味合いを考えてのことらしい。

■目立たせたい？

鳥は体温が哺乳類よりも高いにもかかわらず、精巣は体外に出ていない。これは肺の章でも触れたが、鳥の体内には呼吸のために、空気の袋である気嚢が張り巡らされており、その近くに精巣があることで問題を解決していると考えられている。[35] クジラは、DNAを用いた分子系統樹によるとカバに近いとされるが、どちらも精巣は体外へ出ない。このことも、両種が進化の過程で近い証拠の一つとなっている。確かに、泳ぐ時に体の外に突起部があったら邪魔だろうが、逆に、体内でもこれらの動物は男性ホルモンを産生できるのだから、他の哺乳類もそれができないはずがないと、考えることも可能である。そこで、睾丸が陰嚢の中へ下がるのは、それを目立たせるためであるという考え方もある。[87] これは頭に感覚器官を集中させて、動物の種によっては、さらに角や羽飾りや顔の皮膚の色を変えて目立たせるのと同様な意味があり、頭と尾を際立たせるというのである。これを〝頭と肛門の極化の強調〟という。また、この考えを支持する証拠の一つとして、精巣が常時外部に出ていると、それだけ怪我をする確率が高くなるにもかかわらず、大部分の哺乳類のオスでは外へ出ているという事実がある。発情期のみ体腔から陰嚢へ降りるのは、ネズミなどのげっ歯類やモグラなどの食虫類があるが、外へ全く出ないゾウ、ナマケモノ、アルマジロ、クジラでも、成熟すると精巣は体腔の中で尾方へ移動するのである。これらの事実は、精巣の男性ホルモンの産生環境の適正温度からだけでは説明できない。この説では、卵巣も下がることも考慮に入れている。すなわち、胎児の時に卵巣は初めは腎臓の近くに形成されるが、まもなく骨盤の中に下降し膀胱の背側両側に位置するようになる。

■男の受難

第5章の心臓の項で触れたように、古代では「意識」は頭にある、心臓にある、という二つの説があった。心臓に意識があるという説では、頭は生殖と結びついた器官であると考えられた。なぜなら、頭は頭蓋骨に守られて内部には白い塊がある。これは精液の色に似ており、事実、その塊からは脊髄が体後部まで続いており終わりは精巣に近い。すなわち、精液の元は頭の白い塊で、それは脊髄を経て精巣へ行くと考えたのである。[115] この理屈は、あのレオナルド・ダ・ヴィンチも信じ込み、陰茎の輪切りのスケッチの中で、精液と尿が共通に排泄される穴の他に、その上にもう一つ穴があって、これは脳から脊髄を経て降りて来る精気（プネウマ）が通るとして描いている。[2]

紀元前四世紀頃の古代ギリシャでは、アリストテレスの睾丸の解剖学的認識は、現代と同じであった（図75）。睾丸には長い動脈と静脈が入っており、その上にはかぶさるように今でいう精巣上体という丈夫な管でできた器官があり、それは睾丸に沿って下部まで続いているが、そこから精管と名を変えてその管が再び上にあがって（アリストテレスはその管が下がって上がるので returning duct という意味のギリシャ語をつかっている）、やがて尿道につながる。現代では、精巣上体は精子を貯蔵し成熟させるとともに、必要な時に精管に送り込む役割を担っていることが知られている。アリストテレスは、精巣から出る精液は、卵を活性化させる元であり、将来できる体そのものは、卵に由来すると考えていた。彼の論拠は、ニワトリの卵の発生を殻を少し壊して、肉眼で内部を観察した結果によるものであろう。その当時、哺乳類も卵を持つことなど知られていなかったので、彼は、女性の生理周期に伴う月経血が精液によって賦活され、本来は発生する個体になると考えていた。[115]現代の科学からしてもこの考え方は一部、正しい。

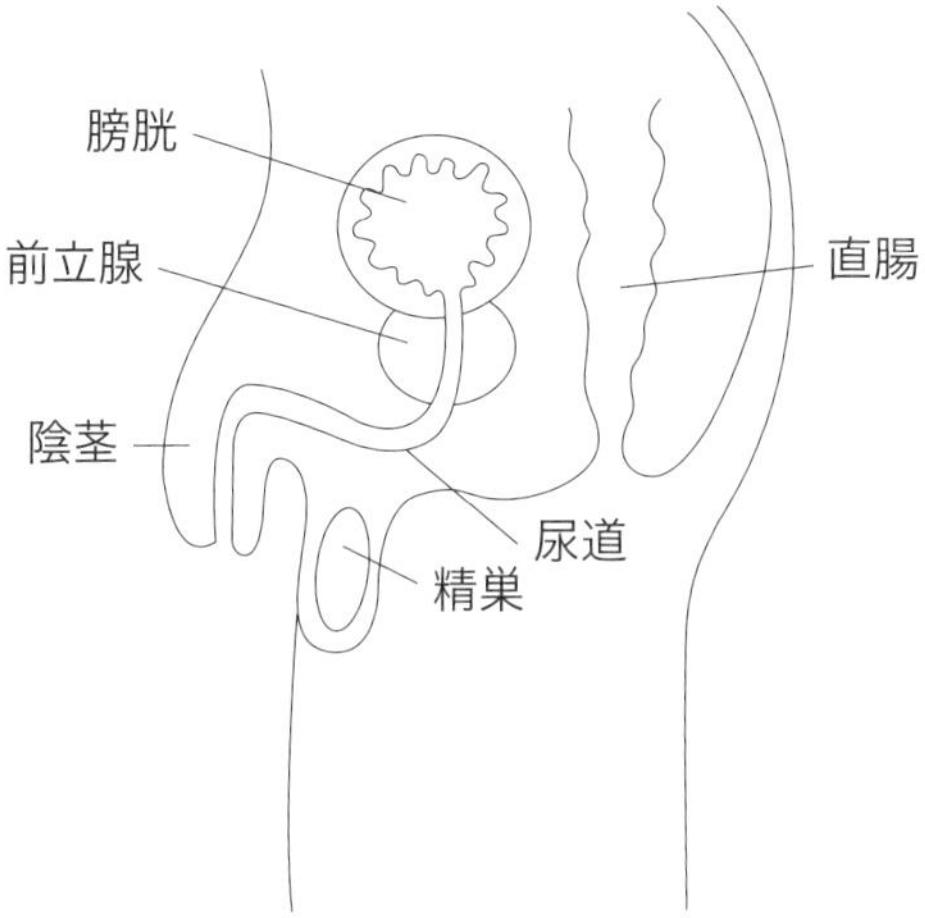

図75　精巣の周辺

ヒトの定住化と農耕は一万年前くらいから始まり、同時に牧畜も始まったと考えられている。最初に家畜化したのがヒツジやヤギで、次いでウシ、ブタ、さらにウマと続いたと言われている。その過程で、ミルクを利用する動物については、それらの仔を生ませる必要上、交尾時期の限定や、荒ぶるオスを鎮めるために、睾丸を切り取るなどの〝去勢〟の手法が編み出された。すなわち、哺乳類のオスとしての性質は睾丸にあるとヒトを含めて漠然と考えられていたのである。

紀元前五世紀のヘロドトス（Herodotus：BC 485～420）の著書『歴史』によれば、去勢はペルシャ人の習慣であり、ギリシャでは去勢した人間を高い値段でペルシャに売っていたとある。中国でも「殷」の時代（BC一七五一～一〇五〇）の甲骨文字の記録に、征服した民族を去勢してもよいかを占ったことが記されている。去勢されたヒトを中国では宦官（かんがん）という。去勢は、最初は、男性器の全てを切り落としていたが、死亡率が高く、後には睾丸だけを切り落とすようになった。この風習は、古代の中国に加えて、エジプト、ギリシャ、ローマ、トルコなどの地中海沿岸で広く行われていた。ただし、日本にはなかった。それは、他民族を征服するような強大な力を持った、男の王が存在しなかったからである。去勢は、基本的に異民族に対して行われる行為であるので、征服されることもなかった日本では行われなかったのだ。当時の日本は、倭としてゆるい結束しかなかったのかもしれず、倭の中の小国どうしは、いつも小競り合いがあったらしく、負けた方は普通の奴隷となったようである。江戸時代の日本においても去勢の習慣はなかった。大奥では、女性が世話係であったからである。

中国では、古代より近代の清朝末期まで宦官の習慣が続いており、唐の時代の有名な詩人の白居易は、玄宗皇帝と楊貴妃を謳った『長恨歌（ちょうごんか）』の中で「後宮（こうきゅう）三〇〇〇人」と書いている。後宮とは、いわば大奥に匹敵するところで、三〇〇〇人の美女をはべらせていたことになるが、このような場所に宦官が配置され人々の世話をしていた。去勢された男なら美女に対して安心というわけである。しかしながら、後宮という場所が場所だけに、やがて政治の世界で権力を握る宦官も出始め、国の亡びる原因となったこともあった。しかし、ほとんどの宦官は貧しい階層の出身で、貧しいまま亡くなった。その際に、切り取られた睾丸は棺に納められ、元の体と一緒に埋葬された。男は、やはり睾丸があってこそ男である、と考えられていたのであろう。

刑罰として去勢された例もある。その代表的な例が、前漢の時代の司馬遷（BC一四五?〜八七?）である。彼は、時の権力者である武帝の命を受け、多勢に無勢のまま他民族と戦い、そして敗れた友人である将をかばって武帝と真っ向から衝突したため、宮刑という去勢の刑を受けることとなった。しかし、彼はその屈辱をエネルギーに変えて、中国のこれまでの膨大な歴史を編纂し、それを『史記』という書物にまとめた。「平成」という元号も、この『史記』と儒教の書である『書経』に出てくる言葉から取ったものである。

一方、西欧では十六世紀後半から十七世紀前半に、カソリック教会の聖歌隊でカストラート［castration（切除を意味する）された男、去勢された男の意味］と呼ばれる男性がソプラノ担当として存在していた。彼らは子供の頃に去勢されたのである。

ミクロネシアのポナペ島では、近年まで右側の睾丸のみを摘出する風俗があった。これは、痛みに耐えることで社会的に男として認められるためであったという。

以上の去勢に関する記述は、吉岡郁夫氏の『身体の文化人類学』（雄山閣）や三田村泰助氏の『宦官』（中公新書）に詳しい。

■男の証明

上記したように、経験的に睾丸が男性の根源であるという認識は、世界に広く行き渡っていた。しかしながら、その科学的証明がなされるのは、十九世紀中頃まで待たねばならない。ただし、十八世紀には、フランスのボルドウ（Théophile de Bordeu：1722〜1776）が、生殖巣を切除された動物に見られる変化は、そこから血中へ出されていた物質が欠如したためであるという理論を一七七五年に発表している。そこで、ドイツのベルトルド（Arnold Berthold：1803〜1861）は、両生類、爬虫類、鳥類を使って、この理論が正しいかどうかを検証した。一八四九年に行ったニワトリを用いた実験は、現在では有名である。[118] ニワトリのオスの精巣を両側とも切除すると、一、鶏冠（とさか）も肉垂（にくすい）（アゴにある垂れ下がった肉）も小さくなった、二、メスのニワトリに興味を示さなくなった、三、コケコッコーと啼かなくなった、四、非好戦的になった、五、オスとしての特徴を示す羽が抜け落ちた。次に、片側のみを切除すると、一、鶏冠も肉垂も正常個体と同じままである、二、メスのニワトリに興味を示す、三、普通にコケコッコーと啼く、四、好戦的である、五、オスとしての羽の特徴を維持した。さらに、一つの精巣を他の個体と入れ替えても片側除去個体と同じ行動を示した。最後に、一、でオスとしての形質や性質を失った個体に他の個体の精巣を移植すると、オスとしての特徴がよみがえり、去勢による羽の抜け替わりも阻止された。したがって、精巣からオスとしての形質や性質、すなわち第二次性徴をもたらす物質が分泌されている、という証明に成功したのである。先に現在では有名と書いたのは、当時の学界は、この結果の重要性にそれほど注意を払わなかったようなのである。

これとは対照的に、学会で発表され騒動を起こしたのが、フランスのブロン・セカール（Charles-E. Brown-Sequard：1817〜1894）の発表である。彼は一八八九年、七十二歳の時に、モルモットやイヌの睾丸をすりつぶしてグリセリン液あるいは水溶液とし、それを自分の皮下に注射したところ若返ったと発表した。亡くなる五年ほど前のことである。彼はその前の一八五六年に、副腎を除去された動物は必ず死に至ることから、副腎から生命の維持に必須な物質が分泌されていると発表した。この結果は皆が等しく認める業績であった。[118] ところが、今回の発表は世間に「まさか!?」という受け取り方をされ、この抽出物を〝ブロン・セカールの霊薬〟などとからかわれたようである。現代の科学をもって判断すると、男性ホルモンは、コレステロールから作られる脂溶性の分子であるので、水には溶けない。効くはずはないのである。しかしながら、彼の発表は、これまでの彼の業績が確かなものであったため、センセーショナルに取り上げられ、一般的に受け入れられていた家畜の去勢の結果と併せて、広く社会に知れ渡るところとなった。[119] さらに、種々の動物の睾丸の抽出物の注射やら睾丸そのものを皮下に埋めるといった、全く荒唐無稽な民間の若返りの療法として、一時、持てはやされたりもした。

こうした状況の中で、十九世紀の終わりから、これまで機能が知られていなかった種々の器官を切除してどのような影響が出るか、その後それを移植して元に戻るか、あるいは、抽出物のうちどの成分が効果的であるかなどの実験が始まり、二十世紀初頭からの内分泌学の発展を招くのである。

男性は、思春期になって自分の〝もの〟が発達しているのか否かが気になっても、誰にも相談できない場合がある。そこで二〇一二年に、中高生男子の自己診断法が考案された。これは日本性科学会で熊本の泌尿器科の医師が発表したものである。自分の親指と人差し指で輪を作り、そこに睾丸を一個ずつはめてみる。正常に発達している場合は、通り抜けない。高校一年生になっても通り抜ける場合は医師に相談ということになる。通常、長径が四センチメートル以上だと睾丸の容積は一五ミリリットル以上あり正常であるが、三センチメートル以下では六ミリリットルなので、何らかの治療的処置が必要だという。

■精子の発見

精液に精子が入っているとわかったのは、一六七八年オランダのレーヴェンフックの発見による。彼は、イヌとヒトの精子を観察し、スケッチと共に論文を英国の王立協会へ提出し翌年には出版されている。彼の観察のきっかけは、同国のライデン大学の医学部の教授とその知人の医師が、性病を引き起こす淋菌(りんきん)に感染した男性の精液に微小動物のようなものが観察されると、彼の家を訪ねたことによる。恐らく、精液を持ち込んだ教授は寄生虫だと思っていたことであろう。しかしながら、レーヴェンフックは、健常人やイヌ、ウサギでも微小動物のようなものが観察できることから、これを正常な要素であると判断した[120]。彼は、精子がやがて個体になると考えていたふしがある。ちなみに英語の sperm という言葉は、ギリシャ語に由来し、〝種をまく〟という意味である。精子の大きさの全長は、およそ五〇～七〇マイクロメートルである。ヒトの精子は、一分間に平均一六回鞭毛を振ることで六ミリメートル進む。精子をヒトの大きさに拡大して計算すると、時速一二〇キロメートルにも達する。[7] なお、近年では、不妊治療に使うためや危険を伴う職業に就く男性が万が一のためなどに、精子をマイナス一九六℃の液体窒素を用いて凍結保存することも行われている。

最近、京都大学医学研究科では、液体窒素を使わない真空凍結乾燥（フリーズドライ）方式の精子の貯蔵法を発表した。これまでの液体窒素を使う方法は、長期の保存に堪えるが、設備と液体窒素の補充に高額な経費が必要であった。また、二〇一一年の三・一一のような大災害では一度に全ての保存精子が失われる危険があった。この新方式でラットの精子を保存して五年後に人工授精させて正常な仔を作らせることに成功している。また、短期間なら常温でも保存可能で、四℃なら三カ月保存できる。この方式を利用すると、国際間で精子のやり取りが可能になり、実験発生学の分野に大きな貢献ができるとしている。ただし、ヒトの精子に応用する予定は今のところない。

■男の護衛

尿道の真下に前立腺といわれる器官がある（図75）。この器官の存在は紀元前三世紀には知られていた。これは現代では精液の一部を作る器官であるとわかっている。日本語の名前の由来は、英語でいうと prostate gland の訳で、〝前に立つもの〟という意味である。一見すると意味が通じないが、横たわっている解剖の対象を足の方から見て、膀胱のすぐ直前に存在する、という意味からつけられたと解釈すべきである。古代ギリシャでは、要人の前には護衛がついた。彼らを prostates と呼んでいた。膀胱を守っている腺というわけである。[7] 前立腺は二層構造をとり、外側の腺は精子を活性化する液を作る。内側の腺は、尿道を潤す液を作っている。前立腺の肥大は、内側の腺に良性の腫瘍ができることによるもので、肥大化して膀胱から尿道へ続く部分を圧迫するので、尿が出にくくなる。これは男性の加齢とともに始まることが多く、亡くなるまでゆっくりと進行する場合もある。しかし、時として外側の腺に悪性の腫瘍、ガンが発生する。ガン化した時は、それと症状が出る前に、血液検査で、前立腺ガンのマーカー（prostate specific antigen：PSA）の値が上昇する。このマーカーは、本来、蛋白質分解酵素であり、ゼリー化している貯蔵されている精液を、必要な時に分解して精子が運動しやすくするための役割を担っている。健常男性の血中にこれが出てくることは滅多にない。前立腺ガンは、男性ホルモンによって進行するため、比較的元気な壮年期に発生すると、ガンの進行が速いことがあるので注意が必要である。

第15章　卵巣

■知られざる卵巣

英語では ovary である。語源は古代ローマ時代のニワトリの産卵の世話をする召使を指す言葉に由来する。(7) ovary 自体でも卵を表すが、さらに卵という英語は ovum（複数形は ova）である。恐らく、いずれもニワトリの卵を意味していたのであろう。もちろん、ヒトの卵巣は一個の卵でできているわけではなく、親指くらいの大きさの中に、左右合わせて四〇万個くらいの卵細胞を蓄えている。ただし、ヒトの生涯で、成熟した卵として排卵されるのは四〇〇個以下である。(7)

卵巣という漢字は、それ自体で意味がわかるが、これは近年になって作られた言葉で、古い日本語でそれを表す言葉は見当たらない。精巣（睾丸）と異なり、外部から目立つものではなく、このような器官の認識がなかったからであろう。日本において卵巣について書かれた最初の記述は、『解体新書』に出てくる「卵巣。その形、平らにして鈍円、且つ小丸子あり」である。

■ほと

西暦七一二年に書かれた『古事記』によれば、女性の神は、日本の国土の成立に重要な役割を果たしている。男性の神である伊邪那岐命（いざなぎのみこと）と、女性の神である伊邪那美命（いざなみのみこと）が結婚して、伊邪那美命は次々と日本の国土に当たる土地を〝産み出して行く〟のであるが、最後に火の神を産んだ時に〝ほと〟が焼けて病死したとある。これは多分、産褥熱（さんじょくねつ）のことで、分娩の時に産道などが傷つき、そこに細菌が感染した時に発熱を伴う感染症を示す、古代から近代に至るまで致死率の高い病気であった。これは後で詳述する。ここで〝ほと〟と言っているのは、同じ古事記の中の文章に「御陵は畝火山（うねびやま）の〝みほと〟に在り」（天皇・皇后のお墓は畝火山の〝くぼみ〟に在ります）とあるので、一般には〝ほと〟は〝くぼみ〟で、女性の外部生殖器を表すとされている。さらに、hoto という発音は、韓国語の同じ意味を指す poti と関係があり、これは韓国語の麦を表す言葉 poti とつながるとする説がある。(2) この言葉は麦を特定しているのではなく、五穀を表していて、女性こそ子供を産む豊穣の神であるという信仰につながるのである。

■哺乳類も卵を産む

卵巣の中に丸い小胞を見出し（現代では卵胞という）、それを生殖と結びつけて報告したのは、オランダのグラーフ（Regnier de Graaf：1641～1673）である。彼以前にもこの構造を見た人はいたが、その重要性を見過ごしていた。したがって、発達した卵胞を〝グラーフ濾胞（ろほう）〟（濾胞とは袋状に閉じた体組織を意味する）という。文献26と彼の小伝によれば、彼は大学に籍をおいた研究者ではなかった。その理由としては、当時オランダでは、キリスト教のプロテスタントが圧倒的に多く、彼がカソリック教徒であったということが原因であるという。彼は、終生、市井の医者として生きた。しかし、卵胞の発見の一年後の三十二歳という若さで夭折している。これについては自殺ではないかという推測もある。なぜなら、彼の死の直前に息子が亡くなったこと、また彼の発見に対して、当時、昆虫の生殖や脊椎動物の赤血球の研究で有名であったスワンメルダム（Jan Swammerdam：1637～1680）が、卵胞の発見の先取権を主張して裁判になっていたからである。現在では、グラーフの発見が認められている。ただし、彼は、卵胞を卵子と考えていたふしがある。それでも、卵胞の存在を発見したことによって、哺乳類でも他の脊椎動物と同じく卵子が存在し、それが生殖に必須であるという認識をもたらしたのは、まぎれもない事実である。また、彼は同国人であり、同じく市井の研究者であるレーヴェンフックを応援していたことは前述した。

本当の卵子を発見したのは、ドイツのベーア（Karl E. von Baer：1792~1876）である。彼は、イヌの輸卵管の中に小さな粒子を見つけ、これと同じものが卵巣の卵胞の中にあることを見出し、両者が同じであると結論づけたのである。[121] ちなみに、ヒトの卵子の大きさは、排卵された卵で直径〇・一ミリメートル程度であり、ウニの卵とほぼ同じ大きさである。黒い紙の上に置けば肉眼でも認識が可能である。ヒトの体の中で、単独でこの大きさは、神経細胞など特殊なものを除けば、最大の細胞の一つである。

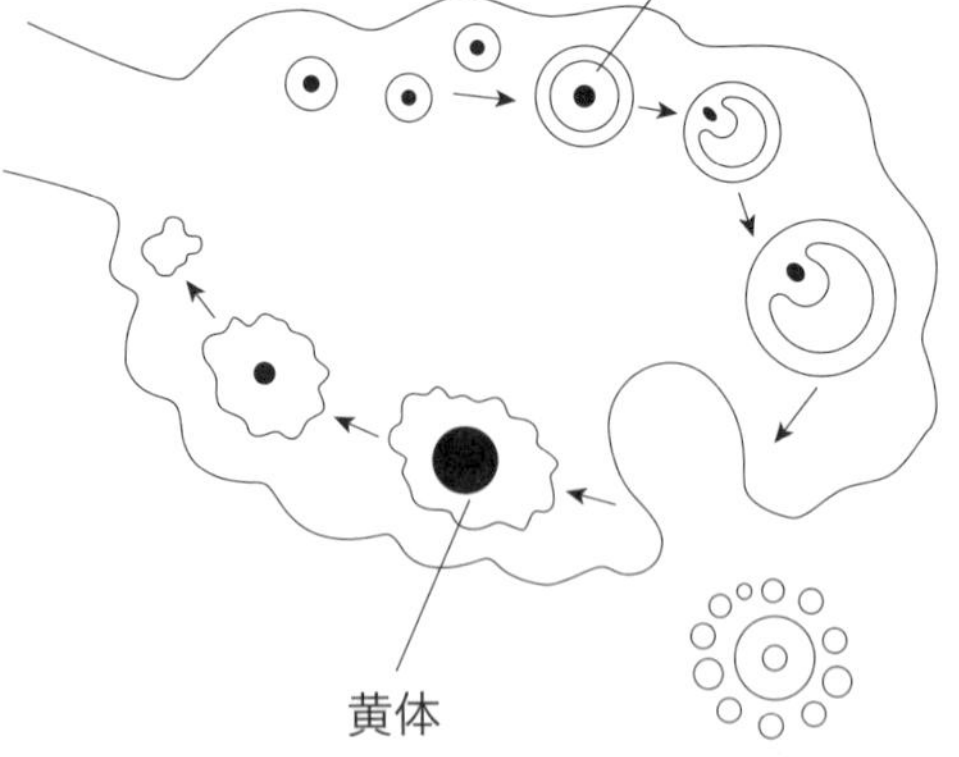

図76　卵胞の発達
卵母細胞→卵細胞→卵胞へと発達。

■卵子の発達

卵子は、卵母細胞（直径二〇マイクロメートル）から周囲を上皮細胞に包まれた卵細胞（上皮細胞と合わせて直径約二〇〇マイクロメートル）になり、さらに脳下垂体から分泌される濾胞刺激ホルモン（follicle stimulating hormone：FSH）によって、卵胞と呼ばれる組織に発達し、中に卵胞液を含んで最大二センチメートルの大きさに達する（図76）。ただし、一個の卵胞だけが発達するのではなく、複数の卵胞が発達する。にもかかわらず、排卵のために破裂する卵胞は一個だけで、その他の卵胞は直ちに退縮し、再び使われることはない。それらの卵子の役割は終わったのである。一方、選ばれた一個の卵胞は、脳下垂体から分泌される黄体形成ホルモン（luteinizing hormone：LH）の作用で卵胞が破裂して、受精可能な卵子が腹腔内へ飛び出す。これが排卵である。卵胞は、カロチノイド系の色素であるルテインを蓄積させ黄色に見えるため、黄体と呼ばれる。ニワトリの卵の黄身は、これを含んでいる。黄体は、黄体ホルモン［プロゲステロンという、progesteron（pro-前へ＋gestation 妊娠）］を分泌し、子宮に対して妊娠の準備と妊娠した場合にはその継続を促す。これによって次の排卵が抑制される。しかし、妊娠が起こらない場合、黄体は退化し子宮も妊娠への備えを止める。いらなくなった子宮内膜が壊されて生理の時の経血となる。

最近、アメリカのハーバード大学と埼玉医科大学の研究の結果、卵巣には卵を生み出す幹細胞ともいうべき生殖幹細胞が存在することが明らかになった。この細胞を用いると、例えば、卵巣ガンで卵巣を摘出し生殖能力を失ってしまうような人から、この細胞を予め採取しておき、卵子にまで体外で育て、その後体外受精を行って、子供を得られる可能性が出てきた。この研究は、二〇一二年『Nature Medicine』に掲載されたもので、用いられた卵巣は、日本人の二十～三十代の性同一性障害者六人から提供の同意を取り付け、使われたものである。卵巣の摘出は、元に戻せないことであるから、そこへ行くまでの過程は「性同一性障害に関する診断と治療のガイドライン」に沿って治療者と障害者の間で厳密に検討されている。

さらに、山中教授のiPS細胞の技術を用いて、二〇一二年、京都大学の研究者は皮膚の細胞から卵子を作り出す方法を開発した。このグループは前年にも、皮膚の細胞から精子を作り出すことにも成功している。その方法は複雑だ。まず、マウスのメスの胎児の皮膚の細胞からiPS細胞を作製し、特定の蛋白質を加えて、将来、卵子になる始原生殖細胞に分化させる。これに他の個体のメスの胎児から採った、将来、卵子を育てる細胞に分化する細胞と一緒にして培養すると卵巣に似た組織ができる。それをメスの卵巣に移植して四週間後に調べると、始原生殖細胞が卵子に分化していた。これを体外に取り出し、正常な精子と受精させた後、複数

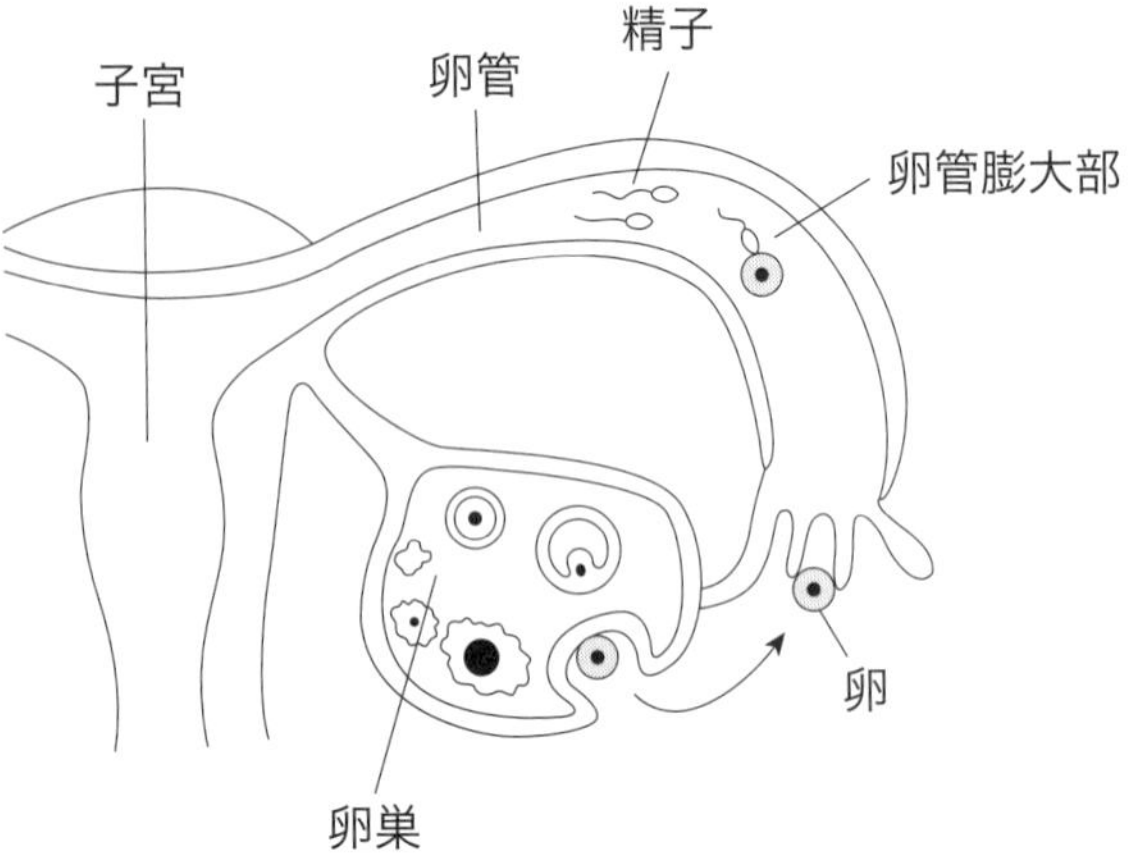

図77 卵巣と卵管
卵管の先が卵を吸い込むような運動をしている。

の成熟したメスの輸卵管に移植すると、そのうち二個体から三個体の正常なマウスが生まれた。この方法は、ヒトの不妊治療の第一歩となるが、マウスでの成功率はまだ低く、倫理上の問題も含めて将来の発展が待たれる。

■卵巣と卵管の関係

卵管あるいは輸卵管は、子宮の上部より伸びる一〇～一五センチメートルの管である（図77）。解剖学的には、ラテン語で tuba uterina が正式名称であるが、これは、卵巣に近い先端が楽器のチューバ（ラッパの一種）に似ているとして名付けられたものである[7]。

上図のように、卵巣と卵管は、直接結合はしていない。ただし、卵管の先は排卵された卵を吸い込むような運動をしており、通常は、先端が卵巣表面を抱くように被っているので、卵が腹腔内にあるのはわずかな時間である。卵管内壁は複雑な粘膜のひだをもち、卵管分泌物で満たされている。この液体の中を精子は泳いで来る。受精は、卵管が卵巣に向かって曲がり始める卵管膨大部という所で、普通は起きる。受精した卵は、卵管内を分裂を繰り返しながら子宮の方へ移動し、およそ四～七日後に子宮内粘膜へ辿り着く。これを着床という。しかし、受精卵が卵管の粘膜や、ごくまれに腹腔に着床してしまうことがあり、これらを子宮外妊娠という。受精卵の部位には、発生を推し進めるため、血管が集まり、妊娠を無理に継続しようとするが、元来、胎児が大きくなる場所ではないので四カ月くらいで流産してしまう。そこには、血液も多量に集まっているので、大出血を引き起こし母体が危険になることもある。

■子宮の発見

子宮とは、漢方からの言葉で、極めてみやびた解剖用語である。漢和辞典で調べると、〝まだ生まれてこない子の大きな家〟の意味である。ところが西洋の解剖用語となると、英語の uterus はラテン語に由来し、元来はヤギやブタの皮で作った、水やワインを入れる袋を意味した[7]。日本語で母親をおふくろと呼ぶのも、同じ意味合いがあるのだろう。英語には、子宮を指す一般的な言葉に womb があるが、これは元々、〝お腹〟を指す言葉で、やはり〝おふくろ〟の意味が強い。ただし、womb はその語源が遠くサンスクリット語の vama に由来し、十七世紀には、妊娠する性であるので女性を womb-man と呼び、これが woman になったとする説が出て来た[122]。ちなみに現代の解釈は、アングロサクソン語の wif-mann（wife-man）の f が抜け落ちたとされている[122]。

子宮も外部からは見えないので、そのような器官の存在は、古代において仔を孕んでいた動物を食用に解体した時に、それが袋状のものに入っているので、ヒトの場合もそうであろうと想像したに違いない。古代エジプトの象形文字ヒエログリフには、子宮に似た形の文字があり、女神を意味していた[26]。しかし、非妊娠時の子宮は、下記するようにあまりに小さいので、それと妊娠とを結びつける発想に至らず、古代ギリシャでは、体にとって有害な組織であると誤解されてしまった。アリストテレスも子宮の簡単なスケッチを残しており、その中で子宮を意味するギリシャ語を記入しているが、アルファベットに直すと Hystera となる。これは、現代

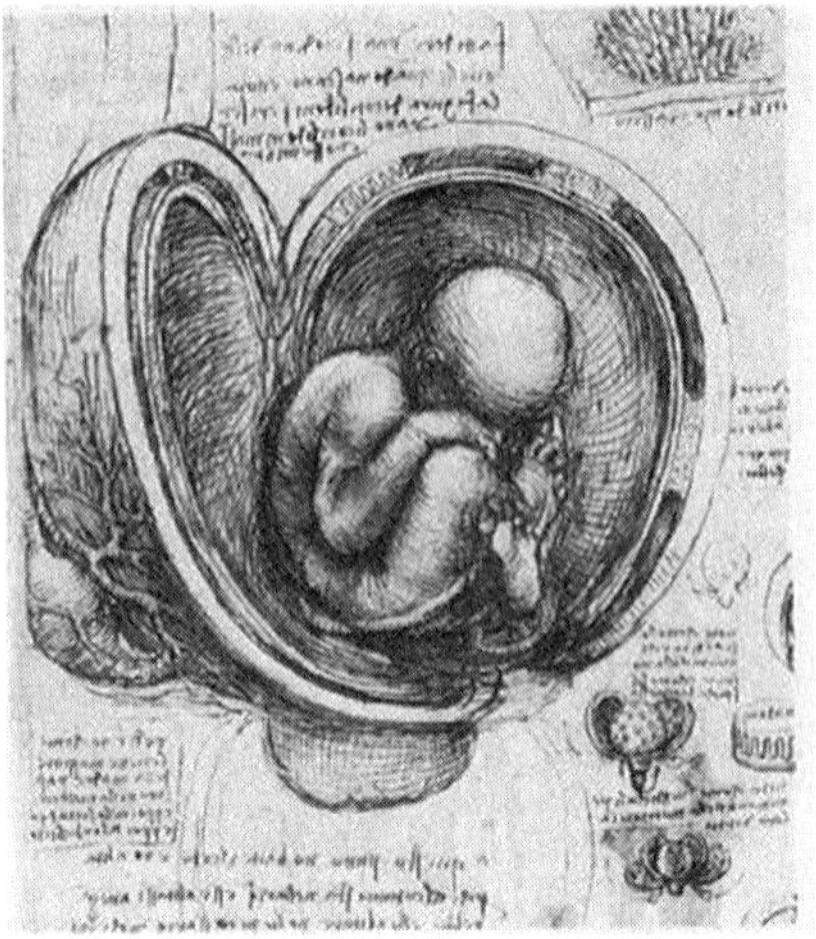

図78 レオナルド・ダ・ヴィンチによる子宮の中の胎児

のヒステリー（hysteria）につながってしまった。[59] 女性が異常に興奮するのは、〝有害な組織〟である子宮のせいだと誤って考えられたからである。ヒステリーは、もちろん、性別に関係なく起こる。

結果として、子宮の理解は、男性の生殖器官への関心による解剖学的知見の集積に比べると、はるかに遅れてしまった。十六世紀になって、やっとレオナルド・ダ・ヴィンチが、子宮の中で発達する胎児をスケッチに残している（図78）。彼は、胎児は羊水（羊膜上皮から分泌される他、胎児の皮膚からも分泌され、胎児の尿も含まれるが、有害物は代謝され羊水は常に清浄に保たれる）の中で呼吸しているのではないと記述しており、その理由として、もしそうなら溺れるはずと述べている。母親からへその緒を通して栄養を貰っているに違いないと考えていた。しかも、確たる証拠を持たないとしながらも、母親の血液との直接の交流は無いとも考えていた。[26] また、羊水中では胎児は浮力を持ち、胎児の重量は子宮内に均等に分散されると考えていた。これは、現代の羊水の役割、母親が何らかの事故にあった時の胎児への物理的ショックを和らげることや、羊水中での手足の屈伸、時として体の回転などの自由な運動の保証という考え方と非常に近い。しかし、ダ・ヴィンチの解剖図は一部、正しくない。子宮の周りに描かれているのはウシの子宮の内面のスケッチで、その中に胎児を合成した可能性がある。色々な哺乳類の子宮のスケッチの寄せ集めなのではないかとも言われている。図に書かれている文字は、通常では読むことができない。鏡に映して読む鏡像文字である。彼が鏡文字を書く理由は、他人に読まれたくないから、子供の頃に正しい文字の書き方を教わっておらず、自分流に書く習慣がついてしまったためなど、と色々言われているが真相はわからない。また、図の胎児は逆子になっているようにも見える。

胎児が子宮の中に、どのように入っているのかは、明和三年（一七六六年）に、日本の賀川玄悦（一七〇〇～一七七七年）が、『産論』[123]という本の中で、独学により得た知識に基づいて、倒立して入っていると正しく記載しているにもかかわらず、市井の医師はこれを疑問視していた。なぜなら、漢方の解剖学によると、直立して育つが出産の時に倒立の形で頭から出てくると理解されるような記述があり、一般にはそう考えられていたのである。『解体新書』を出版した杉田玄白も、オランダの解剖図にも胎児は直立して描かれていたため、賀川の説に関しては半信半疑であった。しかし、時を同じくして入手した、英国（スコットランド）の産科医であるスメリー（William Smellie：1697～1763）の描いた図を見て、初めて納得したと自分の覚書に記している（図79）[123]。『解体新書』が如何にして出版されるに至ったかは、『冬の鷹』吉村昭（新潮文庫）に詳しい。胸躍る作品である。

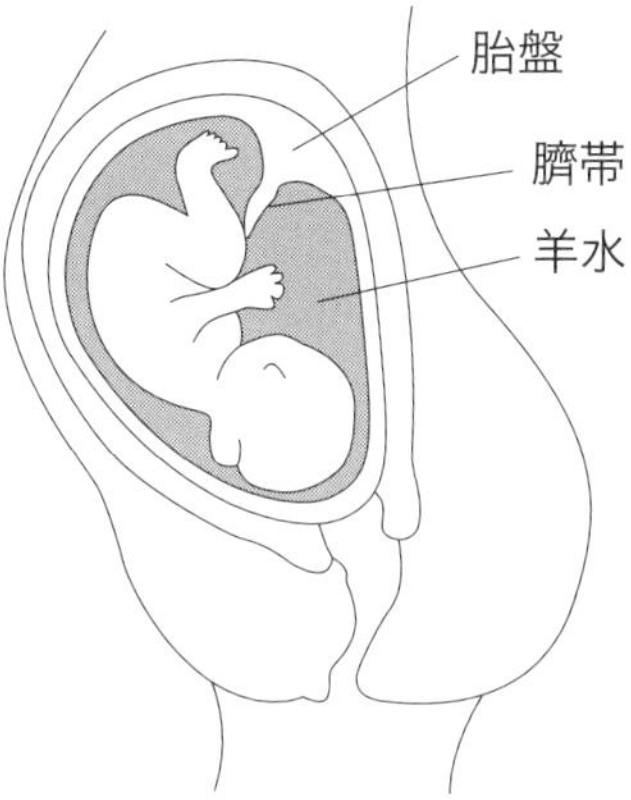

図79　子宮内における実際の胎児のポーズ

■女王の出産

ヒトの子宮は妊娠していない時は、洋ナシやナスビを逆さにした形を呈し、長さ七センチメートル、幅四センチメートル、厚さ二・五センチメートルで、上部を底部と呼び（胃の上部を胃底と呼ぶのと同じ理由で、解剖する時に深い所にある故か？）、その左右には卵管がつながっている。下部の細い部分を頸部と呼び、膣壁の上部に連結している。子宮を形成する筋肉は平滑筋であり、妊娠すると細胞数の増加と細胞自体の膨大化が起きる。これは女性ホルモンによるものであるが、プロゲステロンがさらにその現象を促進する一方、筋肉の収縮を抑え、まだ成長しつつある胎児の早すぎる分娩を抑制する。(7) 胎児が成長するにつれて子宮は拡大し、妊娠四カ月でも外部からわかるようになる。これは子宮が腹腔内に張り出し始めたからで、これ以降、大腸をも圧迫するようになり、便秘の人を悩ませることがある。妊娠終期の九カ月目になると子宮はみぞおちにまで達する。いよいよ出産の時期がくると、脳下垂体後葉からオキシトシン（oxytocin：oxys ＋tokos ギリシャ語の〝早く出産〟）が分泌され、子宮筋の周期的収縮を促す。これが陣痛の痛みと感じられる。この痛みは、〝産みの苦しみ〟として当然、女性が甘受しなければならないものとされてきたが、一八五三年に英国のビクトリア女王が第八番目の王子を出産する時に、クロロホルム麻酔の下で行って、これ以降、無痛分娩が広がった。現在は、もちろん当時とは麻酔の方法も異なり、その深さも調節できるし、麻酔薬を用いない自然分娩も希望すれば可能である。なお、麻酔を意味する英語の anaesthesia は、エーテルを用いた麻酔の後に、an（否定）＋aesthesia（感覚）から作られた造語である。造語の作者は、an- にするか anti- にするか迷ったとある。(71)

なお、哺乳類の子宮がどのようにして成立したかを進化の観点からみると、哺乳類の中でももっとも系統的に下に位置する単孔類であるカモノハシの卵管は、鳥類のものと同じであり殻のある卵を産む。しかし、卵生を止めた哺乳類は、卵管の下部にあった卵殻分泌腺が不必要になり、そこの筋肉層を肥厚させて、胚や胎児の保育に使うようになったと考えられている。(124)

■細菌と産褥熱

『古事記』にすでに出産に際して、細菌の感染による死亡が書かれていることは、前述した。十九世紀のヨーロッパでも産院での死亡率は、異常に高かったのだが、入院した部屋によっては死亡率が低い場合もあった。医師たちは、妊婦の死亡の原因を疫病の一種だとして、この結果を重視しなかった。今から考えると、感染した細菌が全身に回って敗血症を起こして死亡していたのであるが、〝細菌〟の存在が知られていなかった時代であったので、やむを得ない部分があった。しかし、ハンガリーの医師ゼンメルワイス（Ignaz Philipp Semmelweis：1818～1865）は、出産に立ち会った同僚の医師が、学生の誤ったメスの操作で傷を負って死亡した時、その死までの過程が、産褥熱による死とそっくりだったことに気が付いた。彼はすぐに行動を起こし、出産に立ち会う全ての医師・学生の手を塩素水で消毒するよう求めた。産褥熱の原因は、汚染物質の存在にあると考えたのである。その結果、死亡は激減したのだが、ただの偶然とみなされ、出産ごとに煩雑な消毒をしなければならない医師たちの反発に遭い、彼は病院を解雇された。彼は晩年は、ブダペスト大学の産科学の教授だったのだが、失意が高じて精神に破綻を来して死亡した。パスツールの「細菌はどこにでもいる」、という証明がなされるまで、あとわずか二十年であった。これは文献125に、ゼンメルワイスの人生として描かれている。医療に関係ある人は勿論、関係ない人にもお勧めしたい胸を打つ物語である。『外科医の世紀　近代医学のあけぼの』（へるす出版）で読むことができる。

参考文献

1 望月長與『一音語のなぞ』六藝書房 一九七二

2 立川昭二『からだの文化誌』文藝春秋 一九九六

3 京都国立博物館 収蔵品 名品紹介 絵画 絵巻 病草紙 http://www.kyohaku.go.jp/jp/shuzou/meihin/kaiga/emaki/item04.html

4 埴原和郎『日本人の骨とルーツ』角川書店 二〇〇二

5 篠田達明『モナ・リザは高脂血症だった』新潮社 二〇〇三

6 朝日新聞科学部『新解体新書』朝日新聞出版 一九七六

7 加藤征治、三浦真弘『おもしろ解剖学読本』改訂二版 金芳堂 一九九三

8 百島祐貴『ペニシリンはクシャミが生んだ大発見』平凡社 二〇一〇

9 豊川裕之 他『人体68の謎』築地書館 一九九〇

10 坪田一男『眼の健康の科学』講談社 一九九五

11 Blount W. P., Studies of the movements of the eyelids of animals : Blinking, Exp Physiol 18 : 111–125 1927

12 Freed W. J. et al., Eye-blink rates and platelet monoamine oxidase activity in chronic schizophrenic patients, Biol Psychiatry 15 : 329–332 1980

13 Colzato L. S. et al., Dopamine and inhibitory action control : evidence from spontaneous eye blink rates, Exp Brain Res 196 : 467–474 2009

14 Volkmann R. et al., Eyeblinks and visual suppression, Science 207 : 900–902 1980

15 Volkmann R., Human visual suppression, Vision Res 261 : 1401–1416 1986

16 池田光男『眼はなにを見ているか』平凡社 一九八八

17 佐藤方彦 編『人間を科学する事典』東京堂出版 二〇〇五

18 菊山 栄『沙翁バイオ〈Shakesbio〉講談 ワニの涙』ミクロスコピア 一六：五九—六一 考古堂書店 一九九九

19 Kimoto H. et al., Sex-specific peptides from exocrine glands stimulate mouse vomeronasal sensory neurons, Nature 437 : 898–901 2005

20 Gelstein S. et al., Human tears contain a chemosignal, Science 331：226–230 2011

21 トールワルド・J（塩月正雄 訳）『近代外科を開拓した人びと 下』講談社 一九七三

22 槇佐知子『日本の古代医術』文藝春秋 一九九九

23 宮田 隆『眼が語る生物の進化』岩波書店 一九九六

24 Provencio I. et al., Melanopsin：An opsin in melanophores, brain, and eye, Proc Natl Acad Sci USA 95：340–345 1998

25 Zrenner E. et al., Subretinal electronic chips allow blind patients to read letters and combine them to words, Proc Royal Soc B 278：1489–1497 2010

26 Knight B., Discovering the human body, Heinemann London 1980

27 Miyawaki Y. et al., Visual image reconstruction from human brain activity using a combination of multiscale local image decoders, Neuron 60：915–929 2008

28 サトクリッフ A・P・D（市場泰男 訳）『エピソード科学史 I 化学編』社会思想社 一九七一

29 大野 乾『大いなる仮説』羊土社 一九九一

30 日本比較内分泌学会 編『内分泌器官のアトラス』講談社 一九八七

31 Tamotsu S., Morita Y., Photoreception in pineal organs of larval and adult lampreys, *Lampetra japonica*, J Com Physiol A 159：1–5 1986

32 保 智巳「光感覚性松果体における「明暗」及び「色」情報の生体への作用とその神経経路」二〇一〇年度科学研究成果報告書

33 山田宗睦 他『耳は何のためにあるか』風人社 一九八九

34 Pabst P., Ear no evil：The controversy over the mouse with the human ear, Tissue Engineer 2：83–84 1996

35 ローマー A・S、パーソンズ T・S（平光厲司 訳）『脊椎動物のからだ』法政大学出版局 一九八三

36 井尻正二、後藤仁敏『新ヒトの解剖』築地書館 一九九六

37 Tomita H-A. et al., Mapping of the wet/dry earwax locus to the pericentromeric region of chromosome 16, Lancet 359：2000–2002 2002

38 増野和幸「かたつむりの名を冠した虫?」http://www006.upp.so-net.ne.jp/maimai/

39 Kawamoto K. et al., *Math1* gene transfer generates new cochlear hair cells in mature guinea pigs *in vivo*, J Neurosci 23：4395–4400 2003

40 Oshima K. et al., Mechanosensitive hair cell-like cells from embryonic and induced pluripotent stem cells, Cell 141：704–716　2010

41 Thaler L. et al., Neural correlates of natural human echolocation in early and late blind echolocation experts, PLOS one May 25 2011

42 吉村　昭『冬の鷹』新潮社　一九七六

43 佐藤方彦『日本人の鼻はなぜ低い？』日本経済新聞社　一九九〇

44 高橋　良『鼻はなぜあるのか』築地書館　一九八七

45 Zhu M., Ahlberg P. E., The origin of the internal nostril of tetrapods, Nature 432：94–97　2004

46 Buck L., Axel R., A novel multigene family may encode odorant receptors：a molecular basis for odor recognition, Cell 65：175–187　1991

47 Rouquier S. et al., The olfactory receptor gene repertoire in primates and mouse：evidence for reduction of the functional fraction in primates, Proc Natl Acad Sci USA 97：2870–2874　2000

48 McCulloch M. et al., Diagnostic accuracy of canine scent detection in early- and late-stage lung and breast cancers, Integr Cancer Ther 5：30–39　2006

49 Sonoda H. et al., Colorectal cancer screening with odour material by canine scent detection, Gut 60：814–819　2011

50 外崎肇一『がんは「におい」でわかる』光文社　二〇〇六

51 河村孝介、菊山　栄『はなはどこへいった』ミクロスコピア一三：二七―三二　一九九六

52 Nozaki M., Gorbman A., The question of functional homology of Hatschek's pit of amphioxus（*Branchiostoma belcheri*）and the vertebrate adenohypophysis, Zool Sci 9：387–395　1992

53 Spehr M. et al., Odorant receptors and olfactory-like signaling mechanisms in mammalian sperm, Mol Cell Endocrinol 250：128–136　2006

54 Kuang D. et al., Cloning and characterization of a family C orphan G-protein coupled receptor, J Neurochem 93：383–391　2005

55 Spehr M. et al., Essential role of the main olfactory system in social recognition of major histocompatibility complex peptide ligands, J Neurosci 26：1961–1970　2006

56 Roayaie K. et al., The Gα protein ODR-3 mediates olfactory and nociceptive function and controls cilium morphogenesis in *C. elegans* olfactory neurons, Neuron 20：55–67　1998

57 Rodriguez I. et al., A putative pheromone receptor gene expressed in human olfactory mucosa, Nature Genet 26：18–19　2000
58 本川達雄『生物学的文明論』新潮社　二〇一一
59 河合良訓　監修『臓単』エヌ・ティー・エス　二〇〇五
60 長野　敬『生物学の旗手たち』講談社　二〇〇二
61 篠田達明『日本史有名人の臨終図鑑』新人物往来社　二〇〇九
62 Smart N. et al., *De novo* cardiomyocytes from within the activated adult heart after injury, Nature 474：640–644　2011
63 更科　功『化石の分子生物学』講談社　二〇一二
64 Bodmer R., The gene tinman is required for specification of the heart and visceral muscles in *Drosophila*, Development 118：719–729 1993
65 Shiojima I. et al., Molecular cloning and characterization of human cardiac homeobox gene CSX1, Circulation Res 79：920–929　1996
66 Kangawa K. et al., Purification and complete amino acid sequence of alpha-human atrial natriuretic polypeptide（alpha-hANP）, Biochem Biophys Res Commun 118：131–139　1984
67 Takei Y., Hirose S., The natriuretic peptide system in eels：a key endocrine system for euryhalinity?, Am J Physiol 282：R940–R951　2002
68 Vesely DL., Atrial natriuretic peptide prohormone gene expression：hormones and diseases that upregulate its expression, IUBMB Life 53：153–159　2002
69 Yanagisawa M. et al., A novel potent vasoconstrictor peptide produced by vascular endothelial cells, Nature 332：411–415　1988
70 Zhang J. et al., Molecular and functional evidence for early divergence of an endothelin-like systen during metazoan evolution：analysis of the Cnidarian, hydra, Development 128：1607–1615　2001
71 治療学編集委員会　編『治療の歴史　断章』ライフ・サイエンス出版　一九八六
72 ロバーツ R・M（安藤喬志　訳）『セレンディピティー』化学同人　一九九三
73 青木延雄『血栓の話』中央公論新社　二〇〇〇
74 コムロー J・H（諏訪邦夫　訳）『続 医学を変えた発見の物語』中外医学社　一九八七
75 小柳　仁『心臓にいい話』新潮社　二〇〇六

76　アシモフ・I（木村　繁　訳）『科学の壁を破った人たち』共立出版　一九七二

77　藤田恒夫・牛木辰男『カラー版　細胞紳士録』岩波書店　二〇〇四

78　ミランスキー・O（佐々木信雄　訳）『あなたの病気は遺伝かもしれない』朝日新聞社　二〇〇二

79　八幡義人『絵でわかる血液のはたらき』講談社　二〇〇四

80　コムロー・J・H（諏訪邦夫　訳）『医学を変えた発見の物語』中外医学社　一九八四

81　フリードマン・M　他（鈴木　邑　訳）『医学の10大発見』ニュートンプレス　2000

82　河合良訓　監修『骨単』エヌ・ティー・エス　二〇〇四

83　遠藤秀紀『解剖男』講談社　二〇〇六

84　Cole A. G., Hall B. K., The nature and significance of invertebrate cartilages revisited : distribution and histology of cartilage and cartilage-like tissue within the Metazoa, Zoology 107 : 261–273　2004

85　Komori T. et al., Targeted distribution of *Cbfa-1* results in a complete lack of bone formation owing to maturational arrest of osteoblast, Cell 89 : 755–764　1997

86　Asada. et al., Microscopic observation of Ito cells present in the liver of several species of teleosts, Nihon-kaiki kenkyu, Kanazawa University No. 42 : 1–8　2011

87　養老孟司『からだを読む』筑摩書房　二〇〇二

88　Huang W. et al., Nuclear receptor-dependent bile acid signaling is required for normal liver regeneration, Science 312 : 233–236　2006

89　篠田謙一『日本人になった祖先たち』日本放送出版協会　二〇〇七

90　アシモフ・I（東　洋恵　訳）『科学の語源２５０』共立出版　一九七二

91　ＮＨＫ取材班『驚異の小宇宙・人体（４）』日本放送出版協会　一九八九

92　梶田　昭『医学の歴史』講談社　二〇〇三

93　北里　宏「生理学ものがたり」『日本生理学雑誌』七一：二九九―三〇八　二〇〇九

94　ダウリング・H（武田美文、清水洋子　訳）『人類は伝染病をいかにして征服したか』講談社　一九七二

95 山倉慎二『内科医からみた動物たち』講談社　二〇〇二

96 Montgomery H. G., Human gene for physical performance, Nature 393：221–222 1998

97 菊池直樹　他「ＡＣＥ遺伝子およびＡＣＴＮ遺伝子多型が持久系パフォーマンスに与える影響」日本体育大学紀要四〇：七三―八〇　二〇一一

98 太田暁美「運動能力と遺伝」『月刊国立競技場』平成十五年八月号　二〇〇三

99 Agre P. et al., Aquaporin CHIP：the archetypal molecular water channel, Renal Physiol 265：F463–F476 1993

100 Ruppert E. E., Evolutionary origin of the vertebrate nephron, Amer Zool 34：542–553 1994

101 Grube D.『もうひとつの島の物語り』ミクロスコピア一六：六―一二　一九九九

102 Liming P. et al., Thyroid hormone receptor repression is linked to type I pneumocyte-associated respiratory distress syndrome, Nature Medicine 17：1466–1472 2011

103 サトクリッフＡ・Ｐ・Ｄ（市場泰男　訳）『エピソード科学史Ⅲ　医学・生物編』社会思想社　一九七二

104 本川達雄『ゾウの時間ネズミの時間』中央公論新社　一九九二

105 Hutson J. M. et al., Effect of salivary glands on wound contraction in mice, Nature 279：793–795 1979

106 半藤末利子『漱石の長襦袢』文藝春秋　二〇一二

107 新人物往来社　編『日本史有名人の死の瞬間』新人物往来社　二〇〇九

108 シュピンドラー・Ｃ（畔上　司　訳）『５０００年前の男　解明された凍結ミイラの謎』文藝春秋　一九九八

109 Wong K., Iceman's genome furnishes clues to his aliments and ancestry, Scientific American February 28 2012

110 山崎幹夫『歴史を変えた毒』角川書店　二〇〇〇

111 井上清恒『医人の探索』内田老鶴圃　一九九一

112 Navarrete A. et al., Energetics and evolution of human brain size, Nature 480：91–93 2011

113 松村　明『ことば紳士録』朝日新聞社　一九七一

114 小沢正昭『食と文明の科学』研成社　一九八一

115 碓井益雄『子づくりの博物誌』工作舎　一九九四
116 『ことわざ大辞典』小学館　一九八二
117 Bedford J. M., Anatomical evidence for epididymis as the prime mover in the evolution of the secrotum, Amer J Anat 152：483-508 1978
118 井上清恒『医人の探求』内田老鶴圃　一九九一
119 Gorbman A., Bern H., A textbook of comparative endocrinology, Willey, New York　1962
120 井上清恒『医人の探訪』内田老鶴圃　一九九一
121 中村禎里『生物学の歴史』河出書房新社　一九八三
122 シップリー・J・T『シップリー英語語源辞典』大修館書店　二〇〇九
123 藤田俊夫「日本と欧米の医療文化史Ｎｏ．６」京都府立医科大学麻酔科学教室　http://www.f.kpu-m.ac.jp/k/anesth/history
124 犬塚則久『「退化」の進化学』講談社　二〇〇六
125 トールワルド・J（塩月正雄　訳）『外科の夜明け』講談社　一九七一

おわりに

ヒトの体の各部の名称は、種々の事情が絡んで名を付けられたに違いない。例えば、日本語で〝手のひら〟は、文字通りその形態を意味して、手の内側の平らな部分を指しているが、それを〝掌（たなごころ）〟という言い方にすると、精神性が高い言い方になり、直接的には「手のこころ」という意味になる。手のこの部分を上下逆にすると、「掌を返す」すなわち「手のひらを返す」となり、これまでと全く逆の心情や態度を指す言葉となる。これは、手の〝ひら〟の内部のふくふくとした形態と、手の〝甲〟の筋張った形態が大きく異なることに起因するせいかもしれない。手に精神性を感じるのは、恐らく手のひらが温かいせいであろうか。恋人どうしが、最初に触れ合うのは手のひらである。ただし、日本語に、手のひらの細かい部分を指す単語はない。一方、アイヌの人たちの言葉には、親指の付け根からはじまり、手のひらの各部に加えて、小指側の手のひらと甲の間の部分（古い喩えで恐縮であるが、力道山の空手チョップの部分）にまで、多くの細かい名称がある。これは、アイヌの人たちにヒグマを「神の使い」としてあがめる文化があり、魂を神に送った後、毛皮は利用に廻し、そして肉を食べるのだが、クマの手も畏敬を込めて食べていた故であるらしい。

このように、体の各部の名称は、文化と関係がある。したがって、色々な民族において体の各部の名前の付け方から、その人たちの文化の内容がわかるのではないだろうか。体と言葉のつながりは、私の興味を惹きつけてやまない。

なお、本書の出版に当たっては、築地書館代表の土井二郎氏のご決断に深謝申し上げます。さらに畏友、広島大学名誉教授道端齊氏の重要な御示唆が大きな助けとなりました。最後に、いつも後押しを貰った妻と娘に感謝します。

著者紹介――――笹山雄一（ささやま　ゆういち）

昭和44年、北海道大学水産学部卒業。理学博士。富山大学理学部教授、金沢大学理学部教授を経て、金沢大学環日本海域環境研究センター教授を務める。平成24年定年により退職。現在、同センター連携研究員。専門は「骨硬化ホルモン〈カルシトニン分子〉の生理・進化学」。

人体探求の歴史

二〇一三年　七月一〇日　初版発行
二〇一三年一〇月一六日　二刷発行

著者――――――笹山雄一
発行者―――――土井二郎
発行所―――――築地書館株式会社
東京都中央区築地七―四―四―二〇一　〒一〇四―〇〇四五
電話〇三―三五四二―三七三一　FAX〇三―三五四一―五七九九
振替〇〇一一〇―五―一九〇五七
ホームページ＝http://www.tsukiji-shokan.co.jp/
印刷・製本――シナノ印刷株式会社
装丁―――――斉藤よしのぶ

● 築地書館の本 ●

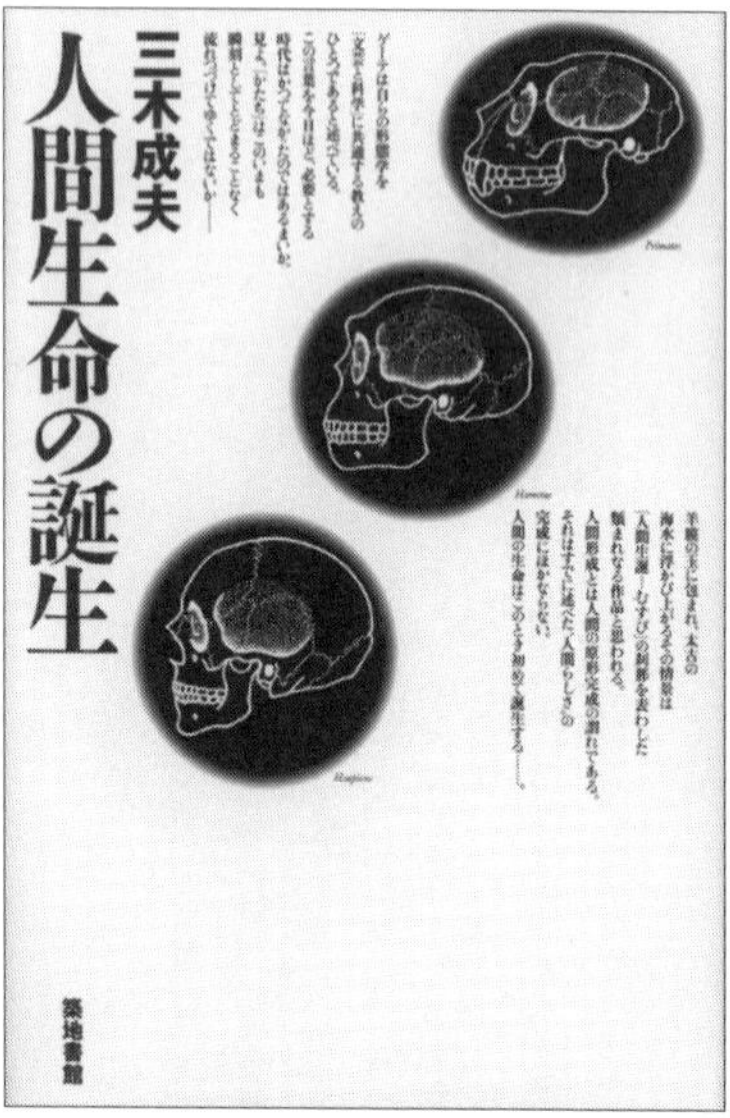

人間生命の誕生

三木成夫【著】

2,400円＋税　◉5刷

没後、ますます評価の高まる著者の、未だ成書にされていない論文、講演録、エッセイなどを、生命論・保健論・人間論・形態論として編んだ「三木学」のエッセンス。

数少ない三木成夫の著書の中でも未発表の文章を収録。